ナースが知っておく

がん治療

治療とケアの"成り行き"&薬の最新知識

これだけガイド

Gakken

監修者・執筆者一覧 [敬称略・掲載項目順]

監修

中根 実	武蔵野赤十字病院 腫瘍内科 部長

執筆

中根 実	前掲
吉澤孝浩	がん研究会有明病院 呼吸器内科
栁谷典子	がん研究会有明病院 呼吸器内科
西尾誠人	がん研究会有明病院 呼吸器内科 部長
細永真理	がん研究会有明病院 乳腺内科
伊藤良則	がん研究会有明病院 乳腺内科 部長
市村 崇	がん研究会有明病院
山口 雄	武蔵野赤十字病院 腫瘍内科
嘉和知靖之	武蔵野赤十字病院 副院長，外科部長
岡田真央	武蔵野赤十字病院 消化器科
黒崎雅之	武蔵野赤十字病院 消化器科 部長
泉 並木	武蔵野赤十字病院 院長，消化器科 部長
山内芳也	東京医科大学 消化器内科
古瀬純司	杏林大学医学部 腫瘍内科学 教授
北村香介	順天堂大学大学院医学研究科 泌尿器外科学 准教授
堀江重郎	順天堂大学大学院医学研究科 泌尿器外科学 教授
梅澤 聡	武蔵野赤十字病院 産婦人科 部長
押川 学	武蔵野赤十字病院 血液内科 部長
佐藤由野	前・東京都済生会中央病院 がん化学療法看護認定看護師
原 純也	武蔵野赤十字病院 栄養課 課長，がん病態栄養専門管理栄養士
佐々木佳奈恵	武蔵野赤十字病院 栄養課
遠藤 薫	武蔵野赤十字病院 栄養課，がん病態栄養専門管理栄養士
小俣季和	芳賀赤十字病院 栄養課，がん病態栄養専門管理栄養士
太田三貴	武蔵野赤十字病院 栄養課
大司俊郎	玉川病院 外科
新田理恵	杏林大学医学部付属病院 がん化学療法看護認定看護師
上口美恵	福井赤十字病院 看護部 看護外来 皮膚・排泄ケア認定看護師
正保智恵美	杏林大学医学部付属病院 がん性疼痛看護認定看護師
春藤紫乃	東京都立多摩総合医療センター がん化学療法看護認定看護師
矢崎 秀	国立がん研究センター中央病院 乳腺・腫瘍内科
山内照夫	聖路加国際病院 腫瘍内科 部長
武田美鈴	がん研究会有明病院 乳腺外科
松島由佳	武蔵野赤十字病院 がん放射線療法看護認定看護師
戸田一真	東京医科歯科大学医学部附属病院 放射線治療科
舛本真理子	武蔵野赤十字病院 腫瘍内科

小野麻紀子	がん研究会有明病院 総合腫瘍科
長崎礼子	がん研究会有明病院 外来治療室，がん化学療法看護認定看護師
河野友昭	聖路加国際病院 薬剤部
杉山奈津子	国際医療福祉大学 薬学部 医療薬学
齊藤光江	順天堂大学医学部附属順天堂医院 乳腺科 教授
安藤亮一	武蔵野赤十字病院 副院長，腎臓内科 部長
杉山 徹	武蔵野赤十字病院 内分泌代謝科 部長
髙浦健太	武蔵野赤十字病院 消化器科
清水久範	昭和大学病院 薬剤部
横山洋紀	東京慈恵会医科大学 腫瘍・血液内科
田中康代	前・自治医科大学附属病院 がん化学療法看護認定看護師
柴田基子	日本赤十字社医療センター 化学療法室，がん化学療法看護認定看護師
平良眞一郎	医療法人 平真会 薬師堂診療所 院長
立花夏子	聖路加国際病院 がん化学療法看護認定看護師
相羽惠介	戸田中央総合病院 腫瘍内科 部長
田中道子	昭和大学病院 薬学部 病院薬剤学講座
杉田栄樹	昭和大学病院 薬学部 病院薬剤学講座
小野圭子	日本赤十字社医療センター がん化学療法看護認定看護師
清本美由紀	広島大学病院 看護部 がん化学療法看護認定看護師
深津裕美	聖路加国際病院 乳腺外科
原 信博	武蔵野赤十字病院 循環器科
宮本貴庸	公益社団法人 東京都教職員互助会 三楽病院 循環器内科 部長
菅原嘉恵	昭和大学病院 薬学部 病院薬剤学講座
船越晴喜	昭和大学病院 薬学部 病院薬剤学講座
岡﨑敬之介	昭和大学病院 薬学部 病院薬剤学講座
山野千夏	広島赤十字・原爆病院 がん化学療法看護認定看護師
木下真由美	県立広島病院 がん化学療法看護認定看護師
神保京美	伊勢原協同病院 看護部 がん化学療法看護認定看護師

編集担当：向井直人，本間明子　　カバー・表紙デザイン：野村里香　　本文デザイン・DTP：サンビジネス，真興社　　本文イラスト：湯沢知子，ネモト円筆

はじめに

　がんの治療は，手術，放射線療法，薬物療法の各分野で著しい進歩を続けながら，多様化してきています．例えば，抗がん薬治療と手術を組み合せた治療が行われたり，遺伝子検査に基づいて有効な分子標的薬が選択されたり，免疫療法として免疫チェックポイント阻害薬が加わってきたりなどです．これらの治療においては，医師の指示をはじめ，患者ケアも目まぐるしく変化する状況にあり，看護師には，最前線の知識・情報をおさえながら，その全体像を見つめ，ケアにあたる必要性がより一層高まってきています．

　看護総合情報誌『月刊ナーシング』では，昨今のこのような状況を踏まえ，「今，目の前にいる患者に対し，がん腫別から俯瞰的に流れを捉える大きな視点と，最新の知識を正しく知る深い視点」を意識して2つの特集をお届けし，今回これらを再編集，アップデートして，本書を刊行するに至りました．

　本書の前半「がん腫別・治療とケアの"流れがわかる"編」では，患者が今，がん治療過程のどの地点にあるのか？，そして，その時点からどのような治療選択が行われて，どう進んでいくのか？がわかるように，主ながん腫について，ナビゲーションマップ，経時的病状変化（成り行き）のグラフなどを用いながら，全体的な流れが見渡せるように解説しています．

　本書の後半「がん薬物療法の"最新の知識が身につく"編」では，がん患者の治療が急速に進歩するなかで，看護師の皆さんが直面する疑問に答えるQ&A形式で，わかりやすく解説しています．

　執筆陣はいずれも，がんの専門病院・大学病院・拠点病院の医師，薬剤師，管理栄養士の皆様をはじめ，第一線で豊富な経験を培ってきたがん看護専門看護師，がん看護の認定看護師の皆様です．ここに厚く御礼を申し上げますとともに，本書が読者の方々の明日からの患者ケアの実践に役立ちますことを願っております．

　本書の刊行にあたりましては，学研メディカル秀潤社編集部の本間明子様，そして，向井直人様に企画・編集のご尽力を賜りました．また，企画段階から，福井赤十字病院看護部の冨永知恵子様（がん看護専門看護師，がん化学療法看護認定看護師），新松戸中央総合病院看護部の上鵜瀬麻有様（がん化学療法看護認定看護師）に多くのご助言とご支援をいただきました．ここに，皆様のがん看護に対する熱き思いに敬意を表するとともに，心から御礼を申し上げます．ありがとうございました．

2019年6月吉日

中根 実

ナースが知っておく がん治療 これだけ ガイド

目次

〈がん腫別〉治療とケアの「流れがわかる」編　11

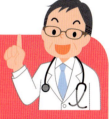

総論

がん診療とケアの流れ〜がん領域における診断・治療と看護実践〜　中根 実　12

Part 1　がん腫別・治療の「成り行き」がわかる

1	非小細胞肺がん	吉澤孝浩，柳谷典子，西尾誠人	16
2	乳がん	細永真理，伊藤良則	22
3	食道がん	市村 崇	26
4	胃がん	山口 雄	33
5	大腸がん	嘉和知靖之	39
6	肝がん	岡田真央，黒崎雅之，泉 並木	46

7	膵がん	山内芳也, 古瀬純司	53
8	前立腺がん	北村香介, 堀江重郎	59
9	子宮頸がん	梅澤 聡	65
10	多発性骨髄腫	押川 学	71

Part 2 ケアによる「成り行き」がわかる

1	抗がん薬による「手足症候群, 手足皮膚反応」のケア	佐藤由野	76
2	胃がん術後患者への栄養食事指導（ダンピングなどの諸症状への対応）	原 純也, 佐々木佳奈恵, 遠藤 薫, 小俣季和, 太田三貴, 大司俊郎, 中根 実	78
3	食道がん患者への同時化学放射線療法(ケモラジ)の副作用対策	新田理恵	82
4	大腸がん患者におけるストーマケア	上口美恵	84
5	がんの骨転移に対するケア	正保智恵美	86
6	多発性骨髄腫におけるレブラミド®使用時の注意点	新田理恵	88

がん薬物療法の「最新の知識が身につく」編

95

総論
がん薬物療法
変わってきたこと・これから変わっていくこと　　中根 実　96

Part 1　薬物療法の注目ワード Q&A

101

Q1	最近話題の免疫チェックポイント阻害薬は，免疫療法の1つとのことですが，自由診療で行われている免疫療法とは異なるのですか？ 両方の治療を受けても大丈夫でしょうか．	矢崎 秀，山内照夫	102
Q2	モノクローナル抗体に薬を運ばせてがん細胞を攻撃する治療法があるそうですね．どのような薬なのですか？	武田美鈴，伊藤良則	104
Q3	同時化学放射線療法（CCRT）を受ける患者が増えてきました．有害事象対策や患者指導のポイントにはどんなことがありますか？	松島由佳	106
Q4	前立腺がんで骨転移のある患者さんがゾーフィゴ®（ラジウム223）の治療を受けています．どのような対応になるのでしょうか？	戸田一真	109
Q5	胃がん患者がパクリタキセルとラムシルマブ（サイラムザ®）の治療を受けることになりました．ラムシルマブとは，どのような薬なのですか？	舛本真理子	111
Q6	オシメルチニブ（タグリッソ®）が初回治療から可能になったと聞きました．どのような薬なのですか？	栁谷典子，西尾誠人	113
Q7	乳がんの薬物療法で，ハーセプチン®とパージェタ®を併用することがあります．2つの薬はどう違うのでしょうか？	山口 雄	115
Q8	CMLの患者はイマチニブ（グリベック®）を内服することが多かったですが，最近は効く薬が増えてきたと聞きました．どのように使い分けているのですか？	押川 学	117
Q9	肉腫でも新しく使える薬が増えてきたと聞きました．具体的にどんなものがありますか？	小野麻紀子	119

Part 2 有害事象対策 Q&A

Q10	アントラサイクリン系抗がん薬の血管外漏出時のサビーン®投与について教えてください.	長崎礼子, 伊藤良則	122
Q11	最新のがん治療に関する血管外漏出リスク一覧が知りたいです.	河野友昭	124
Q12	アプレピタント(イメンド®)投与に伴うステロイド投与量について, アレルギー予防目的と制吐目的では減量の方法は変わりますか？	杉山奈津子, 齊藤光江	127
Q13	制吐薬の中にはオランザピン(非定型抗精神病薬)もあると聞きました. どのように使われるのでしょうか？	杉山奈津子, 齊藤光江	128
Q14	外来で処方される分子標的薬の中には, 間質性肺炎への注意喚起があるものがあります. 看護師は, 何に気をつければよいのでしょうか？	栁谷典子, 西尾誠人	130
Q15	アバスチン®投与患者で, 尿タンパクの1日量測定になったのですが, 部分尿で概算できると聞きました. 検査値はどのようにみればよいのでしょうか？	安藤亮一	132
Q16	抗がん薬投与中の患者がSIADHで電解質が乱れて不穏状態となりました. どのような治療法がありますか？	杉山 徹	134
Q17	高血糖の有害事象のある薬剤を使用する際, 糖尿病患者への対応はどうすればよいですか？	杉山 徹	136
Q18	B型肝炎ウイルスの検査が必要だと聞きました. HBc抗体という検査項目もあるそうですが, なぜ調べる必要があるのですか？	高浦健太	137
Q19	CHOP療法を受けて寛解維持している患者が心不全となり, 抗がん薬が原因となることもあると聞きました. どのようなレジメンで気をつければよいでしょうか？	清水久範	140
Q20	新聞記事で, 抗がん薬投与後の患者が急性白血病になることがあると知りました. どのようなレジメンで起こりやすいのでしょうか？	横山洋紀	143
Q21	最近の経口抗がん薬では, 皮膚障害ケアを必要とする患者が増えているように思います. 外来でのケアのポイントを整理して教えてください.	田中康代	145
Q22	ボディイメージの変容に伴い, アピアランスケアが進んでいます. 男性患者向けのアピアランスケアを教えてください.	柴田基子	147
Q23	外来化学療法でジーラスタ®を併用する患者が増えてきました. どのような薬ですか？	小野麻紀子	149
Q24	以前はNadir期には生ものの摂取や外出を控えてもらっていましたが, 現在はどのような対策をとっていますか？	平良眞一郎	151

Part 3 抗がん薬の投与方法 Q&A　153

Q25	末梢の静脈血管が細く，刺入困難な患者に対してできる対策はありますか？	立花夏子	154
Q26	抗がん薬をCVポートから投与する場合，輸液ポンプの使用はOKですか？カテーテル破損などの危険はありませんか？	春藤紫乃	156
Q27	CVポート刺入部位の消毒はアルコール消毒，イソジン®消毒のいずれがよいでしょうか？消毒の範囲は決まっていますか？	春藤紫乃	158
Q28	胃がん患者で，腎機能の値からティーエスワン®を減量する必要があるそうです．腎機能障害患者の化学療法時のポイントを教えてください．	相羽惠介	159
Q29	高用量メトトレキサートの点滴治療患者で，採血を何度か受けて血中濃度を測定しています．この薬だけ，なぜ血中濃度の測定が必要なのでしょうか．	田中道子，杉田栄樹	161

Part 4 抗がん薬治療のリスクマネジメント Q&A　163

Q30	抗がん薬の点滴投与速度をとくに厳守しなければいけないレジメンって何ですか？急速投与してしまった場合，遅延投与してしまった場合の対応も教えてください．	小野圭子	164
Q31	抗がん薬点滴ルートの誤抜去時に行う対策について教えてください．	田中康代	166
Q32	Grade3の好中球減少状態が遷延している患者で，明日からGEM/CDDP療法開始の指示．治療強度を優先するとのことですが，患者にはどう対応すればよいでしょうか？	清本美由紀	168

Part 5 患者対応・患者説明に活かす知識 Q&A

Q33	抗がん薬治療における妊孕性温存の実際について教えてください.	深津裕美	172
Q34	心房細動でワルファリンの処方が続いていましたが,抗がん薬治療を始めるため,新しい抗凝固薬に変更するとのことです.薬の作用が異なるのですか?	原 信博,宮本貴庸	174
Q35	薬の説明で,「抗がん薬の代謝(ADME)」のところでいつもつまずきます.わかりやすく教えてください.	菅原嘉恵,船越晴喜,岡﨑敬之介	176
Q36	CHOP療法後に便秘が続いておなかが張ってきてしまったと外来化学療法室に電話.看護師はどう対応すればよいですか?	山野千夏	178
Q37	乳がん患者のFEC療法,2サイクル目を受ける朝から気分が悪くなり,予期性のCINVとされました.この後,看護師はどう対応すればよいでしょうか?	木下真由美	181
Q38	FOLFOX療法中,末梢神経障害が目立ってきたため,オキサリプラチンを除いたsLV5FU2療法に変更になりましたが,治療効果が下がってしまうのではないでしょうか?	神保京美	184
Q39	発熱性好中球減少症に備えて抗菌薬が処方されました.適切な抗菌薬使用のための患者説明のコツを教えてください.	神保京美	185
Q40	服薬アドヒアランス不良な高齢患者のサポートがなかなかうまくいきません.どうすればよいのでしょうか?	田中康代	186
Q41	患者は医師に内緒で民間療法を受けており,患者からは秘密にしてほしいと言われています.どのように対応すればよいのでしょうか.	長崎礼子	188

P.90 SPECIAL
おさえておきたい!
免疫チェックポイント阻害薬(ICI) 使用時の看護ケア・看護師の役割

春藤紫乃

P.190 索引

●本書は,『月刊ナーシング』2017年2月号(Vol.37 No.2,通巻481号)特集「がん化学療法 薬の知識アップデート すぐに役立つ最新Q&A」,同2018年2月号(Vol.38 No.2,通巻495号)特集「最前線がわかる プロセスがわかる がん腫別・治療とケアの"流れがわかる"ガイド」を再掲・再構成したものです.

がん腫別
治療とケアの「流れがわかる」編

● Part1 治療の「成り行き」がわかる

- 非小細胞肺がん p.16
- 乳がん p.22
- 食道がん p.26
- 胃がん p.33
- 大腸がん p.39
- 肝がん p.46
- 膵がん p.53
- 前立腺がん p.59
- 子宮頸がん p.65
- 多発性骨髄腫 p.71

● Part2 ケアによる「成り行き」がわかる p.76〜89

がん腫別・治療とケアの「流れがわかる」編

がん診療とケアの流れ
～がん領域における診断・治療と看護実践～

中根 実
武蔵野赤十字病院 腫瘍内科 部長

本編では、がんの診療とそれに伴うケアの流れの概要を示します。そして、その中で行われるがん薬物療法を取り上げて解説します。術後補助化学療法、術前化学療法、化学放射線療法、緩和的化学療法についてです。

がんの診療とケアの流れ

がんの診療とケアは、一般の診療と同じように「検査→診断→治療・ケア」の順を基本として進められます（図1）。

がんが疑われた場合の精密検査（精査）は、遅滞なく進められるのが大原則ですが、検査結果が判明するまでに数週間を要することもあります。その間、患者・家族に焦燥がみられることもあります。多くのがんは急に大きくなることはないこと、落ち着いて、しっかり検査を受けて、病状の詳細を明らかにしたうえで、最適な治療を受けることが大切であることを説明します。

がんの臨床診断と病理診断

CTなどの画像検査や内視鏡検査などから「○○がん」と臨床診断が行われますが、この段階は、あくまで画像上の影や形を見ているにすぎません。診断を確かなものにするために、腫瘍の一部を生検（採取）し、それを病理医が顕微鏡で見て「○○がん」と診断します。これが病理診断で、がんの確定診断となります（図1）。

病理診断はがんの診断には不可欠ですが、生検時に出血などの合併症を生じるリスクが高いなどの事情があった場合には、臨床診断にとどまることもあります。患者・家族には、臨床診断の段階では「がんの疑い」と伝え、病理診断がついたところで「がんである」と告知するのが一般的です。

がんの拡がりと病期診断

がんの拡がりは、原発腫瘍（T）の大きさ、深達度、隣接臓器への浸潤、リンパ節転移（N）の範囲、肺・肝・骨などへの遠隔転移（M）の有無の3因子から評価されます（図2）。これはTNM分類といわれ、画像検査や内視鏡検査に基づく臨床診断の際に評価したものをcTNM分類（c：clinical、臨床的）、手術後の摘出標本を詳しく調べて病理医が評価したものをpTNM分類（p：pathological、病理学的）といいます。

TNM分類では、原発腫瘍が拡大するほどT因子はT1からT4へと大きくなり、リンパ節転移が拡大するほどN因子はN1からN3へと進み、遠隔転移を認める場合はM1となります。たとえばT2N2M0などと表記され、これに基づいて、I期からIV期までに病期診断（病期分類）が行われます。がんが限局期から局所進行期、そして進行期へと進展するとともに予後は不良となります。

病期診断は、再発率や生存期間といった予後を予測し、がんの治療目標を設定して治療法を選択するうえできわめて重要な情報となります。

がんの治療（抗がん薬治療を中心に）

一般的に、固形がんの限局期では、がん病変をすべて切除する根治的手術（完全切除）が行われ、局所進行期では術後の再発リスクが高いため、治癒率の向上（再発率の低下）を目的として、手術に抗がん薬治療や放射線療法を組み合わせて治療を行うことがあります。

遠隔転移を認めるIV期では、治癒が困難なため、病状進行を抑えるための抗がん薬治療、疼痛緩和のための放射線

T：primary tumor、原発腫瘍　　N：lymph node metastasis、リンパ節転移　　M：distant metastasis、遠隔転移

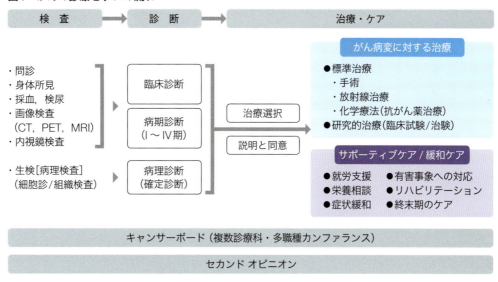

図1　がんの診療とケアの流れ

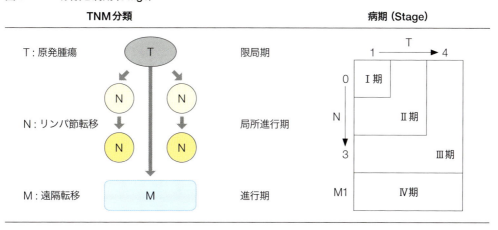

図2　TNM分類と病期（Stage）

T: primary tumor, N: lymph node metastasis, M: distant metastasis

治療や薬物療法などが併行して行われます．以下に，実際の抗がん薬治療について簡潔に解説します．

1 術後補助化学療法

術後補助化学療法（adjuvant chemotherapy）とは，手術後の病期分類で再発リスクが高い症例（主にⅡ期・Ⅲ期）に，治癒率の向上（再発率の低下）を目指して行われる抗がん薬治療のことです（図3）．この治療を開始する時点で，がん病変は画像検査などで確認できないほどのきわめて小さな病変（微小転移病変，微小残存病変）で，無治療で放置するといずれ再発してくると考えられています．

具体的には，乳がん，胃がん，大腸がん，非小細胞肺がんなどの局所進行期の症例に対して，半年〜年単位で行われます．治療レジメンは，がん腫ごとに異なり，細胞障害性抗がん薬，分子標的薬，ホルモン療法薬が用いられます．治癒を目指す治療であることから，計画通りの治療強度

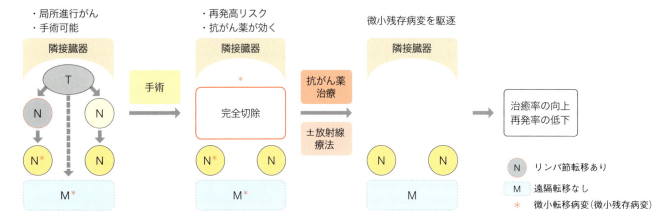

図3　術後補助化学療法

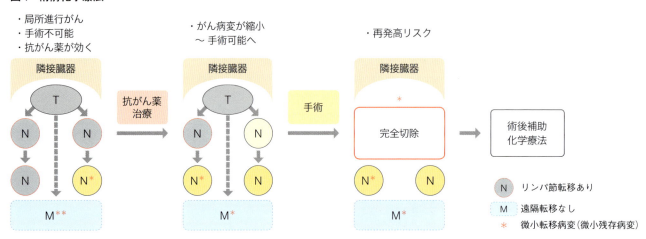

図4　術前化学療法

（薬の投与量と投与間隔）をできるだけ遵守することが求められます．そして，有害反応対策をしっかりと行う必要があります．

2 術前化学療法

術前化学療法とは，手術前の一定期間において行われる抗がん薬治療の総称です．

術前化学療法の中で，ネオアジュバント化学療法（NAC）とは，根治手術（完全切除）が不可能な局所進行症例に対して，手術可能なレベルにまで腫瘍を縮小させることを目的に行われる治療のことです（図4）．

NAC：neoadjuvant chemotherapy，ネオアジュバント化学療法

抗がん薬によって腫瘍が縮小すれば，根治切除率が高まって，治癒率の向上（再発率の低下）が期待できます．さらに，腫瘍が著しく縮小すれば，手術範囲を狭めた縮小手術が行われて，臓器機能の温存，整容性や審美性の保持（とくに乳がん）も可能となります．再発リスクが高い場合は，手術後に術後補助化学療法を継続して行うこともあります．

具体的には，乳がん，頭頸部がん，食道がん，膀胱がんなどで，局所進行期の症例に対して行われます．治療レジメンはがん腫ごとに異なり，細胞障害性抗がん薬，分子標的薬，ホルモン療法薬が用いられます．

最近では，遠隔臓器に転移を有するIV期のがんに対して

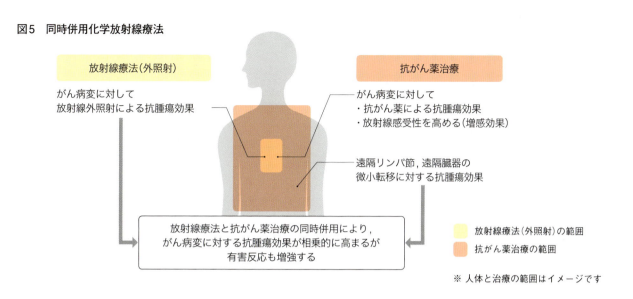

図5 同時併用化学放射線療法

も，術前化学療法を行って根治手術を目指す治療が計画されることがあります．よい例は，肝転移を伴う大腸がんに対するコンバージョン化学療法（conversion chemotherapy）です．

いずれも，原則として治癒を目指す治療であることから，計画通りの治療強度をできるだけ維持することが求められます．そして有害反応対策をしっかりと行う必要があります．

③ 化学放射線療法

化学放射線療法（CRT）とは，抗がん薬と放射線照射を併用して行う治療法で，通称"ケモラジ"ともいわれます．両者の治療を同時期に行う同時併用化学放射線療法 concurrent CRT（CCRT）が一般的です（図5）．

頭頸部がん，食道がん，肺がん，膵がん，直腸がん，子宮頸がんなどで，原発腫瘍が隣接臓器に進展したりリンパ節転移が進んだ局所進行期の症例に行われることがあります．

抗がん薬治療と放射線療法を同時に行うことで，がん病変局所の抗腫瘍効果が高まるとともに，遠隔転移再発を抑える効果も期待できます．手術の代わりにこの治療が選択された場合，臓器機能を温存できるメリットもあります．

一方，粘膜炎，骨髄抑制などの急性の有害反応はしばしば高度となるため，十分な有害反応対策が必要となり，放射線照射後の遅発障害（臓器の硬化，瘻孔形成など）にも留意が必要となります．

④ 緩和的化学療法

遠隔転移を有するⅣ期の進行がんまたは再発がんに対して行われる抗がん薬治療です．

抗がん薬治療は進歩しましたが，進行再発固形がんの治癒は依然として困難です．抗がん薬治療の選択はガイドラインなどで定められていますが，全身状態，合併症，生活状況，患者・家族からの要望などを総合的に評価して，生活の質（QOL）を保ちながら病状進行を抑える治療とケアを継続します．

引用・参考文献
1) Devita VT, et al.: DeVita, Hellman, and Rosenberg's Cancer: Principles & Practice of Oncology. 10th ed, LWW ; Tenth版, 2014.
2) 小松浩子ほか：がん看護学 第2版（系統看護学講座 別巻），医学書院，2017.

CRT：chemoradiotherapy，化学放射線療法　　CCRT：concurrent CRT，同時併用化学放射線療法　　QOL：quality of life，生活の質

Part 1 がん腫別・治療の「成り行き」がわかる

1 非小細胞肺がん

吉澤孝浩
がん研究会有明病院 呼吸器内科

栁谷典子
がん研究会有明病院 呼吸器内科

西尾誠人
がん研究会有明病院 呼吸器内科 部長

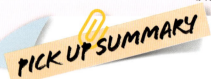

原因 病態 症状

- 代表的な原因は喫煙．アスベストや肺結核がリスク因子と考えられる．
- 気管支壁や肺胞の細胞ががん化した病態．がん細胞の性質の違いから小細胞肺がんと，非小細胞肺がんに分類される．
- 多くは咳嗽，血痰といった呼吸器症状．胸水貯留で起こる呼吸不全，がん性心膜炎による心タンポナーデなど緊急対応が必要なこともある．

病期

- T因子，N因子，M因子の組み合わせでStageと治療方針が決定する．

治療

- I，II，III期で手術が可能な場合は手術療法が第一選択．
- 切除できないIII期の場合は，すべての腫瘍に放射線を照射可能かどうか（根治的放射線治療）により治療方針が変わる．根治的放射線治療が可能な場合は，化学療法と併用した化学放射線治療を行う．
- IV期および根治治療困難な症例や再発症例には，薬物療法を施行する．
- 薬物療法では，最近，免疫機構を利用した免疫チェックポイント阻害薬が承認された．これは自己の免疫力を利用してがんを攻撃することで治療を可能にしたものである．

●肺がんの代表的なリスク因子「喫煙」

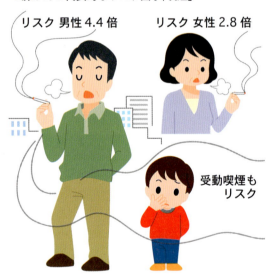

●肺がんの症状

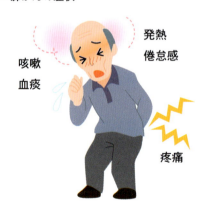

原因

肺がんの発症のリスク因子はさまざまなものがありますが，最も代表的なものは喫煙です．非喫煙者に比べて，喫煙者が肺がんになるリスクは男性で4.4倍，女性で2.8倍高くなるとの報告があります[1]．また，非喫煙者の場合でも，受動喫煙がリスク因子となることが知られています[1,2]．

喫煙以外では，アスベストや職業的な化学物質の曝露，大気汚染，肺結核がリスク因子と考えられています．また，慢性閉塞性肺疾患（COPD）や間質性肺炎などに肺がんが合併することがあります．

病態と組織分類

肺がんとは，気管支壁や肺胞の細胞ががん化した病態です．進行すると，原発部位に隣接した臓器に浸潤したり，血液やリンパ液を介して遠隔転移（主にリンパ節や脳，肝臓，副腎，骨）をきたして全身に広がっていきます．

肺がんは，がん細胞の形態や性質の違いから小細胞肺がんと，非小細胞肺がんに分類されます．さらに非小細胞肺がんには扁平上皮がん，腺がん，大細胞がんなどが含まれます（図1）．

本項では，非小細胞肺がんについて解説します．

症状

肺がんは早期の段階では症状があまりありません．しかし，進行するとさまざまな症状が出現します．多くは咳嗽，血痰といった呼吸器症状ですが，体重減少，発熱，倦怠感，疼痛など全身症状が出ることもあります．

胸水貯留で起こる呼吸不全，がん性心膜炎による心タンポナーデ，腫瘍による上大静脈への圧排が原因で顔面や上肢がむくむ上大静脈症候群（SVC症候群），脳転移による神経症状，腫瘍細胞が産生するホルモン関連タンパクが引き起こす高Ca血症による意識障害や低Na血症による意識障害など，緊急での対応が必要な場合があります．

検査と診断

がんの診断は病変から直接採取した細胞や組織検体の病理検査で確定診断されます．生検方法は，気管支鏡検査や

COPD：chronic obstructive pulmonary disease，慢性閉塞性肺疾患

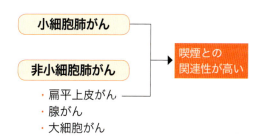

図1 肺がんの組織分類

CTガイド下肺針生検，外科的生検などがあります．生検で得られた検体から病理検査を行い，胸水，喀痰などの検体から細胞診検査を行います．

病変の部位や大きさを調べたり，病期診断（Staging）を行うために，胸部X線検査や胸腹部造影CT検査，頭部MRI検査，骨シンチグラフィ検査，PET-CT検査などの画像検査を行います．

病期

肺がんの病期（Stage）は，下記の3つの要素によって決定します（図2）．

①T因子：原発巣自体の大きさや広がり
②N因子：所属リンパ節（胸部のリンパ節）転移の有無
③M因子：遠隔転移の有無

各因子の組み合わせでStageが決定されます．決定されたStageによってその後の治療方法が選択されます（表1）．

非小細胞肺がんの治療NAVI

非小細胞肺がんの治療には，①手術療法，②放射線治療，③薬物療法があり，どの治療を行うかは，病期（Stage）や全身の状態によって総合的に判断し決定されます．

① I，II，IIIA-B期の場合

I，II期で手術が可能な場合は手術療法が第一選択です（図3）．その後，病理学的Stageや全身状態から判断して，術後補助化学療法を追加することもあります．手術が不可能な場合は，根治を目指した放射線治療を行います．

図2 肺がんの病期

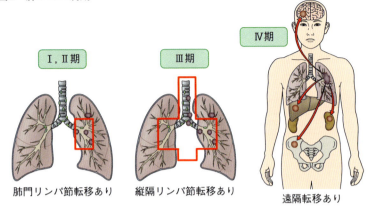

原発腫瘍自体の大きさや広がり，所属リンパ節転移の有無，遠隔転移の有無によって肺がんの病期（Stage）が決定される．

表1 非小細胞肺がんの標準的治療

	標準的治療		
IA期	手術		
IB期	手術	±	術後化学療法
II期	手術	±	術後化学療法
IIIA-B期	手術	±	化学療法
	放射線	±	化学療法± / 免疫療法
IIIC期	放射線	±	化学療法± / 免疫療法
IV期・再発	薬物療法のみ		

図3 I，II，IIIA-B期の治療の流れチャート

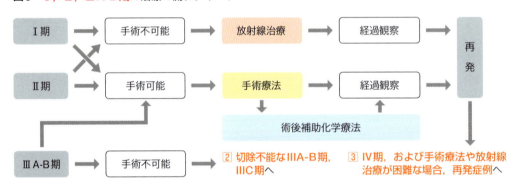

日本肺癌学会編：EBMの手法による肺癌診療ガイドライン2016年版 悪性胸膜中皮腫・胸腺腫瘍含む．金原出版，2016．を参考にして作成

　IIIA-B期の場合は病変の状況やリンパ節転移の位置関係などから，手術可能かどうかを検討します．手術可能な場合は，手術の後に術後補助化学療法を行います．

　このStageでは根治を目的として治療していますが，治療後の経過観察中にもし再発を認めた場合は，再発症例としてIV期に準じた全身化学療法に移行します．

2 切除不能なIIIA-B期，IIIC期の場合（図4）

　切除不能なIIIA-B期やIIIC期の場合は，根治目的の放射線治療ができるか否かで治療方針が変わります（図5）．

　放射線治療ができる場合は，化学療法と併用した化学放射線治療を行います．化学療法との併用のタイミングは，同時に行う方法（同時併用）と，先に化学療法を施行してその後に放射線治療を行う方法（逐次併用）があります．同時併用のほうが効果は高いとされていますが，その反面，副作用も強いことが知られており[3)4)]，年齢[5)]や全身の状態によってタイミングは使い分けられています．併用される化学療法は，基本的にはプラチナ製剤を含めた2剤の抗がん薬を用いるレジメンが行われます[6)7)]．

　化学放射線治療後は，免疫療法である抗PD-L1抗体のイミフィンジ®（デュルバルマブ）の維持療法を最大12か月間行うことが無増悪生存期間，全生存期間を延長することが

図4 切除不能なⅢA-B期，ⅢC期の成り行き図（同時併用化学放射線治療の場合）

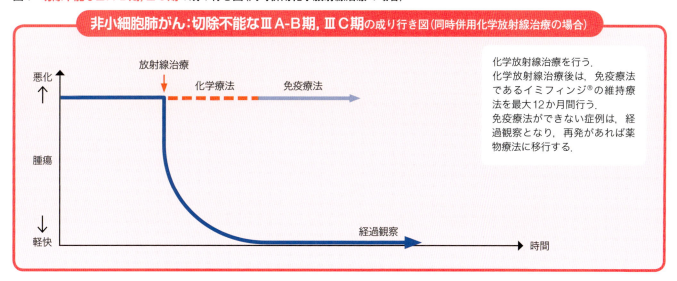

図5 切除不能なⅢA-B期，ⅢC期の治療の流れチャート

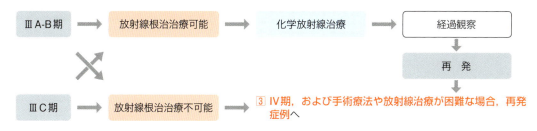

日本肺癌学会編：EBMの手法による肺癌診療ガイドライン2016年版 悪性胸膜中皮腫・胸腺腫瘍含む．金原出版，2016．を参考にして作成

発表され[8]，2018年7月にわが国でも承認されました．免疫療法ができない症例については，手術療法と同様に経過観察となります．再発があれば薬物療法に移行します．

Ⅲ期でも根治的放射線治療ができない場合は，Ⅳ期に準じて薬物療法に移行します．

③ Ⅳ期，および手術療法や放射線治療が困難な場合，再発症例（図6）

Ⅳ期および根治治療困難な症例や再発症例には，薬物療法を施行します．薬物療法には主に3種類（分子標的薬，免疫療法，細胞障害性化学療法）があり，これらの薬剤をうまく使い分ける必要があります．図7-2では1次治療の薬剤選択を示します．

一部の肺がんでは，1つのがん遺伝子（ドライバー遺伝子）の異常が肺がんの原因となっていることがあり，これらの肺がんの場合，治療の第一選択は分子標的薬となります．具体的には，EGFR遺伝子変異，ALK融合遺伝子，ROS1融合遺伝子，BRAF遺伝子変異がありますが，これらは生検などで採取したがん細胞やがん組織で遺伝子を調べることができます．

近年，分子標的薬の選択肢は広がり，EGFR遺伝子変異陽性肺がんではEGFR阻害薬使用後にT790Mという耐性遺伝子が出現した症例のみ適応があった第3世代EGFR分子標的薬のタグリッソ®（オシメルチニブ）が，1次治療でイ

図6　Ⅳ期，および手術療法や放射線治療が困難な場合，再発症例の成り行き図

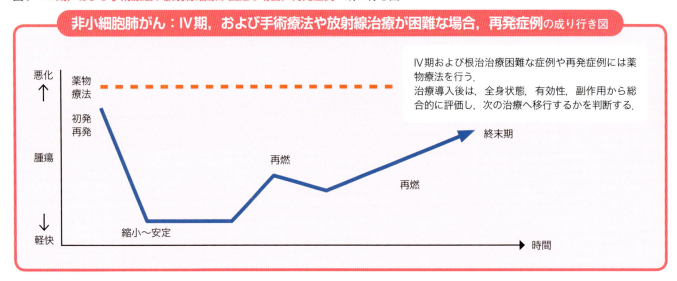

レッサ®（ゲフィチニブ）よりも無増悪生存期間を延長することが報告され[9]，1次治療にも適応が拡大されました．また，ビジンプロ®（ダコミチニブ）が，2019年1月に，第2世代EGFR分子標的薬として新たに承認されています[10]．

BRAF遺伝子変異陽性肺がんに対しては，分子標的薬のタフィンラー®（ダブラフェニブ）とメキニスト®（トラメチニブ）の併用療法が2018年3月に承認されました．ALK融合遺伝子陽性肺がんでは，2次治療以降の治療薬として，2018年9月にローブレナ®（ロルラチニブ）が承認されています[11]．

免疫機構を利用した免疫チェックポイント阻害薬による免疫療法も，肺がんにおいては重要な治療です．これは自己の免疫力を利用してがんを攻撃することで治療を可能にしたものです．肺がんでは，すでに抗PD-1抗体，抗PD-L1抗体が臨床導入されており，ドライバー遺伝子変異が陰性で，組織のPD-L1免疫染色が低～高発現（1％以上）であったものは，この免疫チェックポイント阻害薬が1次治療として選択されます．免疫チェックポイント阻害薬は有効性を長期間維持する症例があることが知られており，2年生存率がこれまでの標準治療と比較して有意に延長した報告があります[12]．

また，PD-L1免疫染色にかかわりなく，シスプラチン／カルボプラチン＋ペメトレキセド＋キイトルーダ®（ペムブロリズマブ）と，カルボプラチン＋パクリタキセル＋ベバシズマブ＋テセントリク®（アテゾリズマブ）において，免疫療法と化学療法薬（細胞障害性抗がん薬）の併用療法が化学療法のみと比べて無増悪生存期間，全生存期間が延長した報告[13][14]から，2018年12月に承認され，適応が拡大しました．

ドライバー遺伝子変異が陰性の場合，1次治療の選択としては免疫療法単独と従来の化学療法単独，免疫療法と化学療法の併用療法の選択肢がありますが，PS（パフォーマンスステータス）や年齢，既往（自己免疫性疾患，間質性肺炎）などの患者背景により選択されます．

治療導入後は，全身状態・有効性・副作用などから総合的に評価し，継続するか治療を変更するかを判断します．病勢の進行に伴い緩和医療の重要性は増加していきます．早期からの緩和医療の導入は予後を延長するという報告もあり[15]，進行期の肺がん治療において緩和医療はとても重要です．

PS：performance status，パフォーマンスステータス（全身状態）

引用・参考文献

1) Wakai K, et al.：Research Group for the Development and Evaluation of Cancer Prevention Strategies in Japan：Tobacco smoking and lung cancer risk: an evaluation based on a systematic review of epidemiological evidence among the Japanese population. Jpn J Clin Oncol, 36(5)：309-324, 2006.
2) A Report of the Surgeon General, The Health Consequences of Involuntary Exposure to Tobacco Smoke. Centers for Disease Control and Prevention, 2006. KEYNOTE-024: Pembrolizumab (pembro) vs platinum-based chemotherapy (chemo) as first-line

図7 IV期，および手術療法や放射線治療が困難な場合，再発症例の治療の流れチャート

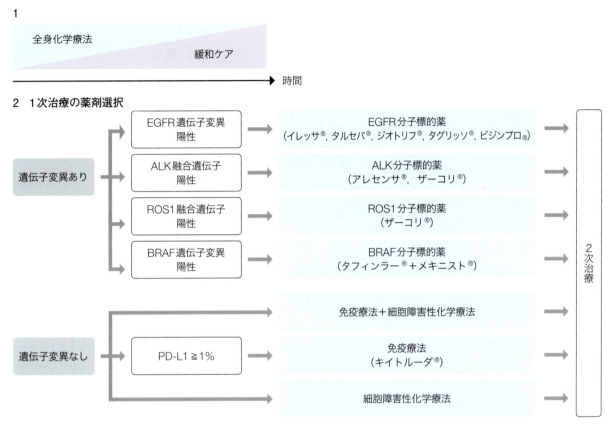

日本肺癌学会編：EBMの手法による肺癌診療ガイドライン2016年版 悪性胸膜中皮腫・胸腺腫瘍含む．金原出版，2016．を参考にして作成

therapy for advanced NSCLC with a PD-L1 tumor proportion score(TPS)≧50%.
3) 日本肺癌学会編：臨床・病理 肺癌取扱い規約 第8版．金原出版，2017.
4) Furuse K, et al.：Phase III study of concurrent versus sequential thoracic radiotherapy in combination with mitomycin, vindesine, and cisplatin in unresectable stage III non-small-cell lung cancer. J Clin Oncol, 17(9)：2692-2699, 1999.
5) Curran WJ Jr, et al.：Sequential vs. concurrent chemoradiation for stage III non-small cell lung cancer: randomized phase III trial RTOG 9410. J Natl Cancer Inst, 103(19)：1452-1460, 2011.
6) Yamamoto N, et al.：Phase III study comparing second- and third-generation regimens with concurrent thoracic radiotherapy in patients with unresectable stage III non-small-cell lung cancer：West Japan Thoracic Oncology Group WJTOG0105. J Clin Oncol, 28(23)：3739-3745, 2010.
7) Segawa Y, et al.：Phase III trial comparing docetaxel and cisplatin combination chemotherapy with mitomycin, vindesine, and cisplatin combination chemotherapy with concurrent thoracic radiotherapy in locally advanced non-small-cell lung cancer：OLCSG 0007. J Clin Oncol, 28(20)：3299-3306, 2010.
8) Antonia SJ, et al.：Durvalumab after Chemoradiotherapy in Stage III Non-Small-Cell Lung Cancer. N Engl J Med, 377(20)：1919-1929, 2017.
9) Soria JC, et al.：Osimertinib in Untreated EGFR-Mutated Advanced Non-Small-Cell Lung Cancer. N Engl J Med, 378(2)：113-125, 2017.
10) Mok TS, et al.：Improvement in Overall Survival in a Randomized Study That Compared Dacomitinib With Gefitinib in Patients With Advanced Non-Small-Cell Lung Cancer and EGFR-Activating Mutations. J Clin Oncol, 36(22)：2244-2250, 2018.
11) Solomon BJ, et al.：Lorlatinib in patients with ALK-positive non-small-cell lung cancer：results from a global phase 2 study. Lancet Oncol, 19(12)：1654-1667, 2018.
12) Reck M, et al. KEYNOTE-024：Pembrolizumab(pembro)vs platinum-based chemotherapy(chemo)as first-line therapy for advanced NSCLC with a PD-L1 tumor proportion score(TPS)≧50%. Ann Oncol, 27(suppl 6)：vi 552-vi 587, 2016.
13) Gandhi L, et al.：Pembrolizumab plus Chemotherapy in Metastatic Non-Small-Cell Lung Cancer. N Engl J Med, 378(22)：2078-2092, 2018.
14) Socinski MA, et al.：Atezolizumab for First-Line Treatment of Metastatic Nonsquamous NSCLC. N Engl J Med, 378(24)：2288-2301, 2018.
15) Temel JS, et al.：Early palliative care for patients with metastatic non-small-cell lung cancer. N Engl J Med, 363(8)：733-742, 2010.

2 乳がん

細永真理　がん研究会有明病院 乳腺内科
伊藤良則　がん研究会有明病院 乳腺内科 部長

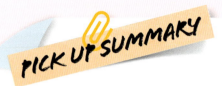

原因　病態　症状

- 閉経後の肥満，高身長，出産・授乳経験がない，家族歴などがリスクを増加させる．
- 非浸潤がんは，非浸潤性乳管がん（DCIS）と非浸潤性小葉がん（LCIS）に分類され，浸潤がんは浸潤性乳管がんと特殊型に分類される．
- 腫瘤，血性乳頭分泌，乳頭の偏移や陥凹などが多くみられるが，近年，乳がん検診の普及に伴い，自覚症状を認めない早期乳がんの発見頻度が増加している．

病期

- 0期は手術，Ⅰ～Ⅲ期は手術および術前後に化学療法・ホルモン療法の追加あり，Ⅳ期は手術適応なしで化学療法・ホルモン療法で病状の進行を抑える．

治療

- 病期やホルモン受容体，HER2受容体の発現の有無により，全身治療の内容が異なる．
- 非浸潤性乳管がんは，局所療法のみで根治が可能．
- 遠隔転移を伴う乳がんの場合は，根治を目指すことは困難なので，QOLを保ちながら治療を継続し，延命することが目標となる．

●乳がんのリスク因子

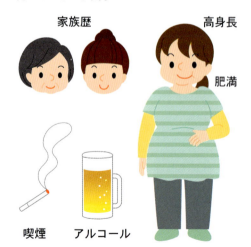

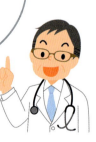

浸潤がんでは，原則として局所療法に加えて化学療法やホルモン療法など全身療法を行います．

腫瘍径が大きい場合や腋窩リンパ節転移が疑われる場合は，術前に化学療法が行われます．

原因（発症のリスク因子）

アルコール，喫煙，成人期の高身長，乳がんの家族歴，糖尿病の既往は，乳がん発症リスクを増加させる因子として確実，またはほぼ確実とされています．出生時体重が重いことが閉経前女性の乳がん発症リスクを増加させることがほぼ確実であるのに対し，閉経後女性では成人になってからの体重増加がリスク因子として確実とされています[1)]．

病態

乳腺は，乳管〜小葉の上皮成分と，周囲の膠原線維性間質からなっており，それらはさらに脂肪組織によって取り囲まれています．

非浸潤がんは，間質への明らかな浸潤が認められないがん腫であり，非浸潤性乳管がん（DCIS）と非浸潤性小葉がん（LCIS）に分類されます．浸潤がんは，浸潤性乳管がんと特殊型（浸潤性小葉がんを含む）に分類されます．

症状

自覚症状としては，腫瘤，血性乳頭分泌，乳頭の偏移や陥凹などが多くみられますが，近年，乳がん検診の普及に伴い，自覚症状を認めない早期乳がんの発見頻度が増加しています．乳房痛は月経周期に伴う乳房の生理的変化や乳腺症などでみられることが多いと考えられます．

検査と診断

①マンモグラフィ：石灰化，腫瘤，構築の乱れ（乳腺構造のゆがみ）などが発見契機となることが多いです．

②超音波：腫瘤の縦横比が高い（縦長），境界が不明瞭，微細鋸歯状（ギザギザしている），内部に豊富な血流を認めるなどが乳がんを疑う所見です．

③MRI：早期に造影剤で腫瘤が濃染され，その後すみやかに造影剤が排出される造影パターンが乳がんに多くみられます．また，超音波などで病変の広がりがわかりにくい場合には手術時の切除範囲を決定するのに役立ちます．

④針生検：乳がんの確定診断を行う目的で，超音波ガイド下，あるいはステレオガイド下に生検を行います．通常の針生検（CNB）と比較し，吸引式乳房組織生検（VAB）のほうが多量の検体を採取することができます．

⑤細胞診：リンパ節への転移が疑われる場合に，超音波ガイド下に腋窩・胸骨傍，鎖骨上などのリンパ節に対し細胞診を行います．

病期

乳がんの病期（Stage）は，TNM分類の3つの要素によって決定します．

①T因子：原発巣の大きさ，胸壁固定の有無，皮膚の浮腫や潰瘍，衛生結節の有無
②N因子：所属リンパ節転移の有無
③M因子：遠隔転移の有無

各因子の組み合わせでStageが決定されます．決定されたStageによってその後の治療方針が決定します．

病期別の治療選択は，下記のようになります．

- Stage 0（非浸潤がん）：手術
- Stage Ⅰ〜Ⅲ（浸潤がん，遠隔転移なし）：手術および術前後に化学療法・ホルモン療法の追加の可能性あり．

図1 **非浸潤性乳管がん（手術）の成り行き図**

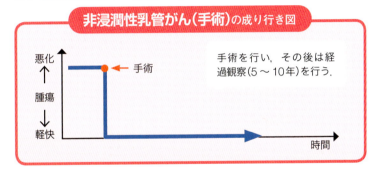

図2 **非浸潤性乳管がん（手術）の治療の流れチャート**

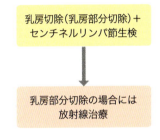

DCIS：ductal carcinoma in situ，非浸潤性乳管がん　　LCIS：lobular carcinoma in situ，非浸潤性小葉がん
CNB：core needle biopsy，針生検　　VAB：vacuum assisted biopsy，吸引式乳房組織生検

図3 限局性乳がん（術後補助化学療法）の成り行き図

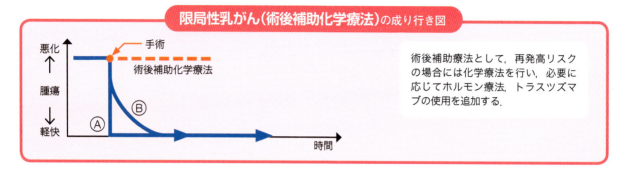

図4 限局性乳がん（術後補助化学療法）の治療の流れチャート

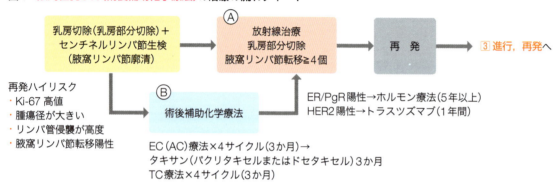

- Stage Ⅳ（浸潤がん，遠隔転移あり）：手術適応なし．化学療法またはホルモン療法の継続により病状の進行を抑える．

乳がんの治療NAVI

乳がんの治療は，病期およびホルモン受容体（ER/PgR），HER2受容体の発現の有無により全身治療の内容が異なるため，針生検検体あるいは手術検体にてこれらの発現を確認し，それぞれの乳がんに最も有効な治療を選択することが求められます．

1 非浸潤がん（Stage 0）

非浸潤性乳管がん（DCIS）は，乳がんが乳管内にとどまる状態と定義されます．すなわち乳管外に存在する血管やリンパ管などと接する可能性が非常に低いために，局所療法（手術，放射線治療）のみで根治が可能であり，全身療法（ホルモン療法，化学療法）は必須ではないと考えられています（図1，2）．

術式は，病変の広がりや患者の乳房温存希望の有無などを考慮して決定し，乳房温存術を施行した場合には残存乳房に放射線治療を追加します．超音波検査では低エコー域として描出されるケースが多いために，ときに広がり診断に難渋します．そのようなケースでは，マンモグラフィにおける石灰化の範囲やMRIにおける造影域などが病変の広がり診断に有用です．

2 限局（Stage Ⅰ〜Ⅲ）

浸潤がんでは原則として，局所治療に加え全身療法を行うことで再発リスクの低減を目指します（図3，4）．

ホルモン受容体陽性乳がんでは，術後にホルモン療法を行います．閉経前であれば，5年間のタモキシフェンの投

ER：estrogen receptor，エストロゲン受容体　　PgR：progesterone receptor，プロゲステロン受容体
HER2：human epidermal growth factor receptor type 2，ヒト上皮細胞成長因子受容体2型

図5 進行・再発乳がんの成り行き図

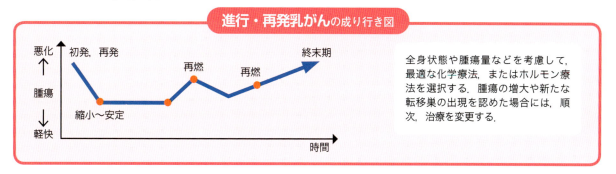

図6 進行・再発乳がんの治療の流れチャート

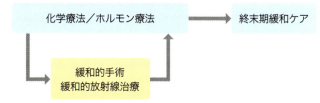

与が推奨されます．タモキシフェンとLH-RHアゴニストの併用は行ってもよいとされており，患者が若年の場合や再発高リスクの場合には考慮されます．

タモキシフェンの10年投与と5年投与を比較した臨床試験では，10年投与群において再発および死亡率ともに改善していますが，深部静脈血栓症や子宮内膜がん発生リスクが約2倍に増加しているため適応を慎重に検討する必要があります[2]．閉経後の患者に対してはアロマターゼ阻害薬の5年投与が推奨されます．

化学療法を行う時期として術前，術後の比較では生存率に差はみられませんでしたが，術前に行うことで乳房温存率が向上すること，化学療法への感受性を確認できる利点があることなどから，腫瘍径が大きい場合や腋窩リンパ節転移が疑われる場合では術前に行うことが推奨されています．

アントラサイクリン系（AC，EC，CEF），タキサン系（ドセタキセル，パクリタキセル）などの抗がん薬が用いられ，HER2陽性乳がんの場合にはこれらに加えてトラスツズマブの使用が推奨されます．

③ 進行・再発

遠隔転移を伴う乳がんの場合には根治を目指すことは困難であるため，QOLを保ちながら治療を継続する（延命する）ことが目標となります（図5，6）．

一般に，腫瘍量が少ない（転移臓器の個数が少ない，サイズの小さな転移など）場合には，ホルモン療法や経口抗がん薬（S-1など）を選択します．腫瘍量が多い，重要臓器（肺・肝など）に転移が多発している場合には，効果発現の早い抗がん薬（アントラサイクリン系やタキサン系，ベバシズマブなどの分子標的薬）を選択する場合が多いです．ホルモン療法と抗がん薬治療の併用は効果，副作用の面から推奨されないため，前治療への効果を評価しながら順次投与を行います．

遠隔転移がある場合，一般的に乳房切除は推奨されませんが，化学療法やホルモン療法が奏効し遠隔転移巣，原発巣ともに著明な縮小を認めた場合などに原発巣の将来的な出血・感染・疼痛などを予防する目的で緩和的手術を施行する場合があります．薬物療法を順次施行しても原発巣の縮小が得られない場合や，出血・疼痛などがみられる場合，緩和的放射線治療として，局所に緩和照射を考慮する必要があります．骨転移による疼痛や骨折のリスクが懸念される場合にも緩和照射が用いられる場合があります．

引用・参考文献

1) 日本乳癌学会編：乳癌診療ガイドライン②疫学・診断編 2018年版．金原出版，2018．
2) Davies C, et al.：Adjuvant Tamoxifen: Longer Against Shorter（ATLAS）Collaborative Group：Long-term effects of continuing adjuvant tamoxifen to 10 years versus stopping at 5 years after diagnosis of oestrogen receptor-positive breast cancer. Lancet, 381（9869）：805-816, 2013.

AC：ドキソルビシン＋シクロホスファミド　　EC：エピルビシン＋シクロホスファミド　　CEF：シクロホスファミド＋エピルビシン＋フルオロウラシル

Part 1 がん腫別・治療の「成り行き」がわかる

3 食道がん

市村 崇
がん研究会有明病院

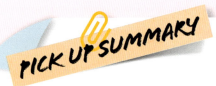
PICK UP SUMMARY

原因 病態 症状

- 日本における食道がんは約90%が扁平上皮がんであり，喫煙と飲酒がリスク因子となる．
- がんの進展に伴い，粘膜下層，筋層，外膜を越えて周囲の臓器に浸潤する．食道周囲には気管・肺・心臓・大動脈・脊椎といった重要臓器が隣接しているため，すみやかな診断と治療が必要である．
- 飲食時の狭窄症状，嚥下困難，胸部違和感が初発症状である．無症状の場合も多い．

病期

- 食道癌取扱い規約に基づいた，食道癌診療ガイドラインを治療方針の参考にする．

治療

- 食道がんの治療には，内視鏡治療，手術療法，放射線療法，化学放射線療法，化学療法がある．消化器内視鏡医，腫瘍内科医，食道外科医，放射線治療医がチームとなって治療する．
- 手術後の食道狭窄に対して内視鏡的治療をしたり，内視鏡治療の後の遺残に対して手術や，化学放射線療法を施行することがある．
- 化学放射線療法がすべてのStageにおいて適応があり，非外科的治療で治癒に持ち込める．

食道がんの組織型

食道がんの組織型	日本での頻度	リスク因子
扁平上皮がん	約90%	喫煙・飲酒 低栄養・ ビタミン不足
腺がん	約4%	（日本）不明 （欧米）GERD・ 肥満・喫煙

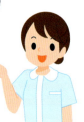

　飲食の際の食道がしみる感覚が，食道がんの早期発見につながることがあります．
　しかしながら，進行食道がん（扁平上皮がん）患者は，自覚症状があっても，放置することがあります．
　そのため，病気が進行し，食道狭窄による症状が出現し，最終的には経口摂取が困難となり，我慢できなくなった時点でようやく医療機関を受診するというケースが多々あります．

原因（発症のリスク因子）

日本における食道がんは，約90％が扁平上皮がんです．扁平上皮がんのリスク因子は，喫煙と飲酒[1)2)]で，両方でリスクが増加します．ほかには，栄養状態の低下[3)]や，緑黄色野菜・果物の摂取不足によるビタミン欠乏もリスク因子とされています[4)]．

一方，腺がんは近年上昇傾向ではあるものの，発生頻度が約4％と少なく，リスク因子については不明です[5)]．ただし，腺がんが半分を占める欧米では，胃食道逆流症（GERD）による持続的な下部食道の炎症によるバレット上皮が発生母地として知られています[6)]．GERDの原因となる肥満（BMI高値）や[7)]，喫煙が腺がんの発症に寄与している可能性があります[8)]．

病態

食道がんは，男性に多く（男性：女性＝6：1），60〜70歳代（約70％）が好発年齢です．発生部位は胸部中部食道が50％と最多となっています．食道粘膜上皮（扁平上皮）から発生し，約90％が扁平上皮がん（図1），4％が腺がん（図2）です[5)]．

がんの進展に伴い，粘膜下層，筋層，外膜を越えて周囲の臓器に浸潤します．食道周囲には気管・肺・心臓・大動脈・脊椎といった重要臓器が隣接しているため，すみやかな診断治療が必要となります（図3）．

また，食道がん患者の約1/4に，同時もしくは異時性に他臓器重複がんの合併を認めます[9)]．胃がん・咽頭がんの順に多く，他臓器のスクリーニング検査が必須となります．

症状

食道がんが食道内で増大すると，飲食の際の狭窄症状（約30％），嚥下困難（約20％），胸部違和感（約5％）といった症状が初発症状となります．ただし，無症状（約20％）も多く，とくに表在がんでは，半数以上が健診や他疾患のスクリー

図1 食道扁平上皮がんの病理写真（HE染色，対物20倍）

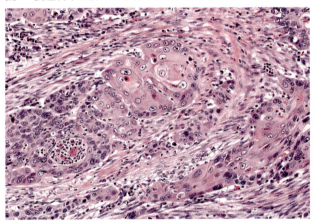

図2 食道腺がんの病理写真（HE染色，対物20倍）

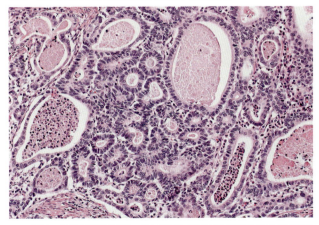

（図1，2の病理写真提供：がん研究会有明病院 病理部 河内 洋 先生）

GERD：gastroesophageal reflux disease，胃食道逆流症　　BMI：body mass index，肥満指数

図3 食道とその周囲の臓器

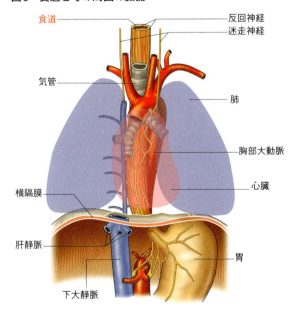

図4 深達度

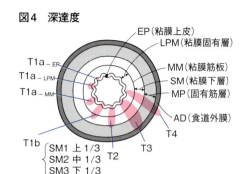

T1：粘膜～粘膜下層にとどまっているがん
T2：筋層まで進んでいるがん
T3：筋層を超えて浸潤しているがん
T4：食道周囲臓器に浸潤しているがん

図5 T分類

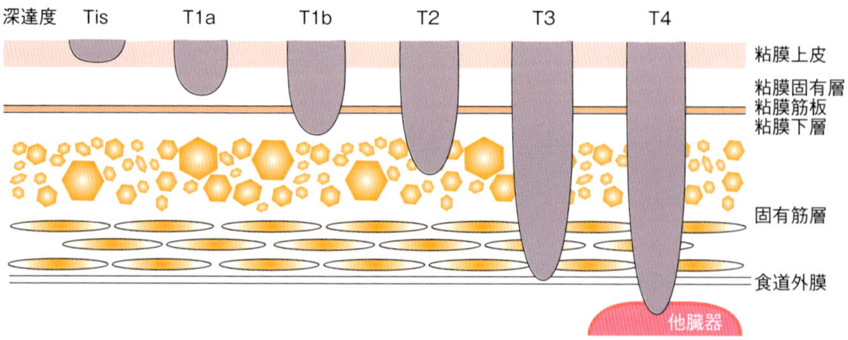

日本食道学会編：臨床・病理 食道癌取扱い規約 第11版．p.10，金原出版，2015．を参考にして作成

表1 TNM分類と食道癌取扱い規約

病期分類	作ったところ	使いどころ
TNM分類（第8版）	UICC（国際対がん連合）	臨床試験，論文 実臨床（化学療法）
食道癌取扱い規約（第11版）	日本食道学会	食道癌診療ガイドライン 実臨床（内視鏡治療・外科治療）

図6 食道がん根治切除後の再発

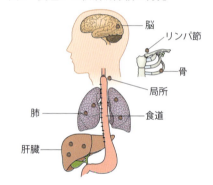

ニング検査で偶然発見されます．
　また，原発巣の浸潤もしくはリンパ節転移による反回神経麻痺で嗄声となることがあります．

検査と診断

　食道がんの検査には，①原発巣の部位・深達度診断（図4），②リンパ節転移診断，遠隔転移診断が必要になります．
①原発巣の部位診断には，内視鏡検査・食道造影検査・NBI内視鏡検査を用います．深達度診断には，拡大内視鏡・NBI内視鏡・超音波内視鏡・CT・MRIなどを用います．
②食道がんのリンパ節転移・遠隔転移診断については，各種画像検査（CT・MRI・PET-CT・超音波検査・骨シンチ検査）を用います．PET-CTは遠隔転移診断に有効であり頻用されています[10]．

病期

　食道がんの病期分類には，国際的なTNM分類（第8版）と，日本食道学会が作成した食道癌取扱い規約（第11版）があり

NBI：narrow band imaging，狭帯域光観察

ます（表1）．日常的には食道癌取扱い規約に基づいた，食道癌診療ガイドラインに準じて治療を行います（図5，表2）．
　食道がん根治手術後の再発は，約30～50％弱の症例に認められます．再発形式はリンパ節・局所・遠隔臓器転移があります．遠隔臓器再発は，肺転移・肝臓転移・骨転移・脳転移に多いです（図6）[11]．

病期別の治療選択

　食道癌診療ガイドライン（2017年版）による治療のアルゴリズムおよび，アルゴリズムに基づいた治療方針は表3のとおりです．

食道がんの治療NAVI

　食道がんの治療は，消化器内視鏡医，腫瘍内科医，食道外

表2　進行度（Stage）

Stage	T因子	N因子	M因子
0	粘膜上皮〜粘膜固有層まで	転移なし	転移なし
I	粘膜下層まで	転移なし	転移なし
II	粘膜下層まで	2群リンパ節まで	転移なし
II	筋層まで	1群リンパ節まで	転移なし
II	外膜まで	転移なし	転移なし
III	T4aもしくは3群リンパ節		転移なし
III	筋層まで	2群リンパ節	転移なし
III	外膜まで	1群もしくは2群リンパ節	転移なし
IVa	T4bもしくは4群リンパ節		転移なし
IVb	―	―	転移あり

日本食道学会編：臨床・病理 食道癌取扱い規約 第11版．p.21．金原出版，2015．を参考にして作成

表3　食道がんの治療方針

Stage	標準治療	オプション
0	内視鏡的切除	CRT，手術，RT
I	手術（耐術能あり）	CRT，RT
II・III	術前化学療法→手術（耐術能あり）	CRT，RT，CT
IVa	CRT	RT，CT
IVb	CT（通過障害なし）CRT（通過障害あり）	RT，BSC
再発	CT	CRT，RT，BSC

CRT：化学放射線療法，RT：放射線療法，
CT：化学療法，BSC：ベスト・サポーティブ・ケア

日本食道学会編：食道癌診療ガイドライン 2017年版．p.viii．金原出版，2017年．を参考にして作成

科医，放射線治療医が1つのチームとなって行います．たとえば，Stage 0の食道がんであっても，内視鏡切除ができない広い長い病変の場合，手術療法もしくは化学放射線療法もしくは放射線療法という選択肢があります．手術後の食道狭窄に対して内視鏡治療をしたり，内視鏡治療の後の遺残に対して手術療法や，化学放射線療法を行うことがあります．

また，他の消化器がんにない特徴として，化学放射線療法がすべてのStageにおいて適応があり，非外科的治療で治癒に持ち込めるということがあります．

1 cStage 0，I

cStage 0，Iでは，深達度診断が重要となります．

EP（粘膜上皮）/LPM（粘膜固有層）までは，周在性（食道内腔に占める割合）が3/4未満であれば内視鏡治療を行います（図7）．3/4以上で，狭窄予防の処置（ステロイドの局所注射など）を併用したうえでの内視鏡治療，もしくは，CRT（化学放射線療法），手術療法，RT（放射線療法）が選択肢となります．

MM（粘膜筋板）の場合は，全身状態が不良の場合（手術ができない）は，内視鏡治療を行います．全身状態が良好の場合は，内視鏡治療，手術療法，CRTが選択肢となります．それぞれのメリット・デメリットを説明したうえで，患者に選択してもらいます．内視鏡治療を行った場合は，その後の病理学的検索で，SMより深い場合や脈管侵襲があった場合

は，追加治療（手術療法もしくはCRT）を考慮します（図8）．

SM（粘膜下層）より深い場合は，手術療法が第一選択となります（図9）．全身状態が不良の場合（手術ができない）や，患者が手術を希望しない場合はCRTが選択肢となります（図10）．CRTができないなんらかの理由（高齢で腎機能が低下しているなど）がある場合は，RTのみとなることもあります．

2 cStage II，III

cStage II，IIIの場合は，術前化学療法（FP療法*2コース）を施行し手術療法を行うのが第一選択となります．術前化学療法を行わずに手術を先行した場合に，組織診断でリンパ節転移が陽性であったときは術後の補助化学療法（FP療法2コース）を行います．

全身状態が不良の場合（手術ができない），もしくは手術療法を希望されない場合は，CRTとなります．CRT後に遺残があれば救済治療（内視鏡治療，もしくは手術療法）を行います．全身状態が不良（手術ができない）で，かつ化学療法もできない（高齢・腎機能低下）場合は，RTのみとなることもあります（図11，12）．

3 cStage IV

cStage IVaの場合は，全身状態が良好（PS：0〜2）であれば，根治を目指してCRTを行います．全身状態が不良（PS：

＊FP療法：5-FU（F）とシスプラチン（P）の併用療法

図7　cStage 0の成り行き図

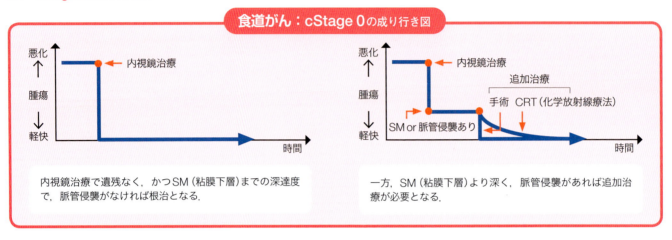

図8　cStage 0の治療の流れチャート

図10　cStage Iの治療の流れチャート

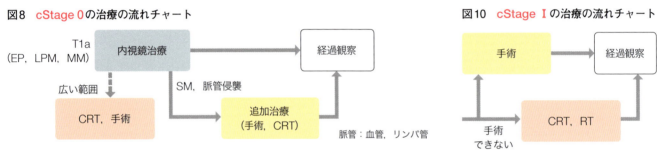

図9　cStage Iの成り行き図

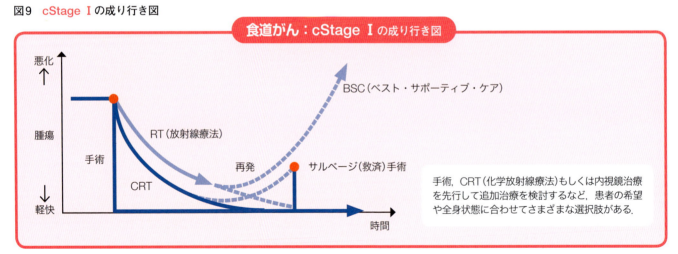

3〜4）の場合はRTのみとなります．RTすらできない全身状態の場合はベスト・サポーティブ・ケア（BSC）となります．
　cStage IVbの場合は，全身状態が良好でかつ，通過障害があればCRTとなります．通過障害がなければ化学療法を行います（p.32・図13，14）．

　化学療法は，1次治療はFP療法が標準治療となります．2次治療ではタキサン系を用います．3次治療以後はBSCもしくは，PSが保持されていれば治験なども考慮します（治験を行っていない施設ではBSCとなります）．
　cStage IVbで全身状態が不良の場合は，BSCもしくは通

図11 cStage Ⅱ, Ⅲの成り行き図

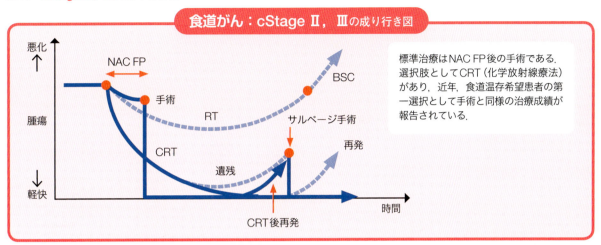

標準治療はNAC FP後の手術である. 選択肢としてCRT（化学放射線療法）があり，近年，食道温存希望患者の第一選択として手術と同様の治療成績が報告されている.

NAC：neoadjuvant chemotherapy, 術前補助化学療法
FP：5-FU（F）とシスプラチン（P）の併用療法

図12 cStage Ⅱ, Ⅲの治療の流れチャート

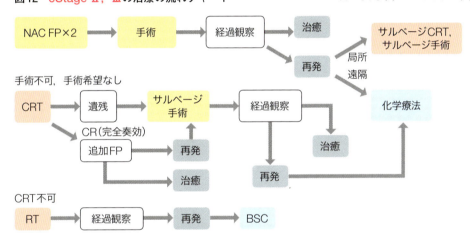

過障害などの症状があれば緩和RTを考慮します.

引用・参考文献

1) Roerecke M, Shield KD, Higuchi S, et al.：Estimates of alcohol-related oesophageal cancer burden in Japan: systematic review and meta-analyses. Bull World Health Organ, 93(5)：329-338C, 2015.
2) Lin Y, Totsuka Y, He Y, et al.：Epidemiology of esophageal cancer in Japan and China. J Epidemiol, 23(4)：233-242, 2013.
3) Harada K, Ida S, Baba Y, et al.：Prognostic and clinical impact of sarcopenia in esophageal squamous cell carcinoma. Dis Esophagus, 29(6)：627-633, 2016.
4) Freedman ND, Park Y, Subar AF, et al.：Fruit and vegetable intake and esophageal cancer in a large prospective cohort study. Int J Cancer, 121(12)：2753-2760, 2007.
5) Tachimori Y, Ozawa S, Numasaki H, et al.：Comprehensive Registry of Esophageal Cancer in Japan, 2010. Esophagus, 14(3)：189-214, 2017.
6) Yousef F, Cardwell C, Cantwell MM, Galway K, Johnston BT, Murray L：The incidence of esophageal cancer and high-grade dysplasia in Barrett's esophagus：a systematic review and meta-analysis. Am J Epidemiol, 168(3)：237-249, 2008.
7) O'Doherty MG, Freedman ND, Hollenbeck AR, Schatzkin A, Abnet CC：A prospective cohort study of obesity and risk of oesophageal and gastric adenocarcinoma in the NIH-AARP Diet and Health Study. Gut, 61(9)：1261-1268, 2012.
8) Balasubramanian G, Gupta N, Giacchino M, et al.：Cigarette smoking is a modifiable risk factor for Barrett's oesophagus. United European Gastroenterol J, 1(6)：430-437, 2013.
9) 的野吾ほか：食道癌と他臓器重複例の検討. 日本消化器外科学会雑誌, 37(6)：633-639, 2004.
10) Munden RF, Macapinlac HA, Erasmus JJ：Esophageal cancer：the role of integrated CT-PET in initial staging and response assessment after preoperative therapy. J Thorac Imaging, 21(2)：137-145, 2006.
11) 日本臨床腫瘍学会：新臨床腫瘍学 改訂第4版 がん薬物療法専門医のために. 南江堂, 2015.

図13 cStage Ⅳの治療の成り行き図

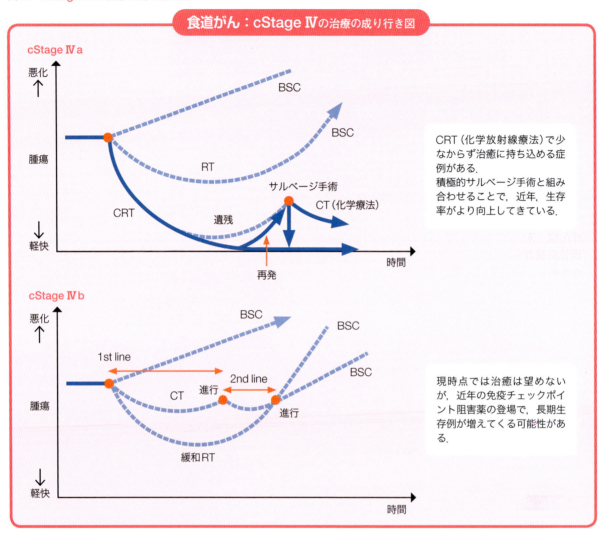

図14 cStage Ⅳの治療の流れチャート

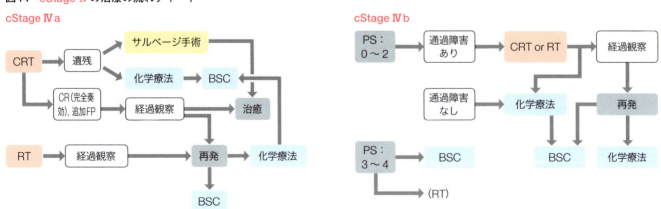

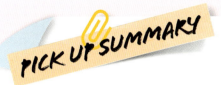

4 胃がん

山口 雄
武蔵野赤十字病院 腫瘍内科

PICK UP SUMMARY

原因 病態 症状

- ヘリコバクター・ピロリ感染が最も重要である．
- 分化型，未分化型に分類され，どちらも胃粘膜の慢性炎症が発がんにかかわっている．
- 早期胃がんは無症状のことが多く，進行してくると，心窩部痛，悪心，食欲不振などの腹部症状を伴うようになる．

病期

- 原発巣の深達度，所属リンパ節・遠隔転移の有無から決定する．

治療

- 早期胃がんは内視鏡治療を行うが，発生部位，進行度により全摘術，幽門側切除，噴門側切除などの手術＋リンパ節郭清が行われる．病期Ⅱ，Ⅲと診断された症例は再発率が高いため，再発予防のための術後補助化学療法が行われる．
- Ⅳ期胃がんでは，延命目的の化学療法が治療の主体となる．

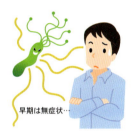

早期は無症状…

深達度による分類

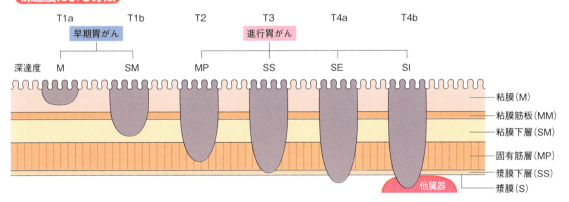

T1：粘膜～粘膜下層にとどまっているがん（早期胃がん）
T2：筋層まで進んでいるがん
T3：筋層を越えて浸潤しているがん
T4a：胃の表面まで露出しているがん
T4b：胃の表面に出てさらに他の内臓や組織に浸潤しているがん

原因

胃がんのリスク因子として，ヘリコバクター・ピロリ（*Helicobacter pylori*）感染が最も重要です．ピロリ菌感染により胃粘膜に慢性的な炎症が起こり（慢性胃炎），胃がん発症につながります．

ピロリ菌感染率は世代間で異なり，1990年代の調査では，50歳以上では70～80％，10～20歳代では20％程度でした．ピロリ菌は経口感染すると考えられており，上下水道設備などの衛生環境向上により，以前と比較してピロリ菌感染率は全世代で低下しています[1]．最近は，ピロリ菌除菌が積極的に行われるようになっており，将来は胃がんの発生率が減少することが期待されます．

それ以外に，食塩／塩蔵食品（漬物，いくら，塩漬け魚など）摂取，喫煙，肥満（噴門部がんのみ）がリスク因子に挙げられ，野菜・果物摂取は予防効果があるとされています．

病態

胃がんの組織型は，分化型，未分化型に分類され（図1），どちらも胃粘膜の慢性炎症が発がんにかかわっています．ピロリ菌に感染すると，慢性胃炎，萎縮性胃炎，腸上皮化生，異形成といった一連の流れを経て，分化型胃がんが発生します（図2）．萎縮性胃炎，腸上皮化生は分化型胃がんの前がん病変と考えられています．

一方，未分化型胃がんでは，前がん病変は明らかになっていません．予後良好な分化型腺がんと，予後不良な未分化型腺がんでは，臨床的特徴が異なっています（表1）．最近では，遺伝子異常に基づいた分類（分子学的分類：EBV subtype, MSI subtypeなど）もされており，将来，治療方針決定に利用されるかもしれません．

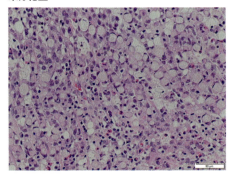

図1　胃がんの組織型

分化型：正常の胃粘膜構造を模倣したような腺管形成が認められる．管状腺がん，乳頭腺がんが含まれる．

未分化型：腺管形成に乏しく大小さまざまながん胞巣が認められる．印環細胞がんも含まれる．

（病理写真提供：武蔵野赤十字病院 病理部 櫻井うらら先生）

図2　胃がんの多段階発がんモデル

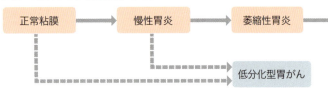

- ピロリ菌感染による慢性胃炎が続くと，胃の腺細胞が減少し，胃粘膜菲薄化・胃酸分泌低下が起きる（萎縮性胃炎）．
- 次に胃粘膜細胞が腸の形質を持つ上皮に置き換わる腸上皮化生が起き，異形成を経て，高分化型胃がんが発生する．
- これら一連のステップには長い時間がかかると考えられている．一方，低分化型胃がんではこのような一連の流れは明らかになっていない．

EBV：Epstein-Barr virus，エプスタイン・バーウイルス
MSI：microsatellite instability，マイクロサテライト不安定性

症状

早期胃がんは無症状のことが多く，集団検診やスクリーニングで発見されることが多いです．進行してくると，心窩部痛，悪心，食欲不振などの腹部症状を伴うようになります．

潰瘍性病変では吐血，下血する可能性があります．噴門や幽門近くに病変がある場合は，進行により食物の通過障害をきたすおそれがあります．

表1　分化型と未分化型胃がんの臨床病理学的違い

	分化型	未分化型
発生	萎縮性胃炎，腸上皮化生と密接に関連	
性別	男性	女性
年齢	高齢者	若年者
組織像	管状腺がん 乳頭腺がん	低分化腺がん 印環細胞がん 粘液がん
肉眼所見	隆起型	陥凹型 スキルス型
転移	血行性 肝転移 結節性肺転移	リンパ行性 肺がん性リンパ管症 腹膜播種
予後	良好	不良
HER2発現	見られることがある	ほとんどない

それぞれが必ずしもこれらの特徴を満たすわけではないが，代表的な特徴を記載している．

表2　病期別の治療選択

- IA期
  - T1a（粘膜内） → 分化型 2cm以下 潰瘍なし → ESD/EMR
  - T1a（粘膜内） → それ以外 → 手術
  - T1b（粘膜下層） → 手術
- IB-III期 → 手術±術後補助化学療法
- IV期 再発 → 化学療法

ESD：endoscopic submucosal dissection，内視鏡的粘膜下層剥離術
EMR：endoscopic mucosal resection，内視鏡的粘膜切除術

図3　遠隔転移

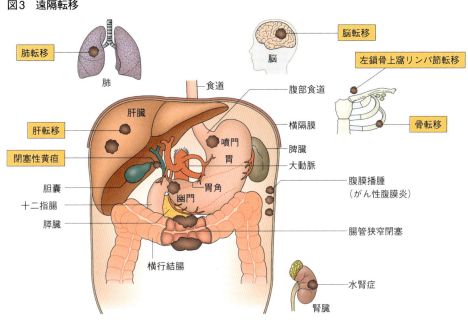

図4　ⅠA期の成り行き図

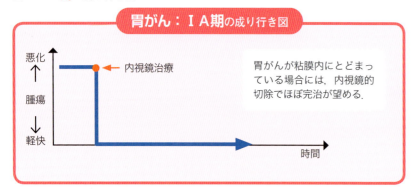

図5　ⅠA期の治療の流れチャート

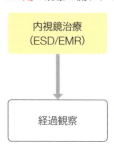

検査と診断

原発巣の検査としては，上部消化管内視鏡検査と胃X線検査があります．前者は病理学的診断をつけるために必須の検査で，後者は粘膜面に病変が露出することが少ないスキルス胃がんの診断や，病変の広がりを判断する際に重要な検査です．

深達度診断に超音波内視鏡が用いられることもあります．遠隔転移の検索には造影CTなどが用いられます．

未分化型胃がんで高頻度にみられる腹膜転移は，腹水貯留などの所見があれば診断は容易ですが，診断に苦慮する場合には審査腹腔鏡検査を行う場合があります．

病　期

原発巣の深達度(p.33図参照)，所属リンパ節・遠隔転移の有無(図3)から，「胃癌取扱い規約 第14版」にしたがって病期を決定します(表2)．胃がんの病期は，Ⅰ期(ⅠA，ⅠB)，Ⅱ期(ⅡA，ⅡB)，Ⅲ期(ⅢA，ⅢB，ⅢC)，Ⅳ期に分けられます[1]．ⅠA期が最も早期の胃がんです．

胃がんの治療NAVI

1 ⅠA期

早期胃がんに対しては，以前より内視鏡治療が試みられてきました(図4, 5)．手術と異なり，内視鏡治療ではリンパ節郭清が行えないため，対象はリンパ節転移の確率がほぼないと考えられる早期がんに限られます．

具体的には，ⅠA期で深達度が粘膜内(T1a)・分化型・2cm以下・潰瘍形成がない，などの条件を満たす症例です．最近では，2cm超，潰瘍病変のある症例にESD適応を拡大させても安全であることがわかってきており，今後もESD適応の幅が広がるかもしれません．ピロリ菌が陽性の場合は，内視鏡治療後に除菌療法を行うことにより，異時性胃がんの発生率が約1/3になることがわかっています．

内視鏡治療が適応にならない症例は手術が行われます．また，ESD/EMRが非治癒的切除(粘膜下層浸潤あり，脈管侵襲陽性，未分化型が判明など)に終わった症例(約10～20％)では追加で手術が行われます．

2 ⅠB～Ⅲ期(図6)

胃がんの発生部位，進行度により全摘術，幽門側切除，噴門側切除などの手術＋リンパ節郭清が行われます(図7)．Ⅰ期の場合には腹腔鏡下幽門側切除が選択されることもあります．手術標本で病期Ⅱ，Ⅲと診断された症例は再発率が高いため，再発予防のための術後補助化学療法が行われます．

これまでに生存率の向上が示されているのは，S-1とXELOX(カペシタビン＋オキサリプラチン)です(図8)．どちらのレジメンを選択するかは，副作用プロファイル，患

図6　ⅠB～Ⅲ期の成り行き図

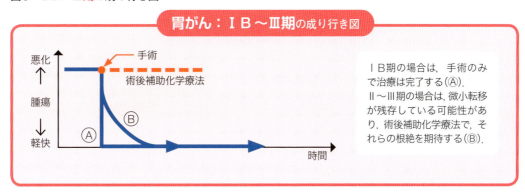

ⅠB期の場合は，手術のみで治療は完了する（Ⓐ）．
Ⅱ～Ⅲ期の場合は，微小転移が残存している可能性があり，術後補助化学療法で，それらの根絶を期待する（Ⓑ）．

図7　ⅠB～Ⅲ期の治療の流れチャート

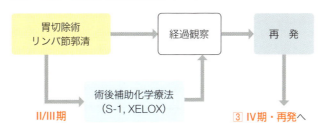

図8　術後補助化学療法レジメン

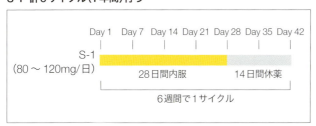
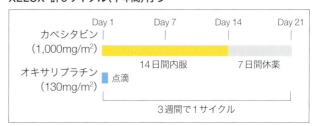

者の希望，主治医の慣れ，などを考慮して決められます．

　術前と比較して，術後1か月には10％程度の体重減少がみられ，術後6か月まで体重は減少します（平均15％程度）．術後1か月目の体重減少率が大きい症例は，S-1の術後補助化学療法の継続率低下が示唆されているため，術後の栄養管理は重要です．一度に摂取できる食事量が減るため食事回数を増やす，消化に時間のかかる脂質は控える，ダンピング症候群に対する対策，栄養補助食品の活用など，患者ごとに合わせた指導をしましょう．

③ Ⅳ期・再発

　延命目的の化学療法が，治療の主体となります．原発巣からの出血が著しい場合，原発巣による閉塞のため経口摂取が不可能な場合には，原発巣切除，バイパス術などの手術や，ステント留置を行ってから，化学療法を開始することがあります（図9，10）．
　胃がんに用いられる治療レジメンは，図11のとおりです．HER2過剰発現（胃がんの10～20％程度，分化型に多い）の有無により，抗HER2薬であるトラスツズマブを併用する

図9 Ⅳ期・再発の成り行き図

胃がん：Ⅳ期・再発の成り行き図

抗がん薬治療が奏効し症状がいったん落ち着いても，薬剤耐性のためいずれ再燃し，症状は進行していく．

図10 Ⅳ期・再発の治療の流れチャート

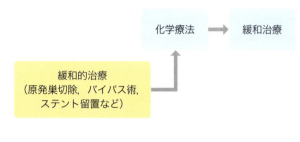

図11 胃がんの治療レジメン図

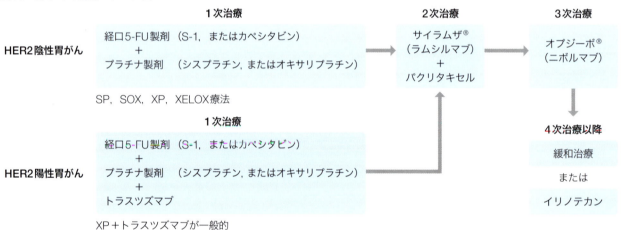

かが決定されるため，治療前に必ずHER2検査を行います．

　最近，1次治療として大腸がんで用いられるFOLFOX療法（レボホリナート＋フルオロウラシル＋オキサリプラチン）が適応となりました．また，3次治療としてニボルマブが2017年9月に承認され話題となっています．しかしながら，胃がんでは病気の進行により急激にPSが低下するため，ニボルマブが投与できる患者は限られると考えられます．

引用・参考文献
1) Kameda T, et al.：Time trends in Helicobacter pylori infection and Atrophic Gastritis over 40years in Japan. Helicobacter, 20(3)：192-198, 2015.
2) 日本胃癌学会編：胃癌取扱い規約 第14版．金原出版，2010．

PS：performance status，パフォーマンスステータス（全身状態）

5 大腸がん

嘉和知靖之
武蔵野赤十字病院 副院長, 外科部長

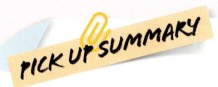

原因 病態 症状

- ▶ 肥満, 高身長に多く, 喫煙や過度の飲酒, 赤肉, 加工肉の摂取がリスク因子である.
- ▶ 腺腫の一部からがんになる場合と, 正常な粘膜から直接発生する場合がある.
- ▶ がんの存在する部位によって症状は異なり, 盲腸や上行結腸といった右側では進行するまで症状が出にくく, 貧血, 腫瘤触知など, 症状が出た時点では進行していることが多くある.

● 大腸がんの症状

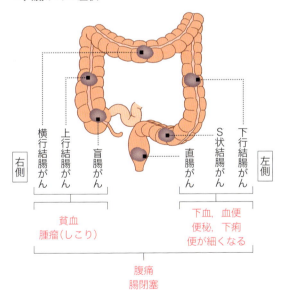

病期

- ▶ がんが大腸壁にどれだけ深く浸潤しているか(深達度)と, リンパ節転移の程度, 遠隔転移の有無の組み合わせで決まる.

治療

- ▶ 初発大腸がんの治療の原則は, がんを残すことなく完全に切除することである.
- ▶ 早期がんのうち, 粘膜下層に軽度浸潤したがん(T1a)までは, 内視鏡で一括切除すれば追加の治療の必要はない. ポリペクトミー, 内視鏡的粘膜切除(EMR), 内視鏡的粘膜下層剥離術(ESD, 下写真)などを使い分ける.
- ▶ 内視鏡治療ができない早期がんやStage IIIまでの進行がんは, 転移の可能性のある領域リンパ節を含めて切除する. 再発リスクが高い場合は, 術後補助化学療法を行う.

● 内視鏡的粘膜下層剥離術(ESD)

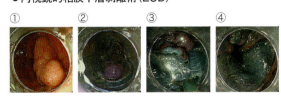

腫瘍(①)の粘膜下に局注剤などを注入し(②, ③), 高周波ナイフで内視鏡的に切除する(④).

原因(発症のリスク因子)

生活習慣の欧米化・人口の高齢化に伴い，日本人の大腸がんは増加傾向にあります．肥満，高身長などの体型の人に多く，喫煙もリスク因子(表1)です．

食生活では，過度の飲酒や赤肉(牛・豚・羊の肉)，加工肉(ハム，ソーセージ，ベーコンなど)の摂取がリスク因子に挙げられています．

また遺伝的要因があり，家族歴はリスク因子です．とくに家族性大腸腺腫症や遺伝性非ポリポーシス性大腸がんの家系は注意が必要で，予防のために手術を要することもあります．

病態

大腸粘膜の正常な細胞の遺伝子に変異が生じることでがんが発生します．発生の経路は2つあると考えられており，腺腫という良性のポリープの一部からがんになる場合(図1a)と正常な粘膜から直接発生する場合(図1b)とがあります．

大腸粘膜に発生したがんは徐々に大きくなり，最後は腸の壁を突き破って周囲の臓器に広がります(浸潤)．リンパ管に侵入してリンパ節に流れ着きそこで増殖することや(リンパ行性転移)，細い静脈に侵入して，大腸から離れた肝臓や肺などに流れ着いて増殖することもあります(血行性転移)．

また腸壁を突き破ったがんが腹腔内に散らばって広がることもあります(腹膜播種，図2)．

症状

早期大腸がんではほとんど症状はありません．進行すると症状が現れますが，がんの存在する部位によって異なります．

盲腸や上行結腸といった右側では進行するまで症状が出にくく，貧血，腫瘤触知など，症状が出た時点では進行していることが多くみられます(p.39図参照)．

一方，直腸やS状結腸など左側のがんでは出血(下血，血便)，便通異常(便秘，下痢，便が細くなる)などの症状が出現します．出血した際に「以前から痔があるから」として受診せずに進行してしまう方も多くいるので，早期の受診が必要です．

表1 大腸がん発症のリスク因子

生活習慣	飲酒，喫煙，肥満，高身長
食生活	赤肉（牛，豚，羊） 加工肉（ハム，ソーセージ，ベーコンなど）
遺伝的要因	家族性大腸腺腫症 遺伝性非ポリポーシス性大腸がん 家族歴

図1 大腸がんの組織分類
a 腺腫の一部からがんになる場合
b 正常な粘膜から直接発生する場合

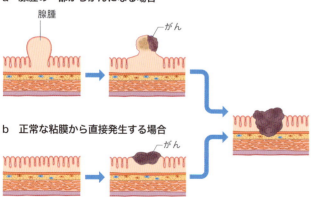

図2 大腸がんの広がり方

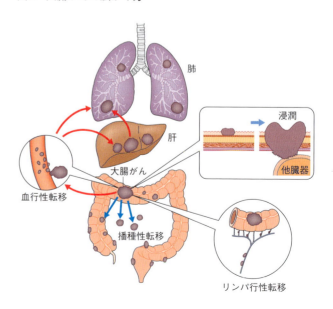

検査と診断

①便潜血検査

無症状の方に行います．陽性の場合や症状がある場合は以下の検査を行います．

②直腸指診

肛門から指を挿入し，直腸内の腫瘤有無を調べます．

③大腸内視鏡検査

肛門から内視鏡を挿入し，大腸の内側から観察します．早期の病変を見つけることができ，生検を行って病理診断が得られます．

④注腸造影検査（またはCTコロノグラフィ）

造影剤などを肛門から注入して大腸壁の形の変化を観察します．がんの位置や大きさの判断に用います．

⑤がんの診断後

血液検査（腫瘍マーカー），CT検査，超音波検査，MRI検査などを行い，周囲の臓器との関係やリンパ節，遠隔臓器への転移の有無を検査します．

病期

病期はStageで表され，0からⅣまでに分類されます（図3）．がんが大腸壁にどれだけ深く浸潤しているか（深達度）と，リンパ節転移の程度，遠隔転移の有無の組み合わせで決まります．

図3　大腸がんのStage分類

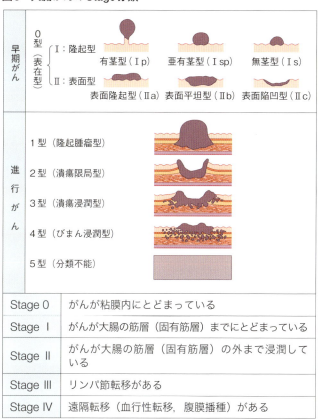

図4　病期別の治療選択

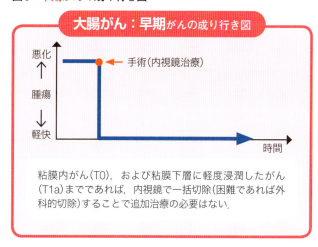

図5　早期がんの成り行き図

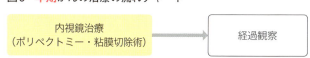

図7 大腸がんの治療法

a ポリペクトミー

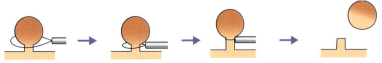

ポリープのくびれ部分にスネアをかけ，通電して焼き切る．

b 内視鏡的粘膜切除（EMR）

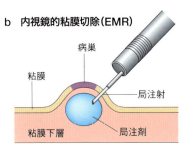
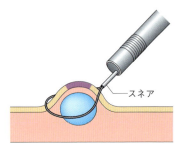
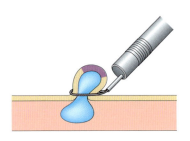

①局注剤（ヒアルロン酸ナトリウムなど）を注入し，liftingする．
②病変部全体が納まるように，病変部にスネアをかける．
③スネアを締めて通電し，切除する．病変部を回収する．

c 内視鏡的粘膜下層剥離術（ESD）

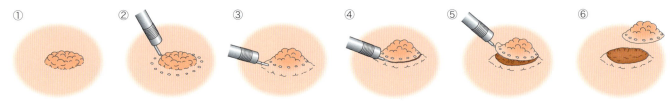

粘膜下に局注剤などを注入し，高周波ナイフ（ITナイフ，フックナイフ，フレックスナイフなど）で粘膜内に存在する早期がんなどを内視鏡的に切除する（p.39写真参照）．

大腸がんの治療NAVI

初発大腸がんの治療の原則は，がんを残すことなく完全に切除することです．

手術時にがん細胞がすでに転移を起こしていると徐々に増大し，ある程度の大きさになって発見されます（再発）．進行度に応じて治療法を組み合わせて行います（集学的治療，図4）．

1 早期（T0，T1a）（図5）

早期がんのうち粘膜下層に軽度浸潤したがん（T1a）までは，内視鏡で一括切除すれば追加治療の必要はありません（図6）．以下の方法を使い分けます．

1）ポリペクトミー

茎のあるポリープに対して行います．投げ縄状になったワイヤー（スネア）をかけて茎を締め上げ切り取ります（図7a）．

2）内視鏡的粘膜切除（EMR）

茎のない平らな腫瘍に対して行います．腫瘍の下（粘膜下層）に特殊な液を注入して腫瘍を固有筋層から持ち上げたうえでスネアを用いて切り取ります（図7b）．

3）内視鏡的粘膜下層剥離術（ESD）

EMRでは一括切除ができないような大きな腫瘍に対して行います．特殊な電気メスを用いて粘膜下層をすこしずつ剥離して切り取ります（図7c）．

EMR：endoscopic mucosal resection，内視鏡的粘膜切除　　ESD：endoscopic submucosal dissection，内視鏡的粘膜下層剥離術

図8 限局(手術可能)の成り行き図

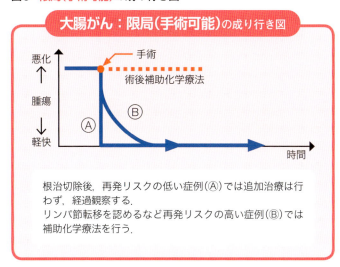

根治切除後，再発リスクの低い症例(Ⓐ)では追加治療は行わず，経過観察する．
リンパ節転移を認めるなど再発リスクの高い症例(Ⓑ)では補助化学療法を行う．

図9 限局(手術可能)の治療の流れチャート

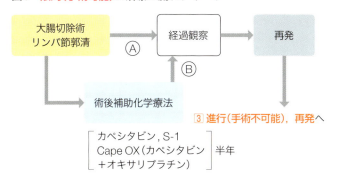

図10 がん切除術

a 結腸がん切除術

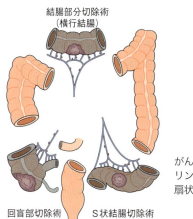

b 直腸がん切除術

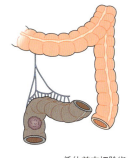

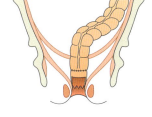

図11 直腸がんと人工肛門造設術

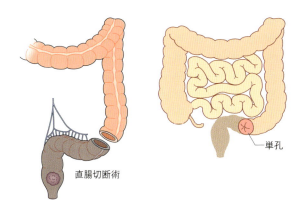

　いずれも頻度は低いながら，出血や穿孔などの偶発症が起こる可能性があります．局所再発や，新たながんの出現の可能性があるので定期的に内視鏡検査を行います．

②限局(切除可能)（図8，9）

1)手術

　内視鏡治療ができない早期がんやStage Ⅲまでの進行がんには，転移の可能性のある領域リンパ節を含めて切除します．
①がんから離れた部位で腸管を切除します．がんの浸潤が周囲臓器に及んでいる場合は，可能であればその臓器も一緒に切除します（図10）．
②深達度に応じてリンパ節郭清を行います（進行がんでは通常D3〈：主リンパ節まで〉，早期がんではD2〈：中間リ

図12 腹腔鏡下手術

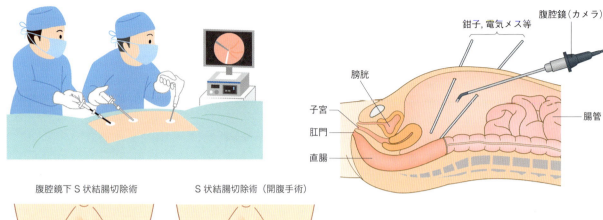

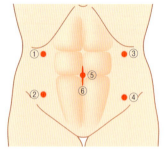

①～④鉗子ポート　⑤カメラポート　⑥腸を取り出す創

施設によりポート(穴)の位置は多少異なる．

表2　化学療法による副作用

自覚症状	倦怠感，食思不振，下痢，口内炎，味覚障害，嘔気，皮膚障害，神経障害（しびれ），脱毛
血液検査	白血球減少，血小板減少，肝機能障害，腎機能障害

ンパ節まで〉）．
③残った腸管を吻合(つなぎ合わせること)します．
④肛門のそばにできている直腸がんの場合は人工肛門が必要になることがあります(図11)．

　最近は腹腔鏡補助下手術が進歩し，上記手術の大部分が技術的には腹腔鏡下で行えるようになりました(図12)．直腸がんではロボット手術の臨床研究も進んでいます．

2)補助化学療法

　再発リスクの高い場合は，原則的に術後補助化学療法を行います．レジメンとしては，静注療法では5-FU＋l-LV，経口抗がん薬ではUFT＋LV，カペシタビン(Cape)，S-1などがあり，さらにオキサリプラチン(OX)を併用する(FOLFOX，CapeOXなど)ことで上乗せ効果が示されています．
　しかし，化学療法による有害事象が起こる可能性があるので，症状の観察や血液検査の確認が必要となります(表2)．

3)経過観察

　遠隔転移や吻合部再発などを発見するため，定期的な経過観察(採血，CT，内視鏡など)を5年間行います．

③ 進行(切除不可能)，再発(図13，14)

　切除不能な進行再発大腸がんでは治癒を望むことはむずかしく，腫瘍増大を遅らせて延命と症状のコントロールを図ります．

1)化学療法

　切除不能進行再発大腸がんに対して化学療法を行うと生存期間が延長します．治療が奏効して切除可能になることもあり，積極的に治療を行います．
　化学療法を行うためには，全身状態が良好で主要臓器機能が保たれていること，重篤な合併症がないことが必要です(表3)．
　FOLFOX，FOLFIRI，CapeOX，Cape，S-1，UFT-LVな

図13 **進行（切除不可能），再発**の成り行き図

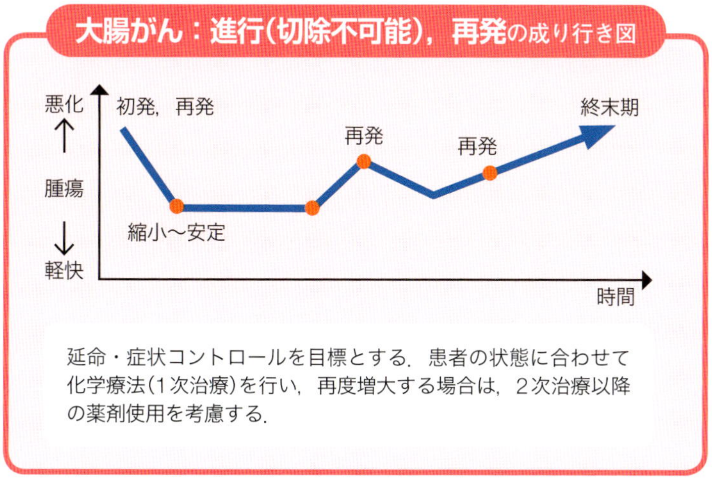

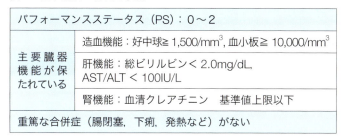

延命・症状コントロールを目標とする．患者の状態に合わせて化学療法（1次治療）を行い，再度増大する場合は，2次治療以降の薬剤使用を考慮する．

図14 **進行（切除不可能），再発**の治療の流れチャート

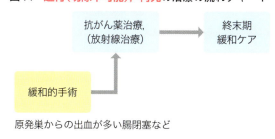

原発巣からの出血が多い腸閉塞など

表3 化学療法が行える状態

パフォーマンスステータス（PS）：0〜2	
主要臓器機能が保たれている	造血機能：好中球≧1,500/mm³，血小板≧10,000/mm³
	肝機能：総ビリルビン＜2.0mg/dL，AST/ALT＜100IU/L
	腎機能：血清クレアチニン　基準値上限以下
重篤な合併症（腸閉塞，下痢，発熱など）がない	

図15 3段階除痛ラダー

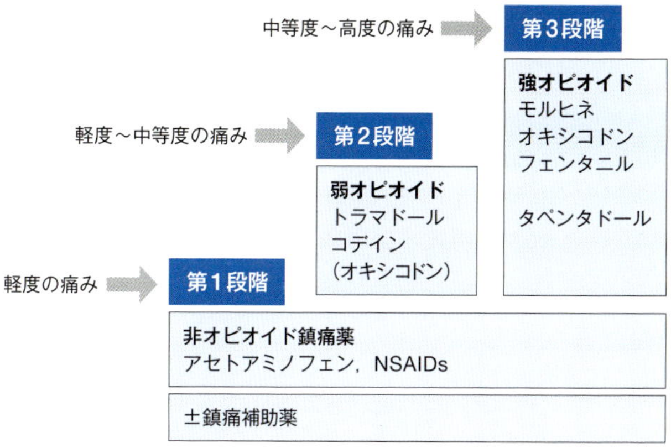

どの薬剤に，分子標的薬であるベバシズマブ（Bmab），セツキシマブ（Cmab），パニツムマブ（Pmab）などを上乗せすることで治療成績が向上します（RAS遺伝子検査の確認が必要）．治療効果はCT，MRIなどの適切な画像診断を用いて判定し，増悪する場合は全身状態を判断してレジメンを変更します．

2）放射線療法

以下の目的で緩和的放射線治療が行われます．
①骨盤内腫瘍による疼痛，出血などの症状緩和
②骨転移に対する疼痛の軽減，病的骨折の予防，脊髄麻痺の予防や治療
③脳転移による神経症状や頭蓋内圧亢進症状などの症状緩和

3）手術

腸管閉塞の改善や出血コントロールを目的として，緩和的切除術やバイパス術，人工肛門造設術が行われることがあります．閉塞性病変に対してステント留置を行うこともあります．

4）終末期緩和ケア

必要に応じて疼痛緩和のために薬物療法（図15）や，精神症状に対するカウンセリング，適切な薬物療法などを行うことが重要です．

Part 1 がん腫別・治療の「成り行き」がわかる

6 肝がん

岡田真央
武蔵野赤十字病院 消化器科

黒崎雅之
武蔵野赤十字病院 消化器科 部長

泉 並木
武蔵野赤十字病院 院長, 消化器科 部長

PICK UP SUMMARY

原因　分類
- 多くはB型肝炎ウイルスあるいはC型肝炎ウイルスの持続感染によって発生する．
- 肝臓に原発する悪性腫瘍はいくつかに分類されるが，肝細胞がん（HCC）では，肉眼所見を小結節境界不明瞭型，単純結節型，単純結節周囲増殖型，多結節癒合型，浸潤型の5型に分類している．

検査　診断
- 肝細胞がんの多くはdynamic造影CT，あるいはdynamic造影MRIの動脈優位相において早期濃染を示し，門脈優位相あるいは平衡相にてwashoutによる低吸収/低信号を示す（下写真）．

病期
- 腫瘍個数・腫瘍径・脈管侵襲，リンパ節転移，遠隔転移の有無で分類される．

治療
- 肝予備能評価はChild-Pugh（チャイルド ピュー）分類に基づいて行う．
- Child-Pugh分類AまたはBの症例で肝外転移・脈管侵襲を認めない場合，腫瘍個数が3個以内・腫瘍径3cm以内であれば肝切除あるいはRFA（ラジオ波焼灼療法）を行う．腫瘍個数が1個の場合，第一選択は肝切除が推奨されている．
- 腫瘍個数3個以内・腫瘍径3cm超の場合は第一選択で肝切除，第二選択として肝動脈塞栓療法（TACE/TAE）が推奨されている．
- 腫瘍個数が4個以上の場合は第一選択としてTACE，第二選択として肝動注化学療法または分子標的薬が推奨される．

● 肉眼分類

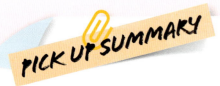

● dynamic造影CT

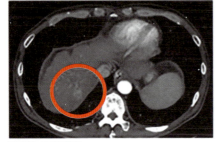
動脈相で早期濃染

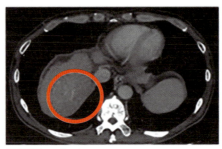
平衡相でwashout

原因

日本における2012年の肝（肝および肝内胆管）悪性新生物による死亡は，30,690人（男性20,060人，女性10,630人）であり，悪性新生物による死亡数の部位別の順位は男性では4番目，女性では上位6番目に位置しています[1]．

肝がんの多くは，B型肝炎ウイルスあるいはC型肝炎ウイルスの持続感染によって発生します．そのほかの背景としては，アルコール性肝硬変，自己免疫性肝炎（AIH），原発性胆汁性胆管炎（PBC），PBC＋AIH，非アルコール性脂肪肝疾患（NAFLD），Budd-Chiari症候群，ヘモクロマトーシス，Wilson病などです．近年では非B非C型肝がんの発症が増えています[2]．

肝がん危険因子としては，B型あるいはC型慢性肝疾患患者，男性，高齢，肝硬変，肥満，糖尿病，喫煙，アルコール摂取などが挙げられます[3]．

分類・病理

肝臓に原発する悪性腫瘍には，肝細胞がん（HCC），肝内胆管がん（胆管細胞がん），細胆管細胞がん（細胆管がん），粘液嚢胞腺がん，混合型肝がん（肝細胞がんと肝内胆管がんの混合型），肝芽腫，未分化がんなどがあります[4]．

ここでは，主に肝細胞がん（HCC）について記載します．

『原発性肝癌取扱い規約 第6版』では，肝細胞がん（HCC）の肉眼所見を小結節境界不明瞭型，単純結節型，単純結節周囲増殖型，多結節癒合型，浸潤型の5型に分類しています[4]．

小結節境界不明瞭型の約85％は均一な高分化型がん組織で構成され，約15％は内部に脱分化した中分化型がん組織からなる「結節内結節」像を示します．単純結節型の約75％は中分化型肝がんであり，門脈侵襲を20％，肝内転移を4％に認めます．単純結節周囲増殖型，多結節癒合型の多くは中分化〜低分化な肝がん組織で構成され，高頻度に門脈侵襲や肝内転移を形成します．特殊な例を除いて浸潤型と分類される場合はほとんどないといわれています[3]．

検査と診断

B型およびC型慢性肝疾患患者，非ウイルス性の肝硬変患者が肝細胞がんの高危険群として定期的スクリーニングの対象となります．3〜6か月ごとの腹部超音波検査，腫瘍マーカー（AFP, PIVKA-Ⅱ, AFP-L3分画）測定を行います．肝硬変患者や高危険群ではdynamic造影CTあるいはdynamic造影MRIの併用を行います．

肝細胞がんの多くはdynamic造影CTあるいはdynamic造影MRIの動脈優位相において早期濃染を示し，門脈優位相あるいは平衡相にてwashoutによる低吸収/低信号を示します（p.46写真参照）．このような造影パターンを呈するものを典型的肝細胞がんといい，画像所見でこの造影パターンを示せば肝細胞がんと診断することができます[5]．

病期

肝がんの病期分類は，TNM分類に基づき，腫瘍個数・腫瘍径・脈管侵襲，リンパ節転移，遠隔転移の有無により分類されます[4]．

病期別の治療選択

肝細胞がんの場合，病期分類ごとに治療方法を決定するというよりは，肝予備能・肝外転移・脈管侵襲・腫瘍数・

表1　Child-Pugh分類

項目＼ポイント	1点	2点	3点
脳症	ない	軽度	ときどき昏睡
腹水	ない	少量	中等量
血清ビリルビン値（mg/dL）	2.0未満	2.0〜3.0	3.0超
血清アルブミン値（g/dL）	3.5超	2.8〜3.5	2.8未満
プロトロンビン活性値（％）	70超	40〜70	40未満

各項目のポイントを加算してその合計点で分類する．

Child-Pugh 分類	A：5〜6点 B：7〜9点 C：10〜15点

注：Child分類ではプロトロンビン活性値の代わりに栄養状態（優，良，不良）を用いている．

日本肝癌研究会編：臨床・病理 原発性肝癌取扱い規約 第6版．p.15，金原出版，2015．より転載

AIH：autoimmune hepatitis，自己免疫性肝炎　　PBC：primary biliary cholangitis，原発性胆汁性胆管炎
NAFLD：nonalcoholic fatty liver disease，非アルコール性脂肪肝疾患　　HCC：hepatocellular carcinoma，肝細胞がん

図1 肝がん治療アルゴリズム

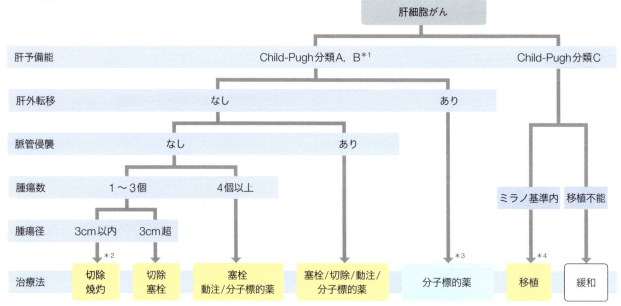

＊1：肝切除の場合は肝障害度による評価を推奨　　＊2：腫瘍数1個なら①切除，②焼灼　　＊3：Child-Pugh分類Aのみ　　＊4：患者年齢は65歳以下
日本肝臓学会：肝癌診療ガイドライン2017年版．p.68，金原出版，2017．より転載

腫瘍径を評価し治療方法を決定します．

また根治的治療を行っても再発率が高く，局所治療を繰り返す場合が多いことも肝細胞がんの治療の特徴といえます．

肝がんの治療NAVI

肝予備能評価はChild-Pugh分類に基づいて行います（**表1**）．肝切除を考慮する場合はICG検査を含む肝障害度を用いて評価します．

肝がんの治療アルゴリズムを**図1**に示します．
Child-Pugh分類AまたはBの症例で肝外転移・脈管侵襲を認めない場合，腫瘍個数が3個以内・腫瘍径3cm以内であれば肝切除あるいはRFA（ラジオ波焼灼療法）を行います（**図2**）．腫瘍個数が1個の場合，第一選択は肝切除が推奨されています．腫瘍個数3個以内・腫瘍径3cm超の場合は第一選択で肝切除，第二選択として肝動脈塞栓療法（TACE/TAE）が推奨されています．腫瘍個数が4個以上の場合は第一選択としてTACE，第二選択として肝動注化学療法または分子標的薬が推奨されます．

Child-Pugh分類Aの症例で肝外転移がある場合には分子標的薬が推奨されています（**図3**）．肝外転移がなく脈管侵襲がある場合は，肝機能や腫瘍・脈管侵襲の程度に応じて，塞栓療法・肝切除・肝動注化学療法・分子標的薬から治療を選択します．

Child-Pugh分類Cの症例でミラノ基準内（腫瘍数3個以下・腫瘍径3cm以内，腫瘍数1個で腫瘍径5cm以内）かつ65歳以下であれば肝移植を検討します（**図4**）．移植不能の場合は緩和ケアが推奨されています[5]．

1 手術

1）肝切除

肝臓は，**図5**のように脈管分岐にしたがって合計8区域に分類されます．

肝切除は部分切除，亜区域切除，区域切除，2区域切除，

ICG：indocyanine green，インドシアニングリーン　　RFA：radio frequency ablation，ラジオ波焼灼療法

図2 肝予備能 Child-Pugh分類A，B：肝外転移なし

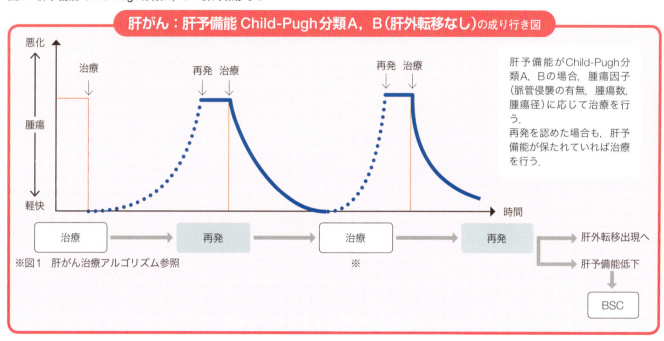

図3 肝予備能 Child-Pugh分類A：肝外転移あり

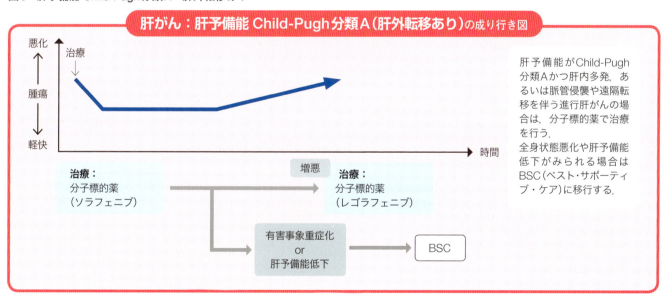

拡大2区域切除，3区域切除などがあり，腫瘍径や数・部位に応じて治療法を選択します．また術前に十分に肝予備能を評価することが必要です．評価には肝障害度を用い，これにはICG検査が含まれます．必要に応じてCTでの肝容

図4 肝予備能 Child-Pugh分類C

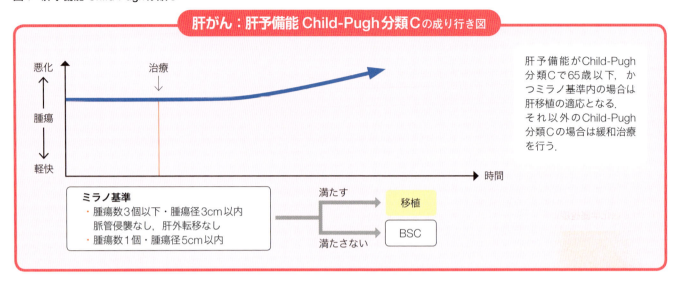

図5 肝臓の構造と区域

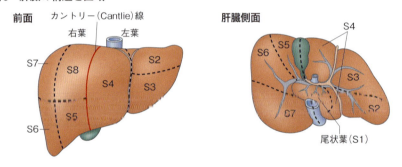

量測定を行う場合もあります[3]．

2) 肝移植

　肝移植には脳死からの死体肝移植と生体肝移植があります．欧米では肝移植の大部分を脳死肝移植が占めますが，日本ではほとんどが生体肝移植です．

②穿刺療法（図6）

1) ラジオ波焼灼療法（RFA）

　RFAは，Child-Pugh分類AまたはBで肝外転移・脈管侵襲がなく，腫瘍個数が3個以内・腫瘍径3cm以内を適応とします．出血傾向のある症例やコントロール不良の腹水がある症例，肝門部病変や周囲臓器に隣接している症例，安全に穿刺経路が確保できない症例，腸管胆管逆流のある症例は適応外となります．

　RFAは超音波ガイド下に病変に電極を穿刺し，450kHz前後の高周波を用いて電極の周囲にジュール熱を発生させ，熱で腫瘍を壊死させる治療法です．病変が腸管や横隔膜などに接する場合は人工胸水・腹水を用いたり，腹腔鏡下RFAを行ったりする場合もあります．

　RFA後に造影CTなどで腫瘍の焼灼を確認し，残存する病変がある場合は追加治療を行います[3]．

2) 経皮的エタノール注入療法（PEIT），経皮的マイクロ波凝固術（PMCT）

　PEITは超音波ガイド下に針を穿刺し，腫瘍内にエタノールを注入することによって腫瘍を壊死させる治療法です．PMCTは同様に腫瘍に針を穿刺しマイクロ波によって凝固

PEIT：percutaneous ethanol injection therapy，経皮的エタノール注入療法　　PMCT：percutaneous microwave coagulation therapy，経皮的マイクロ波凝固術

図6 ラジオ波焼灼療法（RFA）と経皮的エタノール注入療法（PEIT）

ラジオ波焼灼術（RFA）

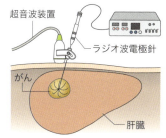

- 経皮的に電極を刺し，ラジオ波を照射することで腫瘍を凝固焼灼する．
- 電極が熊手様に展開し，少ない治療回数で広い焼灼範囲が得られる．

経皮的エタノール注入療法（PEIT）

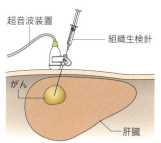

- エタノールの脱水固定作用により，がん細胞を凝固壊死させる．
- 低侵襲で手技が簡便である．
- がん細胞が被膜内外に残存しやすい．

図7 肝動脈化学塞栓療法（TAE または TACE）

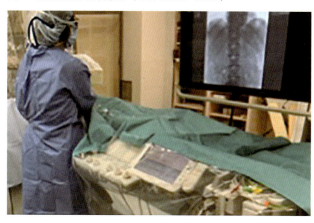

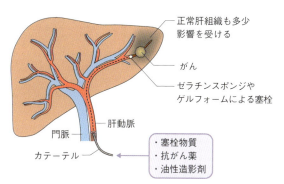

鼠径から大腿動脈を穿刺して肝動脈までカテーテルを進めて血管造影を行い，腫瘍の栄養動脈を確認する．その動脈を塞栓することで腫瘍を選択的に壊死させ治療効果を得る．

壊死させる治療法です．

しかし最近ではRFAが穿刺治療の第一選択となっており，肝機能不良例や腫瘍が消化管やほかの臓器に接している場合など，RFAが困難な症例にPEITやPMCTが行われています[3]．

3 肝動脈塞栓療法（TAE），肝動脈化学塞栓療法（TACE）

正常肝は動脈と門脈に栄養血管として二重の支配を受けていますが，古典的肝がんは肝動脈を中心に栄養されています．この特徴を利用して治療を行うのがTAE/TACEです（図7）．

まず鼠径から大腿動脈を穿刺して肝動脈までカテーテルを進めて血管造影を行い，腫瘍の栄養動脈を確認します．

その動脈を塞栓することによって腫瘍を選択的に壊死させ治療効果を得ます．TACEの場合は塞栓物質に抗がん薬を混ぜることによって高い腫瘍壊死効果を得ることができます[3]．

4 肝動脈化学療法（TAI），肝動注化学療法（HAIC）

肝切除や肝移植，局所療法，TACEの適応とならない肝内病変や主要門脈侵襲を伴う症例に対しては，TAIやHAICを行う場合があります．TAIやHAICでは肝動脈に直接抗がん薬を注入することで，全身化学療法より少量で高い治療効果を得られ，副作用の軽減が期待できます．

血管造影の際に腫瘍を栄養する血管に抗がん薬をワンショット動注するのがTAIで，皮下埋め込みリザーバーを留置し，抗がん薬を持続投与する持続肝動注化学療法が

TAE：transcatheter arterial embolization，肝動脈塞栓療法　　TACE：transcatheter arterial chemoembolization，肝動脈化学塞栓療法
TAI：transcatheter arterial infusion，肝動脈化学療法　　HAIC：hepatic arterial infusion chemotherapy，肝動注化学療法

HAICです．

TAIの場合はカテーテル留置をする必要がありませんが，毎回血管造影を行う必要があります．HAICの場合は，腫瘍の栄養血管にカテーテルを留置し，皮下にポートを埋め込んで抗がん薬を持続投与できるようにします[6]．

5 分子標的薬

遠隔転移あるいは脈管侵襲を伴う進行肝細胞がんやTACE不応例で，Performance Status（PS）が良好でChild-Pugh分類Aの肝予備能良好な症例に対しては，1次治療としてソラフェニブ（商品名：ネクサバール®）による治療を行います．ソラフェニブ開始後に画像上の進行を認め，かつソラフェニブに忍容性を示す症例には2次治療としてレゴラフェニブ（商品名：スチバーガ®）による治療が推奨されています[5]．

なお，そのほかの分子標的薬では，レンバチニブ（レンビマ®）が肝細胞がんに対する1次治療としての有効性が示されており，2018年3月23日から進行肝細胞がんに対して保険適用となりました．また分子標的薬以外の薬物治療として免疫チェックポイント阻害薬の開発も進められています．

1）ソラフェニブ（ネクサバール®）

ソラフェニブは腫瘍細胞の増殖に働くシグナル（MAPキナーゼ経路）を阻害し，血管新生に働くシグナル（VEGFR，PDGFR活性）を併せて阻害するマルチキナーゼ阻害薬です．

2）レゴラフェニブ（スチバーガ®）

レゴラフェニブは，血管新生にかかわるシグナル（VEGFR1～3, TIE-2），腫瘍微小環境にかかわるシグナル（PDGFRβ, FGFR-1），腫瘍形成にかかわるシグナル（KIT, RET, RAF-1, BRAF）を阻害するマルチキナーゼ阻害薬です．ソラフェニブと類似した構造を持ちますが，標的分子が一部異なっています．そのため有害事象もソラフェニブと類似しますが，手足症候群や肝機能障害などの有害事象の発生頻度も多いと報告されています[7]．

＊

ソラフェニブ，レゴラフェニブともに有害事象としては，手足症候群，疲労・倦怠感，高血圧，下痢，皮疹，食欲低下，肝機能障害，出血，血栓塞栓症，消化管穿孔，血小板減少などがあります．また肝細胞がんは肝硬変や慢性肝疾患を背景としているため，治療前から汎血球減少や肝機能異常を合併していることが多く注意が必要です．

手足症候群は出現頻度も高く，治療継続にかかわる副作用であり，保湿・刺激除去・角質処理を行い適切に予防・対処することが大切です．また重症度に応じて減量・休薬を行うことも重要です[8]．

6 放射線治療

局所治療の適応が困難な症例に対して，体幹部定位放射線照射や粒子線治療を行う場合があります[5]．そのほかには骨転移による疼痛に対して緩和照射を行うこともあります．

7 緩和治療

肝予備能の低下やPS低下などで上記の治療が困難となった場合は，緩和治療を行います．

肝がんの場合，腫瘍や転移による疼痛や倦怠感などの症状のほかに，肝硬変に伴う腹水コントロールや食道胃静脈瘤治療，肝性脳症の予防，栄養療法なども併せて行う必要があります．

治療後のサーベイランス・再発予防

肝細胞がんは根治的治療を行っても高率に再発を認めます．定期的に腫瘍マーカーの測定，dynamic造影CT，MRIの併用による画像検査が必要です．

背景肝がC型/B型慢性肝炎・肝硬変の場合は，抗ウイルス療法を行うことが推奨されています．2次発がんを抑制する目的以外に，肝機能を改善させ，再発時の治療選択肢を広げるためにも重要とされています[3]．

引用・参考文献

1) 田中純子，片山恵子：日本における肝癌の疫学的動向：概論 最新肝癌学．日本臨牀，73（増刊号1）：51-58，2015．
2) 建石良介，小池和彦：日本における非B非C肝癌発症の実態 最新肝癌学．日本臨牀，73（増刊号1）：90-95，2015．
3) 日本肝臓学会編：肝癌診療マニュアル 第3版．医学書院，2015．
4) 日本肝癌研究会編：原発性肝癌取扱い規約 第6版．金原出版，2015．
5) 日本肝臓学会編：肝癌診療ガイドライン 2017年版．金原出版，2017．
6) 永松洋明，鳥村拓司：肝動注化学療法 最新肝癌学．日本臨牀，73（増刊号1）：651-655，2015．
7) 三島沙織，吉野孝之：レゴラフェニブの副作用マネージメントのポイント―構造式は似ていても副作用はソラフェニブと異なる―．肝胆膵，75(2)：441-445，2017．
8) バイエル薬品株式会社：スチバーガ適正使用ガイド．2014．

7 膵がん

山内芳也　東京医科大学 消化器内科
古瀬純司　杏林大学医学部 腫瘍内科学 教授

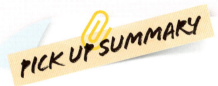

原因　病態　症状

- リスクファクターには，家族歴，遺伝性疾患，喫煙，大量飲酒，職業歴がある．
- 一般的には膵がんというと膵管上皮細胞から発生する浸潤性膵管がんをさし，浸潤性膵管がんの約9割を管状腺がんが占める(下図)．
- 自覚症状が出現したときには半数以上が切除不能で，腹腔神経叢への浸潤により上腹部痛や背部痛を生じる．

病期

- 基本的には，T＝局所進行度，N＝リンパ節転移，M＝遠隔転移を元にStageを分類する．

治療

- 手術は根治が望める唯一の手段．術後，画像ではとらえきれない微小遺残がん細胞を根絶するために術後補助化学療法が行われる．
- 局所進行切除膵がんに対する治療は化学放射線療法と化学療法単独治療がある．
- 膵がんが進行するとさまざまな症状が起こり，QOLの低下につながる．閉塞性黄疸や消化管閉塞に対する支持療法として，ステント療法やバイパス術がある(下図)．

● 膵臓と膵管

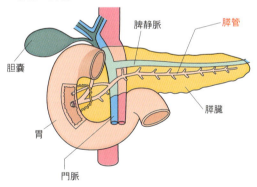

● 閉塞性黄疸や消化管閉塞に対する支持療法

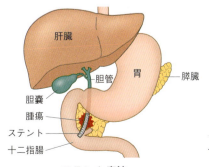

a. ステント療法

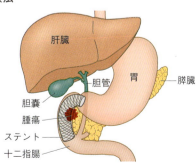

b. 十二指腸ステント

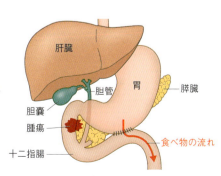

c. バイパス術(外科的胃空腸吻合術)

原因（発症のリスク因子）

膵がんは，最も予後の悪いがん腫の1つです．

膵がんと新たに診断される人数は，男性では1年間に10万人あたり約29.1人，女性では1年間に10万人あたり約25.5人と，やや男性に多い傾向があります．年齢別では，60歳ごろから増え，高齢になるほど多くなります．その数は全国推定罹患数34,837人（2013年）と漸増傾向です[1]．

リスクファクターには，家族歴，遺伝性疾患（遺伝性膵炎，遺伝性乳がん卵巣がん症候群など），合併症（糖尿病，慢性膵炎，肥満など），喫煙，大量飲酒，職業歴（塩素化炭化水素曝露にかかわる職業）が挙げられます[2]．

病態・症状

膵がんには病理組織学的に多くの組織型が含まれますが，一般的には膵がんというと膵管上皮細胞から発生する浸潤性膵管がんをさします．浸潤性膵管がんの約9割を管状腺がんが占めます．

発生部位で膵頭部がん，膵体部がん，膵尾部がんに分けられ，約6割が膵頭部がんです．代表的な症状は疼痛（腹部や背部），黄疸，血糖コントロールの悪化，体重減少などが挙げられます．

膵がんは浸潤傾向，脈管侵襲が非常に強く，自覚症状が出現したときには半数以上が切除不能で，腹腔神経叢への浸潤により上腹部痛や背部痛を生じることがあります．膵頭部がんでは総胆管を腫瘍が閉塞させ，閉塞性黄疸を契機に診断されることが多くあります．

また膵がんが増大すると膵外分泌機能が低下し脂肪分解・吸収が障害されます．さらに膵がんは悪液質を合併することも多く，早期からの体重減少が特徴的です．

膵がんによる糖代謝の異常は膵内分泌機能の低下から生じ，急な糖尿病の発症や血糖コントロールの悪化は膵がんを疑うべき重要な所見とされています．

検査と診断

1 血液検査

アミラーゼ，リパーゼ，エラスターゼ，トリプシンなどの膵酵素は，膵がんに特異的ではありません．膵がんの腫瘍マーカーとしては，CA19-9，SPan-1，DUPAN-2，CEAなどが用いられますが，進行がんを除くとその陽性率は低くなっています．

2 画像検査

超音波検査は，簡便で侵襲のない安全な検査として有用ですが，検査する者の技量に感度や特異度は大きく左右されます．

膵がんの診断および病期分類に最も重要な検査といえるのはCTです．CTは病変の大きさ，位置や広がりをとらえられるばかりではなく，造影剤の造影効果により血流動態を把握できることから欠くことのできない重要な検査です．

また，MRIも近年の描出能の向上によりCTとほぼ同等の位置づけとして，精査のための検査であると考えられています．MRIの優れたところは，CTと異なりX線被曝がないことで，ヨード剤にアレルギーのある患者にも使用できます．

近年普及してきたPET-CTは高額な検査ではありますが，全身を一度にスクリーニングすることで遠隔転移の検出に優れています．また，ほかの画像検査では診断困難な遠隔転移を診断し，無理な手術治療を回避できる可能性があります．しかし，遠隔転移の検出能は転移臓器によっても異なるため，ルーチンの検査としては十分にコンセンサスが得られているわけではありません．

3 内視鏡検査

膵がんのその多くはなんらかの膵管異常を伴うため，上記の画像検査などで確定診断できない場合，ERCP（内視鏡的逆行性膵胆管造影）は有用な検査です．しかし，合併症としてERCP後膵炎を発症し，ときに重篤な状態にいたることもあるため，適応を慎重に評価するべきです．

最近はMRIによる膵管や胆管の描出（MRCP）が多く行われており，ERCPは膵液を採取して細胞診を行う場合などに用いられます．EUS（超音波内視鏡）は内視鏡の先端に超音波振動子が内蔵されており，消化管内から膵臓を観察することによって体外式超音波と比較し，高感度に描出することができます．

EUS-FNA（超音波内視鏡下穿刺吸引細胞診）は内視鏡の中

ERCP：endoscopic retrograde cholangiopancreatography，内視鏡的逆行性膵胆管造影　　MRCP：magnetic resonance cholangiopancreatography，磁気共鳴胆管膵管造影
EUS：endoscopic ultrasonography，超音波内視鏡　　EUS-FNA：endoscopic ultrasound-fine needle aspiration，超音波内視鏡下穿刺吸引細胞診

図1 治療アルゴリズム

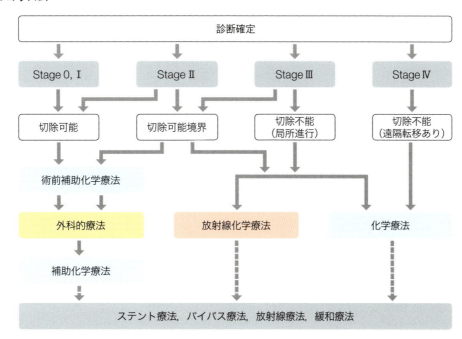

日本膵臓学会 膵癌診療ガイドライン改訂委員会編：膵癌診療ガイドライン 2016年版. p.45, 金原出版, 2016. より転載

を専用の針を通過させ超音波下に穿刺し組織を採取する方法です．組織診断には重要な検査です．しかし，一般診療において十分に普及しているとはいえず，習熟した施設での施行が望まれます．

病期

膵がんも「ステージ分類」が活用されています．ほかの固形がんと同様に，膵がんもT＝局所進行度，N＝リンパ節転移，M＝遠隔転移を元にStageを分類します[3]．

Borderline resectable（切除可能境界）膵がんとは，門脈や主要動脈への浸潤により切除しても高率にがんが遺残し，切除による生存期間の延長効果を得ることができない可能性のあるものと定義されます[2]．

病期別の治療選択

膵がんの治療方針は，TNM分類に基づく分類によって決定します（図1）．Stage 0・Ⅰ・Ⅱのほとんどは切除可能であり，外科的治療すなわち，手術が行われます．

Stage ⅡおよびⅢの一部は切除可能境界が新たに定義されましたが，切除前の補助化学療法はまだ確立しておらず，臨床試験として行われています．Stage Ⅲの多くは切除不能局所進行であり，化学放射線療法と化学療法が同じレベルで推奨されています．Stage Ⅳは遠隔転移であり，化学療法による治療が行われます．

膵がんの治療NAVI

1 手術可能（図2）

手術は根治が望める唯一の手段です．膵頭部がんに対しては膵頭十二指腸切除術（PD），亜全胃温存膵頭十二指腸切除術（SSPPD），または全胃幽門輪温存膵頭十二指腸切除術（PPPD）が行われます．

膵体尾部がんに対しては膵体尾部切除術（DP）が行われますが，腫瘍の進展状況によっては膵全摘出術や腹腔動脈合併膵体尾部切除術（DP-CAR）が行われます．

術後，画像ではとらえきれない微小遺残がん細胞を根絶するために術後補助化学療法が行われます（図3）．術後補

PD：pancreaticoduodenectomy，膵頭十二指腸切除術　　SSPPD：subtotal stomach preserving pancreaticoduodenectomy，亜全胃温存膵頭十二指腸切除術
PPPD：pylorus preserving PD，全胃幽門輪温存膵頭十二指腸切除術　　DP：distal pancreatectomy，膵体尾部切除術

図2　**手術可能**時の成り行き図

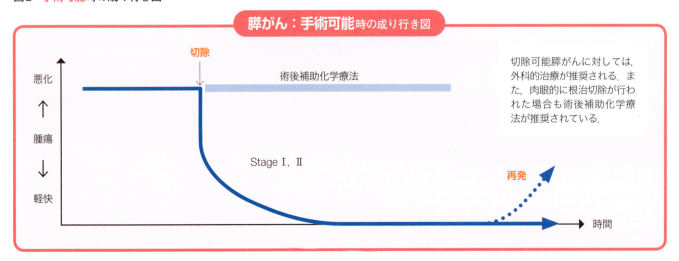

図3　**手術可能**時の治療の流れチャート

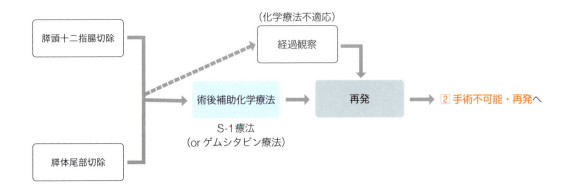

助化学療法はまずS-1単独療法（4週投与2週休薬）を4コース行うことが推奨されます．下痢などでS-1に対する忍容性が低い場合にはゲムシタビン単独療法（3週投与1週休薬）を6コース行うことが勧められます．

② **手術不可能・再発**（図4）

局所進行切除膵がんに対する治療は，化学放射線療法と化学療法単独治療がありますが，その優劣については一定の見解が得られておらず，どちらも1次治療として推奨されうるとされています（図5）[2]．

化学療法単独ではゲムシタビン塩酸塩（GEM）単独療法，S-1単独療法，FOLFIRINOX療法，またはGEM＋ナブパクリタキセル（nab-PTX，アブラキサン®）併用療法を行うことが提案されています．一方，転移性膵がんではFOLFIRINOX療法またはGEM＋nab-PTX併用療法が推奨され，これらの適応がむずかしい場合はGEM単薬，S-1単薬，GEM＋エルロチニブ併用療法が推奨されています．

FOLFIRINOX療法およびGEM＋nab-PTX併用療法は，化学療法に十分な経験のある医師のもとで全身状態や骨髄機能などから適切な症例に行うこととされています．2次治療は1次治療で使用しなかった系統の薬剤が用いられています．具体的にはFORFIRINOX後ではGEM単独療法，

DP-CAR：distal pancreatectomy with en bloc celiac axis resection，腹腔動脈合併膵体尾部切除術　FOLFIRINOX療法：オキサリプラチン＋イリノテカン＋フルオロウラシル＋レボホリナート

図4 **手術不可能・再発**時の成り行き図

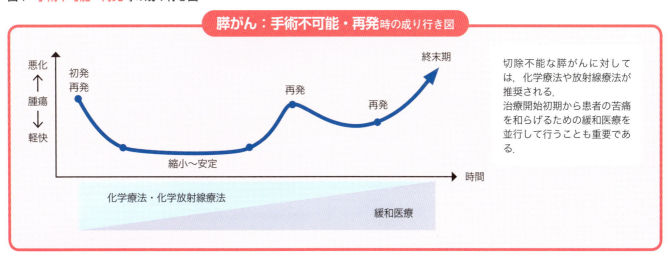

図5 **手術不可能・再発**時の流れチャート

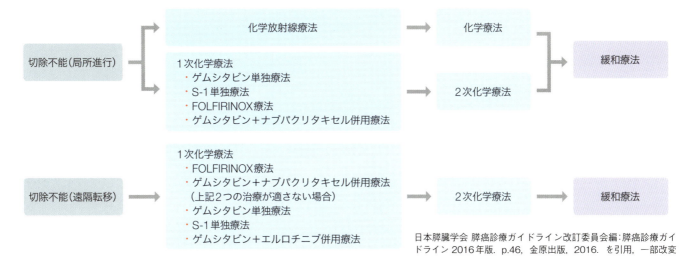

日本膵臓学会 膵癌診療ガイドライン改訂委員会編：膵癌診療ガイドライン2016年版. p.46, 金原出版, 2016. を引用, 一部改変

GEM＋nab-PTX併用療法後ではS-1療法が候補となります．

3 支持療法

膵がんが進行するとさまざまな症状が起こり，QOLの低下につながります．ここでは閉塞性黄疸ならびに消化管閉塞に対する支持療法について説明します．

1）ステント療法

膵がんでは，閉塞性黄疸を契機に発見されることもあります．閉塞性黄疸に対する胆道ドレナージは化学療法前の減黄のみならず，予後やQOLの改善が期待できます．

ステントの種類は大きく分けてプラスチック製と金属製ステントがあり，どちらを使用するかについては症例ごとに判断されます．ステントの留置方法は内視鏡的に留置する方法が広く行われていますが，困難な場合などは経皮的なアプローチも検討されます（p.53，図-a）．

2) 十二指腸ステント

閉塞性黄疸以外にも，腫瘍の増悪により消化管閉塞をきたすことがあります．その治療法の1つに内視鏡的ステント留置術があります(p.53，図-b)．ステント留置術の利点は，低侵襲や閉塞症状のすみやかな改善などが挙げられますが，疼痛・逸脱・腸管穿孔などが問題となることがあります．

3) バイパス術(外科的胃空腸吻合術)

閉塞した部分は残したまま，小腸をつり上げて胃につなぐ手術です(p.53，図-c)．食べたものが胃から直接小腸に入っていくので，狭窄部分を迂回することによって通過障害が解除されます．手技成功率はステント留置術と同等とされていますが，侵襲の大きさなどが欠点として挙げられます．

*

膵がんは，主ながん腫の中でも最も予後の悪いがんの1つです．さらに，その治療は外科的治療，化学療法含めて患者への負担は大きいものとなります．そのため，膵がんの治療について理解を深めるとともに看護師・医師・薬剤師を含めた多職種でしっかりコミュニケーションをとって治療を行うことが非常に重要です．

引用・参考文献

1) 国立研究開発法人国立がん研究センターがん対策情報センター：がん情報サービス「がん登録・統計」
2) 日本膵臓学会 膵癌診療ガイドライン改訂委員会編：膵癌診療ガイドライン 2016年版．金原出版，2016．
3) 日本膵臓学会編：膵癌取扱い規約 第7版．金原出版，2016．
4) 日本消化器外科学会 市民のみなさま向けサイト-膵臓の病気 http://www.jsgs.or.jp/modules/citizen/index.php?content_id=17#06(2017年12月閲覧)
5) 菅野かおり：特集 はじめての消化器がん化学療法Q&A．消化器外科NURSING，20(12)，2015．

8 前立腺がん

北村香介
順天堂大学大学院医学研究科 泌尿器外科学 准教授

堀江重郎
順天堂大学大学院医学研究科 泌尿器外科学 教授

PICK UP SUMMARY

原因 病態 症状

- 先天的・後天的要因があり，家族歴や生活習慣，肥満，環境因子などが挙げられる．
- 大部分は腺がんで，きわめて緩徐に成長する．
- 特有の症状は認められない．進行すると，血尿や腎不全，骨転移による疼痛などが出現する．

病期

- 画像診断にてリンパ節・遠隔転移を検索して，TNM分類，臨床病期分類，リスク分類などで評価する．
- 臨床病期分類は，病期A（偶発がん：良性前立腺手術で偶然診断されたがん），病期B（前立腺に限局），病期C（前立腺周囲にとどまるか，皮膜を超える），病期D（転移を有する）に分けられる．

治療

- 進行度によって異なり，年齢・QOLの維持・社会的状況などを考慮する．
- 病期（A&）Bでは，監視療法・手術療法（下写真）・放射線療法・ホルモン療法などがある．病期Cでは，放射線療法・手術療法＋放射線療法・ホルモン療法が挙げられる．病期Dではホルモン療法・状況により放射線療法を合わせて行う．

●前立腺がんロボット手術

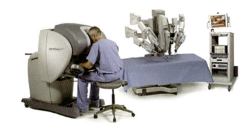

da Vinci® Si (Intuitive Surgical社)

●実際の前立腺がんへの手術の様子

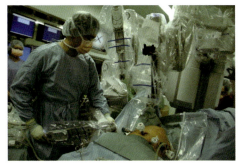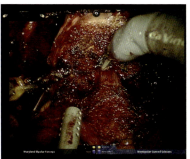

原因(発症のリスク因子)

前立腺がんは，男性だけにある前立腺という臓器に発生するがんで，前立腺は生殖器の1つです．正常の前立腺は約3cm程度，クルミくらいの大きさで，重さは成人の男性で15～20gくらいです．前立腺は膀胱の下にあり前には恥骨があって後ろには直腸があるので，肛門から5cmくらい入ったところを指で触ると，前立腺を触って確認することができます(図1)．

発生の決定的因子はいまだ不明ですが，先天的な要因と後天的な要因が挙げられます．先天的な要因として家族歴が挙げられ，罹患リスクを2.4～5.6倍に高めると報告されています[1]．後天的な要因として，生活習慣・肥満・前立腺疾患・環境因子などが挙げられますが，いずれの要因も結論が出ておらず，罹患に関与している因子を特定することは困難です．しかし，肥満や脂肪摂取が前立腺がんに関連している報告は多く，生活習慣を変えることが前立腺がん予防に有効である可能性が示唆されています[2]．

病態

前立腺がんの大部分は腺がんです．多くは数十年の経過できわめて緩徐に成長すると考えられます．前立腺がん保有者の多くは診断されることなくほかの疾患で死亡し，一部が検診あるいは臨床症状の発現から臨床がんとして診断されます．さらにその一部が進行して致死的となります．

病理学的には，正常の腺管構造である2層性構造が喪失している所見が認められます．

前立腺がんの分類はGleason(グリソン)分類が採用されており，組織学的悪性度の指標として用いられており，前立腺がんを組織学的形態と浸潤様式から1～5のパターンに分類したものを基本としています(図2)．病巣内の最も多いものを第1パターン，次いで多いものを第2パターンとしてその合計をGleason score(グリソンスコア)として算出します．

実際は，Gleason 1もしくは2の診断はまれで，多くはGleason score 3＋3～5＋5の範囲で分類されます．

症状

早期前立腺がんでは特有の症状は認められません．下部尿路症状で受診し，その診療の過程で見つかることが多いですが，下部尿路症状が前立腺がん特有の症状とはいえません．また検診などでPSA(前立腺特異抗原)の上昇を指摘され，精査することで診断されることが多いです．

がんが進行すると，血尿や腎不全，骨転移による疼痛などの症状が出現します．

検査と診断

前立腺がんの好発部位は，直腸隣接部である辺縁領域なので，直腸内指診によって前立腺の性状を把握することが重要です．進行した前立腺がんの場合，辺縁凹凸不整の石状硬の結節として触診されます．

優れた腫瘍マーカーであるPSAは，前立腺腺上皮細胞か

図1 直腸指診

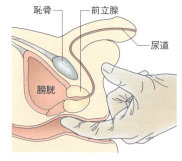

前立腺は膀胱の下にあり後ろには直腸があるので，肛門から5cmくらい入ったところを指で触ると前立腺を確認できる．

PSA：prostate specific antigen，前立腺特異抗原

図2 Gleason分類における組織構造の図

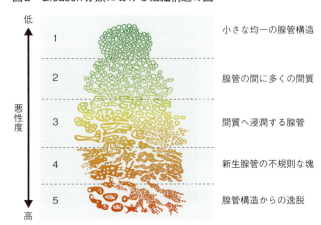

腺管構造の異形度にて分類がされている．

図3 前立腺がんのMRI所見

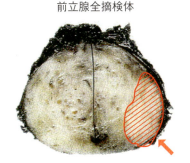
前立腺全摘検体

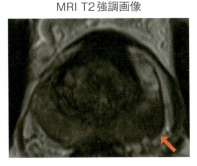
MRI T2強調画像

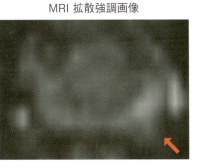
MRI 拡散強調画像

MRIでのT2強調画像・拡散強調画像において摘出標本（矢印の斜線部分）と同じ位置に所見が認められている．T2強調画像では低吸収域として，拡散強調画像では集積を認めている．

図4 各病期とそれぞれの治療

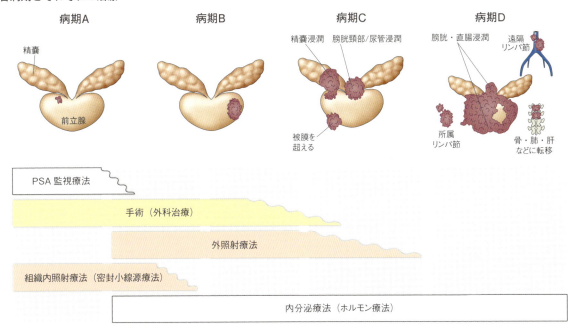

各病期において選択が推奨される治療があり，その流れを示している．

ら分泌される糖タンパクです．がんの進展とともに血清PSA値は高くなります．PSAを使って前立腺がんをスクリーニングする場合，全年齢で0.0～4.0ng/mLがカットオフ値として推奨されます．

画像検査では，MRIにて原発巣の評価を行います．T2強調画像にダイナミック造影，拡散強調画像を加えたmultiparametric MRIを施行することで診断能向上が認められます（図3）．

確定診断は，前立腺針生検の病理組織学的診断によって行います．その後，画像診断にてリンパ節・遠隔転移を検索してTNM分類（T：原発腫瘍，N：所属リンパ節，M：遠隔転移）[2]，臨床病期分類[3]，リスク分類を行います．臨床病期分類は，病期A（偶発がん：良性前立腺手術で偶然診断されたがん），病期B（前立腺に限局），病期C（前立腺周囲

図5 前立腺がんの診断〜治療の流れ

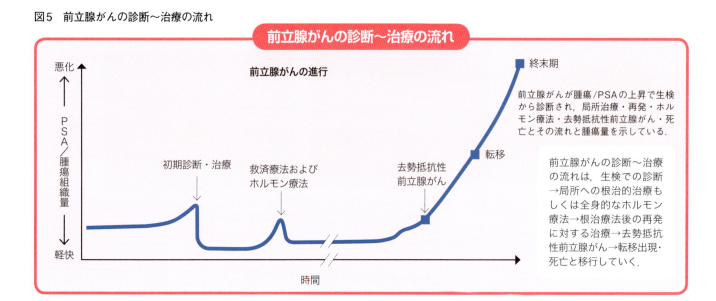

にとどまるか，皮膜を超える），病期D（転移を有する）に分けられます．

病期別の治療選択

治療の選択肢は，病期の進行度によって異なり，患者の年齢・QOL（生活の質）の維持・社会的状況などを考慮して決定されます（図4）．

病期（A&）Bでは，監視療法・手術療法（前立腺全摘除）・放射線療法（体外照射・小線源療法・粒子線・陽子線等）・内分泌（ホルモン）療法・手術・放射線療法＋内分泌療法などがあります．病期Cでは，放射線療法（体外照射）・手術療法＋放射線療法（体外照射）・内分泌療法など・内分泌（ホルモン）療法が挙げられます．病期Dでは内分泌（ホルモン）療法・状況により放射線療法を併せて行います．

前立腺がんの治療NAVI

前立腺がんは，比較的進行の遅いがんですが，中には急速に進行するものもあり，またすでに進行した状態で発見されることもあります．

診断〜治療への大きな流れは図5に示すように，生検での診断→局所への根治的治療もしくは全身的なホルモン療法→根治療法後の再発に対する治療→去勢抵抗性前立腺がん→転移出現・死亡となります．

1 前立腺生検

前立腺がんの確定には，前立腺生検における病理組織学的診断が必要であり，経直腸もしくは経会陰前立腺生検を超音波ガイド下に生検を施行します．前立腺肥大症の影響を受けにくい辺縁領域を中心に生検することが推奨されており，10〜12か所の多数箇所生検の正診率が優位に高いことが示されています．

近年では，画像診断技術の進歩により，より少ない本数で正確に生検をするためMRI画像と同期して行うTarget biopsyも可能です（図6）．

2 監視療法

前立腺がんの中には，患者の生命予後に影響を与えないものが存在するため，治療として監視療法（active surveillance）を行います．定期的にPSA値を観察するだけでなく，再度前立腺生検やMRIなどを施行することが望ましいです．

適切に治療回避をすることは，治療に伴うさまざまな苦

図6　Target biopsy

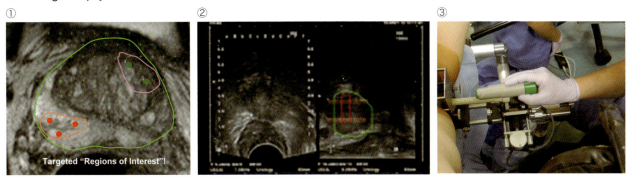

前立腺がんへのTarget biopsy MRIでマーキングし（①），エコーと同期させて（②），それをガイドにして実際に生検を行っている（③）．

痛やQOLの低下を回避できるだけでなく，医療経済的な側面の恩恵も大きくなります．しかし，長期の安全性と患者の精神面（不安）を中心としたQOLへの影響は懸念されます．

③ 手術療法

前立腺全摘除術は根治的治療法であり，わが国では開腹による恥骨後式前立腺全摘除術（RRP），腹腔鏡下前立腺全摘除術（LRP），ロボット支援前立腺全摘除術（RARP）が保険適用の下に施行されています．

RARPは保険収載されて以来，飛躍的に件数が増えておりRRP，LRPと比べより細やかな手術ができ，患部の出血や外傷も最小限で済むため，術後の回復が早いのが特徴であり利点です（p.59写真参照）．

④ 放射線療法

前立腺がん治療における放射線療法は，テクノロジーの進歩に伴い，より安全に局所線量を高め，がんの有効な制御を図ることが可能となっています．一般的に行われているものには，外照射（EBRT）と線源を組織内に入れる組織内照射（小線源療法）があります．

EBRTでは，低リスク症例において単独治療で手術とほぼ同等の治療成績とされており，中〜高リスク症例でもホルモン療法と併用することで治療成績の改善が示されています．また，前立腺内に限局した照射が可能である組織内照射は，周囲の臓器での有害事象発生を低く抑え，治療後

のQOLを高く維持することも期待されます．

⑤ 救済療法

前立腺がんに対する前立腺全摘除術や放射線療法後に，一定の頻度で再発が生じますが，その後の適切な治療によりsecond cureに持ち込める症例も少なくありません．

したがって，いずれの根治的治療後でも，経過観察にはPSA測定は必須であり，PSA値のみ上昇を生化学的再発，再発部位が同定できるものを臨床的再発としています．とくに前立腺全摘後の生化学的再発に対する救済放射線療法は，有効な治療選択です．

⑥ ホルモン療法

前立腺がんはアンドロゲン依存性に増殖することから，アンドロゲンを低下させる去勢療法が中心となります（図7）．

これには，手術にて両側精巣摘除を行う外科的去勢と薬剤（LH-RHアゴニストまたはGnRHアンタゴニスト）による内科的去勢があります．実臨床で行っているホルモン療法として，非ステロイド性抗アンドロゲン薬を用いた複合アンドロゲン遮断療法（CAB）は，去勢単独療法と比較して有効性が高く，標準治療として推奨されています．

⑦ 去勢抵抗性前立腺がん（CRPC）治療

ほとんどの前立腺がん（95％以上）はホルモン療法が有効ですが，進行がんや高リスクのがんでは，しだいにホルモ

RRP：radical retropubic prostatectomy，恥骨後式前立腺全摘除術　　LRP：laparoscopic radical prostatectomy，腹腔鏡下前立腺全摘除術
RARP：robotic-assisted radical prostatectomy，ロボット支援前立腺全摘除術　　EBRT：external beam radiation therapy，外照射療法

図7 前立腺ホルモン治療

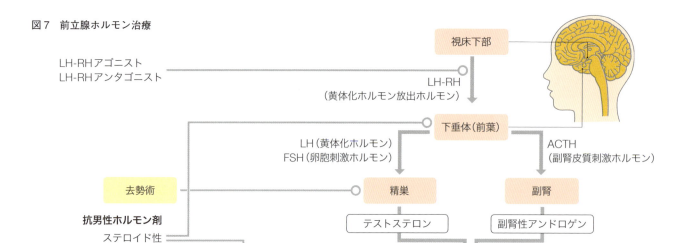

ホルモンの産生部位とそこへ効果をもたらす薬剤や手術を示している．

ン療法に抵抗性となります．前立腺がん細胞内でアンドロゲン合成が亢進し，細胞内のアンドロゲン濃度上昇が原因とされており，この状態がCRPCです．

　2014年までは，抗がん薬のドセタキセルの使用しか認められていなかったのですが，現在では新規アンドロゲン受容体シグナル阻害薬であるエンザルタミド(イクスタンジ®カプセル)，アビラテロン(ザイティガ®錠)が使用可能となりました．いくつかの副作用には注意が必要ですが，CRPCへの有効な治療として選択肢が増え，今後より有効な治療への研究がなされています．

8 骨転移治療

　前立腺がんの転移部位として，骨への転移は最も多いだけでなく，疼痛の原因・病的骨折・脊髄圧迫などを起こし患者のADLやQOLを大きく低下させます．

　骨転移への治療には，ホルモン療法を主体とした全身治療としての薬物療法があり，その中には骨転移巣における破骨細胞を標的としたゾレドロン酸やデノスマブ(ランマーク®)といったいわゆる骨修飾薬(BMA)があります．とくにCRPCでは，BMAの使用にて骨関連事象を抑制する効果が報告されており，早期からの使用が推奨されています．

引用・参考文献
1) Johns LE, et al.：A systematic review and meta-analysis of familial prostate cancer risk. BJU Int, 91(9)：789-794, 2003.
2) 日本泌尿器科学会編：前立腺癌診療ガイドライン 2016年版．メディカルレビュー社，2016．
3) 日本泌尿器科学会・日本病理学会・日本医学放射線学会編：前立腺癌取扱い規約 第4版．金原出版，2010．

CAB：combined androgen blockade，複合アンドロゲン遮断療法
CRPC：castration resistant prostate cancer，去勢抵抗性前立腺がん
BMA：bone modifying agents，骨修飾薬

9 子宮頸がん

梅澤 聡
武蔵野赤十字病院 産婦人科 部長

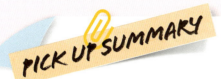

原因 病態 症状

- ヒトパピローマウイルス（HPV）感染がかかわっていると考えられ，ウイルスは性交渉で子宮腟部に感染する．
- HPVに感染しても，多くの場合は免疫力によってHPVが体内から排除されるが，約10％程度感染が長期化し，ごく一部（感染者の1％以下）が子宮頸がんに進行する（下図）．
- 早期では自覚症状がないため，子宮頸がんは定期的検診が最も効果的ながんといわれている．

病期

- がん浸潤の広がりにより4段階に分けられ，さらにがんの大きさや初期病変は浸潤の深さで細分類される．

治療

- 手術（外科治療），放射線治療，抗がん薬による化学療法がある．組織型が扁平上皮がんの場合は放射線感受性が高い．
- 比較的若い患者が多いがんなので，妊娠機能，卵巣機能の温存の必要性が大きく影響する．

● HPV感染から子宮頸がんへの過程

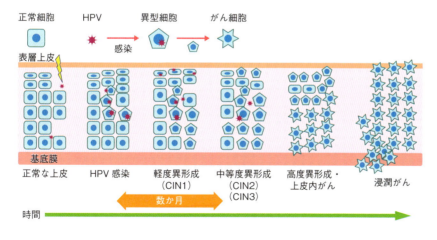

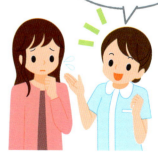

子宮温存希望がある場合は，円錐切除術が選択されますが，年齢，その他の要因によっても施行されることがあります．

原因（発症のリスク因子）

ヒトパピローマウイルス（HPV）感染がかかわっていると考えられています．このウイルスは，100種以上が発見されており，特徴として感染宿主に乳頭腫（いわゆるイボ）を作ります．子宮頸がんの患者の90％以上からある特定の型のHPVが検出されることが知られています．

ウイルスは性交渉で子宮腟部（腟内に出ている子宮部分）に感染します．感染したからといってすべての人が細胞異常（子宮頸部異形成）やがんを発症するわけではありません．宿主（感染者）の免疫力や感染ウイルスの悪性度（**表1**）によって発病頻度が異なります．

ウイルス感染により細胞異常が起こった場合，進行の速さに違いはあると考えられていますが，子宮頸部異形成（軽度→中等度→高度）を経てがん化すると考えられています．また，ウイルスによる細胞異常がすべてがん化まで進行するわけではなく，異形成細胞の状態からウイルス排除が起こり正常に戻ることも知られています．

最近，一部の型（6, 11, 16, 18）のHPV感染を予防できるワクチンが使用可能になっています．

病態

HPVに感染しても，多くの場合は免疫力によってHPVが体内から排除されます．HPV感染の大半は2年以内に自然消失しますが，約10％程度感染が長期化（持続感染化）し子宮頸部の細胞異常（異形成）を生じます．さらに平均でおおよそ10年程度でごく一部（感染者の1％以下）が異形成から子宮頸がんに進行します（p.65図参照）．

がんは，子宮腟部を置換するように浸潤し子宮外へ広がります．浸潤部位は，子宮頸部基靱帯（側方），膀胱（前方），直腸（後方）と進展し，リンパ節，肺，肝臓などの遠隔転移を生じます．

症状

異形成や，早期がん（上皮内がん，初期浸潤がん）の段階では自覚症状がありません．がんが進行して浸潤がんとなると，月経時以外や性交時に出血がみられます．

このため，子宮頸がんは，定期的検診が最も効果的ながんといわれています．

検査と診断

原因と病態の解明が進んでいるがんなので，子宮頸部細胞検査（細胞診）とHPVテスト（リスクの高いウイルス感染が起きているかどうか子宮頸部の細胞採取で調べることが可能）で早期発見が可能です．

診断は，子宮頸部の病変からコルポスコープ（拡大鏡）下で組織生検を行うことで確定診断となります．

組織型は大きく分けて扁平上皮がんと腺がんに分かれます．腺がんの頻度は上昇していますが，一般的には，扁平上皮がんが70％程度です．病期診断は，内診で行いますが，補助的にMRI，CT検査を併用します．

病期

病期は，がん浸潤の広がりにより4段階に分けられ，さらにがんの大きさや初期病変はコルポ下生検で得られた病理診断による浸潤の深さ（mm）で細分類されています．病期は，I期（IA [IA1, IA2]，IB [IB1, IB2]），II期（IIA [IIA1, IIA2]，IIB），III期（IIIA，IIIB），IV期（IVA，IVB）で示されます（図1）[1]．

子宮頸がんの治療NAVI

子宮頸がんの治療には，手術（外科治療），放射線治療，抗がん薬による化学療法があります．組織型が扁平上皮がんの場合は，放射線感受性が高く，放射線が重要な治療法となっています．

治療方法は，がんの病期（Stage）や年齢，合併症の有無な

表1　ウイルスの悪性度

低リスク群	6, 11, 40, 42, 43, 44, 54, 61 など
高リスク群	16, 18, 31, 33, 35, 39, 45, 51, 52, 56, 58, 59, 68 子宮頸がんは，主にHPV16, 18型が原因とされている

HPV：human papillomavirus，ヒトパピローマウイルス

図1 子宮頸がんの進行と病期

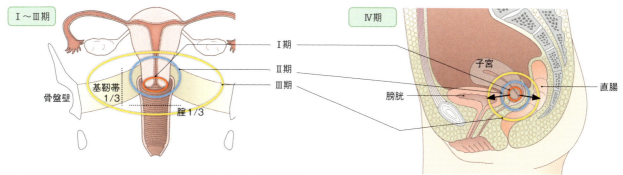

Ⅰ期：がんが子宮頸部のみに認められ，ほかに広がっていない（子宮体部への浸潤［広がり］は考えない）
Ⅱ期：がんが子宮頸部を越えて広がっているが，骨盤壁または腟壁の下1/3には達していないもの
Ⅲ期：がんが骨盤壁まで達するもので，がんと骨盤壁との間にがんでない部分をもたない，または腟壁の浸潤が下方部分の1/3に達するもの
Ⅳ期：がんが小骨盤腔を越えて広がるか，膀胱・直腸の粘膜にも広がっているもの（ⅣA期），肺・肝臓などの遠隔転移（ⅣB期）

図2 病期別の治療選択

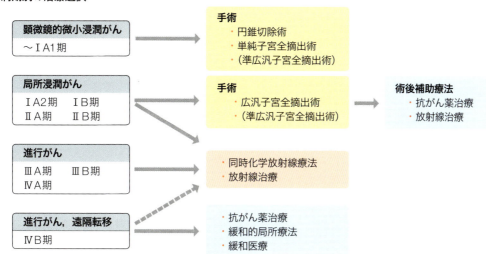

ど患者のそれぞれの病状に応じて選択されますが，いずれの治療方法を選択する際にも，比較的若い患者が多いがんなので，妊娠機能，卵巣機能の温存の必要性が大きく影響します（図2）．

1 〜ⅠA1期

初期の病態には図3の治療方法が選択されます．子宮温存希望がある場合は，円錐切除術が選択されますが，年齢，その他の要因によっても施行されることがあります．

初期がんにおける単純子宮全摘出術では，術後後遺症を生じることはほとんどありません．円錐切除術の摘出標本は，病理検査の結果病変の取り残しがなければ追加の治療は通常は不要です（図3-Ⓐ）．

切除断端が陽性（腫瘍残存あり）と診断された場合は，再手術となります（図3-Ⓑ）．

初期がんですが，術後も外来で経過をみる必要はあります．手術検体の病理診断によっては，追加治療が必要となることもあります．

図3 〜IA1期の成り行き図

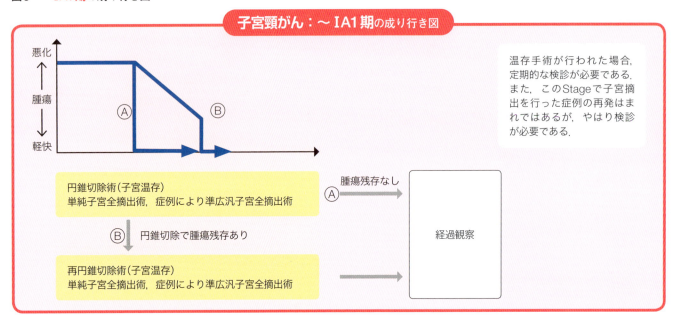

図4 IA2，IB，IIA，IIB期の成り行き図

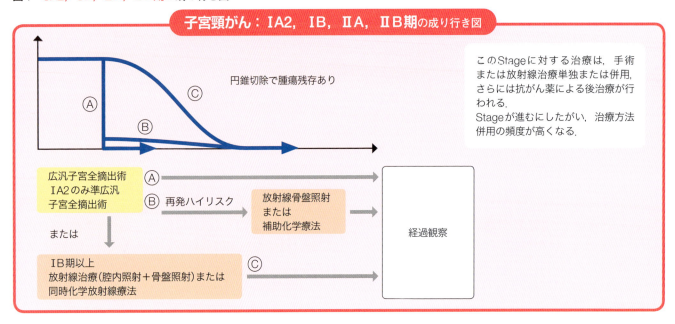

図5 ⅢA，ⅢB，ⅣA期の成り行き図

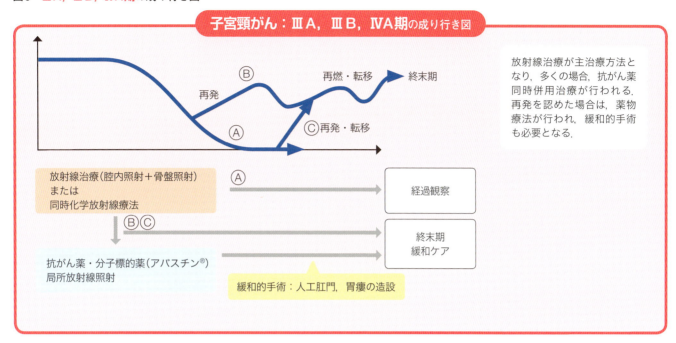

2 ⅠA2，ⅠB，ⅡA，ⅡB期（図4）

　進行した状態では，手術，抗がん薬，放射線治療が組み合わされて行われます．初回として行われる手術と放射線の選択の違いによる予後の差はないとされています．

　日本では，手術療法が選択される割合が高いとされていますが，近年，ⅠB期でも腫瘍が大きい症例やⅡ期以上では，同時化学放射線療法が選択される割合が高くなってきています．一般的には，子宮・所属リンパ節とともに卵巣摘出も行われますが，年齢，組織型，進行期によって温存することが検討されます．

　卵巣を温存した際は，後の放射線治療に備えて骨盤照射野外への移動固定手術が行われます．使用される抗がん薬は，プラチナ製剤（シスプラチン・カルボプラチン）を主体としたレジメンが使用されます．

　広汎手術は，膀胱神経を切除・一部温存により，程度の差はありますが膀胱機能麻痺が起こります．症状は，主として排尿障害です．

3 ⅢA，ⅢB，ⅣA期（図5）

　StageⅢ・Ⅳ期まで進行した場合は，初回治療で手術が行われることはなく，放射線療法と抗がん薬による治療が併せて行われることがほとんどです．組織型が扁平上皮がんの場合，放射線感受性が高く根治することもまれではありません．そのため，Ⅲ期でも5年生存率は50％前後です．また，再発・進行例に対してアバスチン®投与が余命を延長することが大規模臨床試験で証明され，抗がん薬との併用治療により予後の改善が期待されます．

　病状が進行すると，原発巣の骨盤内臓器浸潤のため，イレウス，尿閉による水腎症などのため緩和的手術が行われます．また痛みの程度も強くなるため，オピオイドの導入による緩和ケアが必要となります．再発部位によっては，局所放射線照射が行われることもあります．

4 ⅣB期，再燃，再発（図6）

　肺や肝臓などへの遠隔転移症例には，抗腫瘍薬の全身投与が行われます．放射線の原発巣への照射は，出血のコントロールや疼痛に対する緩和的処置として行われます．

図6　ⅣB期，再燃，再発の成り行き図

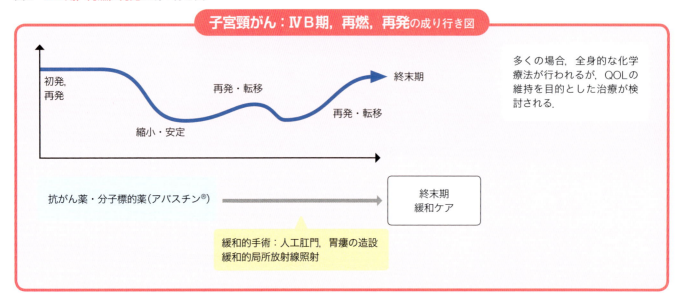

　緩和的手術は，排便，排尿といった生活の質を改善することを主目的としており，患者の意向を聞くとともに，予後を含めたメリットを十分に多職種で検討することが重要です．

引用・参考文献
1) 日本産婦人科学会・日本病理学会・日本放射線学会・日本放射線腫瘍学会編：子宮頸癌取扱い規約 第3版．金原出版，2012．

10 多発性骨髄腫

押川 学
武蔵野赤十字病院 血液内科 部長

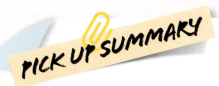

病態・症状
- 多発性骨髄腫は，Bリンパ球から分化した形質細胞の腫瘍である．
- 貧血を主とする造血障害，腎臓障害，溶骨性病変，高カルシウム血症など多彩な臨床症状を呈する（下写真）．

病期
- 低アルブミン血症，β_2ミクログロブリン高値に，予後不良因子であるLDH高値と高リスク染色体異常を加えた病期分類R-ISSがある．

治療
- 初発時は，自家移植適応例と自家移植非適応例に分けて治療方針を決める．
- 再発難治例では，それまでの治療に対する反応性や効果の持続期間などを参考にして治療方針を決める．
- 化学療法以外の治療法としては，局所放射線治療，経皮的椎体形成術（BKP），ビスホスホネート製剤や抗RANKL抗体の投与などがある．

●骨髄中で増殖した骨髄腫細胞

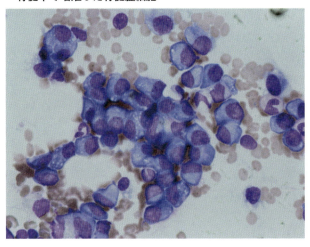

●頭蓋骨に多発する溶骨性変化

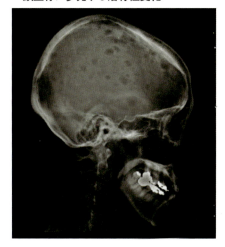

疫学

多発性骨髄腫は，Bリンパ球から分化した形質細胞（もともと抗体を産生している細胞）の腫瘍です．

わが国の2013年における多発性骨髄腫の推定罹患率は，10万人中5.3人（男性5.9人，女性4.7人）です．推定罹患率を年齢階層別に比較すると，40歳代からしだいに増加し，80歳代でピークに達します（図1）[1]．

病態・症状

骨髄腫細胞から産生される血清中あるいは尿中の単クローン性免疫グロブリン（Mタンパク）や，貧血（A：anemia）を主とする造血障害，腎臓障害（R：renal），溶骨性病変（B：bone），高カルシウム血症（C：calcium）など多彩な臨床症状を呈します．

これらの症状を総称して，CRAB症候とよんでいます．

検査と診断

採血での貧血や腎機能障害，総タンパク高値，高カルシウム血症，尿検査での尿タンパク陽性，X線やCT検査での病的骨折などをきっかけにして紹介されることが多いです．その後，血液中にMタンパクがあるかを血清免疫電気泳動検査などでチェックします．

最終的には骨髄検査を行い，骨髄中に形質細胞が10％以上増殖しているのが確認できれば多発性骨髄腫と診断できます．

病期

低アルブミン血症は，多発性骨髄腫による炎症性サイトカインの分泌を，$β_2$ミクログロブリン高値は，高腫瘍量と腎機能低下をそれぞれ反映します．それに予後不良因子であるLDH高値と高リスク染色体異常（FISH法によるdel（17p）かつ/またはt（4；14）かつ/またはt（14；16））を加え，2015年に新しく提唱された病期分類としてR-ISSがあります[2]．

これにより，今までよりも正確に生存率などの予後が予測できるようになりました．

病期別の治療選択

1 治療適応

基本的には，貧血や腎障害，骨病変や高カルシウム血症などの症状（CRAB症候）がある場合に治療を行います．

それ以外は「くすぶり型骨髄腫」といわれ，ただちに治療を開始する必要はなく，無治療で経過観察します．ただし，症状はなくても骨髄中の形質細胞やMタンパクが多かったり，骨病変がMRIで2つ以上ある場合は治療を開始することが推奨されています．

図1 年齢階級別罹患率（全国推計値）2014年

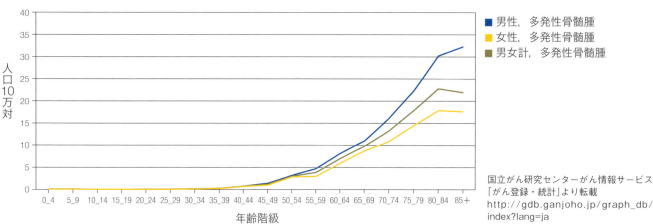

国立がん研究センターがん情報サービス「がん登録・統計」より転載
http://gdb.ganjoho.jp/graph_db/index?lang=ja

LDH：lactate dehydrogenase，乳酸脱水素酵素　　FISH：fluorescence in situ hybridization，蛍光in situ ハイブリダイゼーション
R-ISS：Revised International Staging System for Multiple Myeloma，多発性骨髄腫の改訂国際病期分類

2 治療目標

多発性骨髄腫では多くの新規薬剤が登場し予後は飛躍的に改善していますが，依然として治癒はきわめて困難です．良好な生活の質（QOL）を維持しながら長期生存を目指すことが当面の治療目標となります．

3 患者背景別の治療選択

65歳未満で重篤な合併症がない場合は，自家造血幹細胞移植併用大量化学療法（以下，自家移植）を行うことを見据えた治療法を選択します（移植適応例）．一方，65歳以上もしくは重篤な臓器障害があったり，患者本人が移植を希望しない場合は，自家移植を行わずに通常の化学療法を行います（移植非適応例）．

再発難治性の患者には，それまでの治療に対する反応性などを参考にしながら化学療法を繰り返しますが，若年で全身状態が保たれている場合は2回目の自家移植や同種移植を考慮する場合があります（表1）．

なお，基本的に治療は化学療法となりますが，脊椎に圧迫骨折をきたし痛みが強い場合は，局所に放射線照射を行ったり，BKP（経皮的椎体形成術）を行う場合もあります．

また，骨病変を有する症例ではゾレドロン酸やデノスマブの反復投与が推奨されています．

多発性骨髄腫の治療NAVI

初発時は，自家移植適応例と自家移植非適応例に分けて治療方針を決めます．再発難治例ではそれまでの治療に対する反応性などを参考にして化学療法の種類や順番を決めます．

またどの段階の患者でも必要に応じてゾレドロン酸，もしくはデノスマブの反復投与や痛みなどに対する支持療法を行います．

1 移植適応例（図1）

1）寛解導入療法

2薬を用いて行う方法（ボルテゾミブ＋デキサメタゾン：VD療法）と3薬を用いて行う方法（ボルテゾミブ＋シクロホスファミド＋デキサメタゾン：VCD療法）やボルテゾミ

BKP：balloon kyphoplasty，経皮的椎体形成術

表1　患者背景別の治療の流れ

患者背景	治療の流れ
移植適応例	寛解導入療法→自家移植→（地固め療法）→維持療法
移植非適応例	寛解導入療法→（維持療法）
再発難治例	救援療法，自家・同種移植，支持療法

ブ＋レナリドミド＋デキサメタゾン：VRD療法）があります．いずれも3〜4コース行います．

2）自家移植

移植に先立ち，自分の造血幹細胞を採取する処置が必要です（多くの場合は末梢血幹細胞採取）．移植の際にはメルファラン大量療法による前処置を行った後に自家移植を行います．

1回目の移植で効果が不十分な場合に，立て続けに2回目の移植を行う場合があります．

3）地固め療法

まだ一般的に行われている治療法ではありませんが，自家移植でも効果が不十分な場合や当初から予後が悪いと予測される患者に対して行うことがあります．

4）維持療法

主にレナリドミドを用いた維持療法が行われます．日本のガイドラインではまだ推奨されていませんが，最近，自家移植後のレナリドミドの維持療法により生存期間が延長するという臨床データが報告されたため，行われることが多くなっています．

なお，ボルテゾミブで維持療法を行う場合もあります．

2 移植非適応例（図2）

1）寛解導入療法

主にボルテゾミブを用いる方法（ボルテゾミブ＋デキサメタゾン：VD療法）やボルテゾミブ＋メルファラン＋プレドニゾロン：VMP療法）とレナリドミドを用いる方法（レナリドミド＋デキサメタゾン：RD療法）があります．

また，最近は最初からボルテゾミブとレナリドミドを両方用いる治療（VRD療法）を行う場合もあります．

2）維持療法

移植適応例ほどのエビデンスはありませんが，移植非適

図1 移植適応例の成り行き図

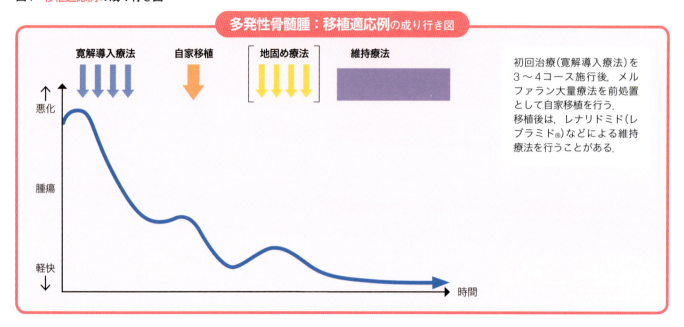

図2 移植非適応例の成り行き図

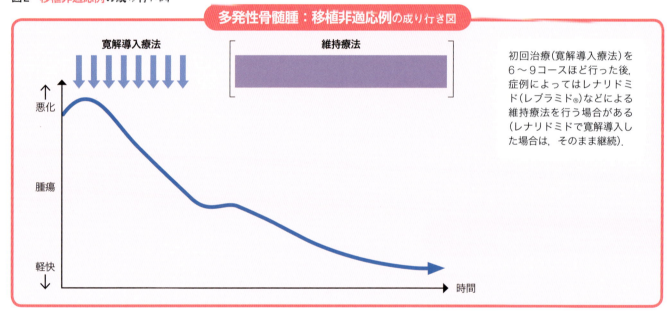

応例においてもサリドマイド，レナリドミド，ボルテゾミブなどで行われることがあります．

　これらの治療により再発までの期間を延長させられる可能性はありますが，生存期間を延ばす効果は今のところ明らかではありません．

3 再発難治例（図3）

　再発難治例にのみ承認されている新規薬剤（サリドマイド，ポマリドミド，パノビノスタット，カルフィルゾミブ，エロツズマブ，イキサゾミブ，ダラツムマブ）とレナリドミドやボルテゾミブ，デキサメタゾンを組み合わせた治療を行います．また従来型の多剤併用化学療法を行ったり，若年者であれば同種移植や2回目の自家移植を検討する場合もあります．救援療法で行われることのある薬剤の組み合わせには，さまざまなものがあります[3]．

＊

　上記のうちどの治療法を行うかは，個々の症例の予後因子やそれまでの治療に対する反応性，効果の持続期間など

図3 再発難治例の成り行き図

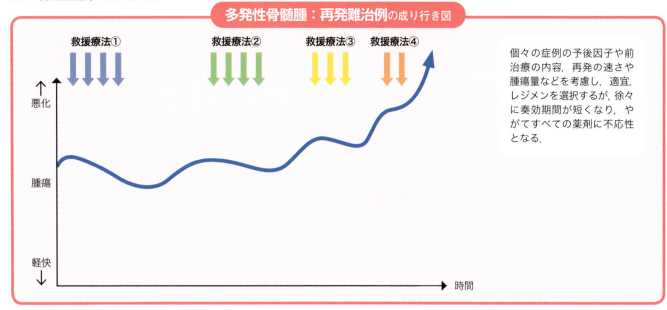

を参考にして決定します．また治療効果や副作用はもちろんのこと，通院の頻度や投与時間なども治療法によりさまざまであるため，それぞれの患者のADLや生活スタイル，家族のサポート体制などを十分に考慮して治療法を選択する必要があります．

いずれの治療を選択した場合にも，次第に治療反応性は乏しくなり，効果持続期間も短くなり，最終的にはすべての治療法に不応性となり亡くなります．

引用・参考文献
1) 国立がん研究センターがん情報サービス「がん登録・統計」，年齢階級別罹患率（全国推計値），多発性骨髄腫，2014．
2) Palumbo A, et al.: Revised international staging system for Multiple Myeloma: A report from International Myeloma Working Group. J Clin Oncol, 33：2863-2869, 2015.
3) Moreau P: How I treat myeloma with new agents. Blood, 130：1507-1513, 2017.

Column　多発性骨髄腫に対する化学療法以外の治療法

① 局所放射線治療

多発性骨髄腫による骨病変（溶骨性変化や形質細胞腫）のために疼痛がある場合は，比較的少量（20～30Gy(グレイ)）の放射線照射で除痛効果が得られる場合があります．それ以外にも神経圧迫症状がある場合は放射線照射を検討します．

② 経皮的椎体形成術（BKP）

多発性骨髄腫により圧迫骨折した椎体に針を刺し，椎体内に骨セメントを注入し，椎体を骨セメントで補強することで除痛を図ります．治療後すみやかに痛みは軽減し，その効果は持続します．

③ ゾレドロン酸とデノスマブ

ビスホスホネート製剤であるゾレドロン酸と抗RANKL抗体であるデノスマブは，いずれも4週ごとに投与することによって多発性骨髄腫患者の骨関連事象（骨折など）を減少させることが明らかになっているため，骨病変を有する多発性骨髄腫患者では投与が推奨されています．デノスマブは腎毒性が低いため，腎障害例ではデノスマブの投与がより推奨されています．

副作用としては，いずれの薬剤でも顎骨壊死が報告されているため，投与前には歯科でのチェックが必須で，抜歯などの侵襲的処置が必要な場合には投与を延期または中断する必要があります．

RANKL：receptor activator of NF-κB ligand, NF-κB活性化受容体リガンド

Part 2 ケアによる「成り行き」がわかる

1 抗がん薬による「手足症候群，手足皮膚反応」のケア

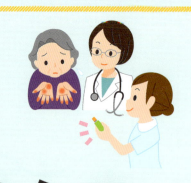

佐藤由野
前・東京都済生会中央病院 がん化学療法看護認定看護師

このケアで患者はどうなる？

有効な治療法は確立していないが，「清潔」「保湿」「刺激除去」による予防と，症状出現時は皮膚科医との連携など「チーム医療」で，重症化を防ぐことができる．

ケアの概説

抗がん薬による手足症候群，手足皮膚反応は殺細胞性の抗がん薬やマルチキナーゼ阻害薬などの分子標的薬により生じることが多いといわれ，その症状は紅斑，腫脹，角質化などが挙げられます．重症度が増すと疼痛が生じ，水疱やびらんを伴い，潰瘍化することもあります．痛みが生じることで日常生活に制限が生じたり，歩行障害を伴ったりすることがあります．

命にかかわる障害ではないもののQOLは低下しやすく，確立した治療法がないことから，患者へ治療と日常生活が継続できるようなセルフケアの手技獲得への指導が重要となります．

ケア介入は，①予防のためのケアと，②発症後のケアに分かれます（図1）．①はスキンケアが中心となり，②は症状を悪化させないと同時に治療継続できるように支援することです．

そのケアはなぜ必要か

抗がん薬による皮膚障害は，命にかかわる障害ではありませんが，痛みや日常生活動作へ影響が出たり，外見の変化が生じたりと，身体的，精神的苦痛も伴うことから，適切な対処が求められます．また，重症化した場合は現病の治療をいったん中止するなどの影響が生じます．さらに有効な治療法が確立しておらず，患者が軟膏を塗ったり，症状の観察を行うなどのセルフケアが中心となることから，患者自身でケアを継続できるように指導をすることがポイントとなります．

医師の短い診療時間では，手の観察はできても，足など衣類で覆われた箇所の観察まではできないことがほとんどです．そこで，診察までの間に靴や靴下を脱いでもらい，看護師が症状が出ていないかを観察し，異常があれば医師に伝えるなどの対策が重要です．

以前に筆者の施設でも，診察の際に「大丈夫，何もない」と医師に伝えていたものの，看護師が足の観察をしたところ，水疱形成しており，すぐに皮膚科を受診した事例がありました．観察の重要性を患者に繰り返し説明し，症状の悪化がないか早期発見に努めることが大切です．

そのケアはいつ行うか

1 予防ケア実践のための指導

予防のためのスキンケアは，重症化しないためにとても大切です．ポイントは「清潔」「保湿」「刺激除去」です

図1 アルゴリズム

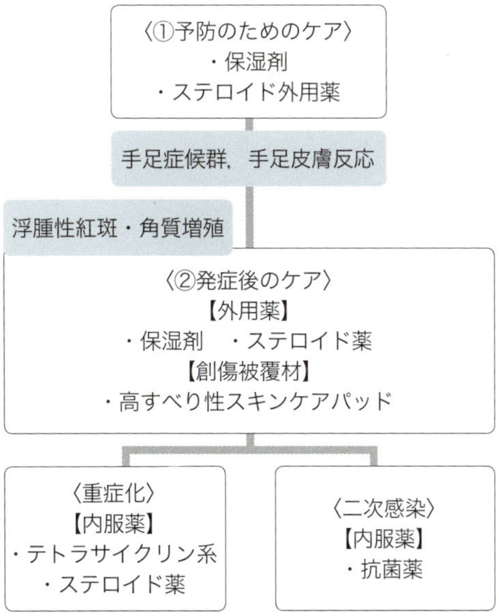

〈①予防のためのケア〉
・保湿剤
・ステロイド外用薬
↓
手足症候群，手足皮膚反応
浮腫性紅斑・角質増殖
↓
〈②発症後のケア〉
【外用薬】
・保湿剤　・ステロイド薬
【創傷被覆材】
・高すべり性スキンケアパッド
↓
〈重症化〉
【内服薬】
・テトラサイクリン系
・ステロイド薬

〈二次感染〉
【内服薬】
・抗菌薬

国立がん研究センター研究開発費 がん患者の外観支援に関するガイドラインの構築に向けた研究班編：がん患者に対するアピアランスケアの手引き 2016年版．p.170，金原出版，2016．より引用，一部改変

表1　スキンケアのポイント

清潔	・皮膚のバリア機能が失われないようにやさしく洗います ・洗浄には弱酸性もしくは低刺激の洗浄剤を使用します ・泡でやさしく洗い，ナイロンのタオルなどでこすらないようにしましょう ・殺菌作用のある薬剤洗浄剤，スクラブ入りの洗浄剤は使用しないようにしましょう
保湿	・1日5～6回程度（起床時，食事前，入浴後10分以内，就寝時），こまめに保湿剤を塗布しましょう ・保湿剤は市販の低刺激性スキンケア製品を使用しても構いません ・尿素含有製剤，ヘパリン類似物質含有剤，白色ワセリンなどの処方薬もあります ・保湿剤がべたつく場合は，日中はローションタイプ，入浴後や就寝前は軟膏など，使い分けをするなどの工夫をしてみましょう ・保湿剤塗布は人差し指の先端から第1関節までチューブから絞り出した量を1フィンガーチップユニットといい，両手掌に塗布する目安となります
刺激除去	・水仕事の際はゴム手袋をつける，足に合ったやわらかい靴を履く，熱いシャワーや入浴を控えるなどの物理的な圧迫や摩擦を避けましょう ・外出時には日傘，帽子，手袋を使用しましょう

（表1）．患者の生活に合わせて実践できる方法をともに考えます．

予防ケアを患者が継続して実践するためには，繰り返し指導をすることが大切です．患者自身がセルフモニタリングやケア方法を実践できていることをフィードバックすることで，治療に前向きにかつ自信を持てるようにかかわることが重要です．

2 発症後のケア

予防のためのケアを実践していても，症状が現れた場合には，皮膚科の受診を促すなどして，ステロイドの外用薬などを塗布します．

Gradeが進むと，現病の治療をいったん中止することになり患者の闘病意欲にも影響を与えることから，心身のサポートを行うことが重要です．

そのケアの実施で患者はどう好転するか

副作用の重症化による現病の治療の中断や中止は，患者の人生にとって大きな影響を与えます．患者がスキンケアやセルフモニタリングを実践するのを支えることで，症状が出た場合にも重症化せずに経過することができます．

皮膚科医の介入などチームでサポート

抗がん薬による副作用対策は多くの症状に対してはめざましい進歩をみせていますが，手足症候群，手足皮膚反応については有効な治療法は確立していません．患者がセルフケアを継続して実施できるようなサポートを行うことだけでなく，副作用発症時には主治医だけでなく，皮膚科医等の介入により治療継続できるようにサポートすることが大切です．

患者が「予防のためのケア」を実施することで，治療継続できるように患者を「チーム」で支えることが重要です．

引用・参考文献
1) 日本がん看護学会監，遠藤久美・本山清美編：分子標的治療薬とケア．医学書院，2016．
2) 国立がん研究センター研究開発費 がん患者の外見支援に関するガイドラインの構築に向けた研究班編：がん患者に対するアピアランスケアの手引き 2016年版．金原出版，2016．
3) 野澤桂子，藤間勝子編：臨床で活かすがん患者のアピアランスケア．南山堂，2017．
4) 市川智里：がん化学療法看護のいま～ケアの質を高めるためのエッセンス～．第4章 患者の生活をよりよく保つための看護 化学療法中の患者の心身を美しく保つ 皮膚症状への支援．がん看護増刊，19(2)：178-182，2014．
5) 厚生労働省：重篤副作用疾患別対応マニュアル．医薬・生活衛生局医薬安全対策課 http://www.mhlw.go.jp/stf/seisakunitsuite/bunya/kenkou_iryou/iyakuhin/topics/tp061122-1.html

Part 2 ケアによる「成り行き」がわかる

2 胃がん術後患者への栄養食事指導
（ダンピングなどの諸症状への対応）

原 純也[1]*，佐々木佳奈恵[2]，遠藤 薫[2]*，小俣季和[3]*，太田三貴[2]，大司俊郎[4]，中根 実[5]
1）武蔵野赤十字病院 栄養課 課長　2）武蔵野赤十字病院 栄養課　3）芳賀赤十字病院 栄養課　4）玉川病院 外科　5）武蔵野赤十字病院 腫瘍内科
＊がん病態栄養専門管理栄養士

> **このケアで患者はどうなる？**
> 分割食への理解，合併症の予防，体重管理をポイントに，体重減少に気をつけて指導することで，分割食から通常食へ戻ることができる．

　がんにおける栄養管理は近年注目され，がん悪液質からくる体重減少や化学療法，放射線療法による副作用などで，食欲不振や下痢，味覚障害，嚥下障害など食事に密接にかかわるものが多く，工夫した食事療法が必要です．

　胃切術後も同様で，食形態の変化での栄養摂取量不足，胃切除後特有のダンピング症候群やビタミンB_{12}欠乏性貧血など長期的なかかわりをもって，栄養食事指導することが必要です．

胃切除後の病態[1]

　胃がん手術後の患者は胃切除や迷走神経の切離が原因で，特有の病態による栄養障害が引き起こされます．

　また，外科的手術に伴う合併症，胃の切除や迷走神経の切離により，自律神経やホルモンが調節する消化管の機能に影響して起こる胃切除症候群があります（表1）[2]．

術後の食事療法・栄養指導（術後から退院まで）

1 栄養食事指導のポイント

　主なポイントは，
1. 分割食への理解
2. 合併症の予防
3. 体重管理

です．胃がん患者では約80％に体重減少を認めます[3]．体重減少が顕著であれば，QOL低下を招き，生存率にも影響するため[4]非常に問題となります．

　この場合，栄養士が栄養食事指導することで体重減少低下を抑制することが期待でき，QOLスコアも上昇する[5]ことから，栄養士との連携を密にするとよいでしょう．

2 当院の術後食

　当院での胃切除後の食事上りは図1のとおりです．術後1日（3食）空けて，経口補水液と固形流動食のセットから始まり，1日上りで行っています．

　特徴は術後1日目より固形食を少量ですが提供していることと，お粥は分量を調整して分粥類での提供ではないことです．当院での研究結果[6]では，入院在院日数の減少，食事摂取量（栄養摂取量）の上昇を認めており，分粥食廃止の影響はありませんでした．

退院後の食事指導のポイント[7]

1 退院直後から術後1か月まで

　胃切除後から1か月後までは，胃の

表1　主な胃切除症候群

小胃症状	胃切除術によって胃の容積が小さくなると，食事を少量摂取しただけで，満腹感を感じることや，ある程度食べると，心窩部の辺りに膨満感を感じ，左肩痛や悪心などが現れるが，術後，時間の経過とともに徐々に改善することが多い．
消化，吸収不良	胃酸が減少することにより，消化酵素の活性化にも影響を及ぼす．また，手術による迷走神経の切除が原因で消化管運動が低下し，消化管ホルモンの分泌が変化し，消化が不十分のまま食物が小腸に流れ込むと下痢を起こす．
早期ダンピング症候群	通常よりも濃い食物が急に小腸に流れ，浸透圧で体の水分が腸の中に逃げることが原因で，一時的に血液が減少したのと同じ状態になる．症状は食後30分前後で起こり，動悸，立ちくらみ，めまい，悪心等がある．
後期ダンピング症候群	一過性の高血糖でインスリンが過剰に分泌されることで，その後に低血糖を引き起こす．症状は食後2～3時間後に起き，発汗，疲労感，立ちくらみ，めまいなどがある．
貧血	胃を切除すると，壁細胞から分泌される内因子が減少し，ビタミンB_{12}の吸収が阻害され，巨赤芽球性貧血を引き起こす．また，胃酸の分泌が減少すると鉄の吸収に必要なイオン化が阻害され，鉄欠乏性貧血が生じる．
骨障害	胃酸の減少や小腸の細菌叢の変化によって，カルシウムが吸収されにくくなり，また，脂肪の吸収障害によりビタミンDが低下して骨基質へのカルシウムの沈着が障害される．
逆流性食道炎	噴門の機能が低下することで胃液が食道に逆流し，炎症を引き起こす．胃を全摘出した場合は胃酸の逆流ではなく，胆汁と膵液の逆流も問題となる場合がある．

役割をさまざまな形で補った食事が必要です．指導でのポイントは6つです．

①よく噛んで食べる

病院などでも軟らかい食材でも，刻んで提供する施設もあります．ついつい，食習慣でいっぺんにたくさんの量をそのままの形で食べてしまうこともあります．

病院などの施設では，調理者が工夫してそのような対応が可能ですが，自宅での調理では家族分とは別に調理し，さらに刻む作業を行わないとならないため，非常に煩雑で調理者の負担も大きいです．また，刻んだものは食べる側の食欲も損ねるため，自身の歯で細かく刻み，胃で食材を消化しやすくすることの手助けをすることをきちんと教育します．

②少量ずつ30分以上かけて食べる

早く食べることでダンピング症候群が起こる可能性があります．また，つかえ感やもたれ感なども起こりやすくなります．

③1日の食事を5～6回の分食で

胃が小さくなっているため，一度に食べられる量が制限されます．とくに体重減少が認められる場合，栄養量が満たされていないことが考えられるため，回数を増やして必要量を確保することが重要です．

就業などライフスタイルも入院時とは異なるため，回数を状況に応じて変化させたり，間食は気軽に食べられるような栄養補助食品などを勧めて，生活に負担がかからないように進めることも重要です．体重減少が抑制されてきたら，回数を3回へ徐々に戻していく指導も必要です．

④食後30分は寝ないようにする

胃酸，胆汁，膵液の逆流を防止するために，上体を起こした状態で安静にすることもポイントです．

⑤美味しく食べるための指導

胃切除後は，機能低下はもちろんですが，体重減少の抑制もあります．食欲がないときは，食べられるものを食べたいときに少量でもよいから食べることも大切です．1回量を少なくしたり，盛り付けする器を小さくして，全部食べられる満足感を演出するなどの工夫が求められます．

⑥食物繊維や多脂肪や消化の悪い食品などは避ける

表2の食品は積極的な摂取は避けます．

② 術後1か月後から3か月後まで

身体の変化にも慣れ，順調にいけば食べ方のコツが身についてきている時期です．この頃からは徐々に「美味しく食べられるものを食べる」から「栄養バランスに気をつけて食べる」に目標を置き換えていくようにします．ポイントとしては大きく4つの項目が挙げられます．

①栄養状態を自己評価

体重が減らないことが重要な指標に

図1 胃切除後の食上げ

胃切除後の食上げ

	入院	手術	1POD	2POD	3POD	4POD	5POD	…
朝		アルジネードウォーター	禁食	↓	↓	↓	↓	
昼		禁食	経口補水ゼリーセット	経口補水	↓	術後分割食1号	2号	…
夕	常食	禁食	↓	↓	↓	↓	↓	

- 術後分割食は1～5号，完了食と1日ずつ食上げ．10時と15時に補食が付く．
- 経口補食ゼリーはエプリッチゼリー(ONS)を使用．
- 経口補水ゼリーセット
  エネルギー107kcal，タンパク質3.0g，脂質3.8g
- 経口補水ボトルセット
  エネルギー122kcal，タンパク質3.0g，脂質3.8g

術後分割食1号

	朝	10時	昼	15時	夕
献立	つぶし粥75 ねり梅 味噌汁	プリン	つぶし粥75 たいみそ かき玉汁	ヨーグルト	つぶし粥75 のり佃煮 南瓜ポタージュ

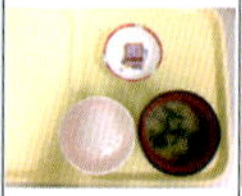

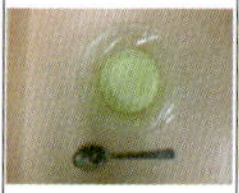

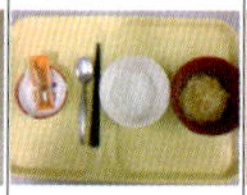

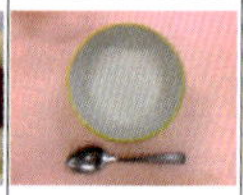

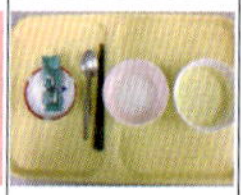

- エネルギー 600kcal，タンパク質26g，脂質17g

術後分割食2号

	朝	10時	昼	15時	夕
献立	つぶし粥75 ねり梅 味噌汁 ヨーグルト	バナナセーキ	つぶし粥75 たいみそ 奴豆腐 味噌汁	ミルクゼリー	つぶし粥75 たいみそ 茶碗蒸し 里芋煮 (つぶし)

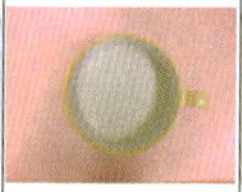

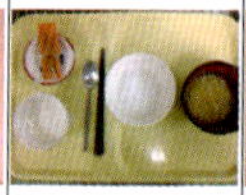

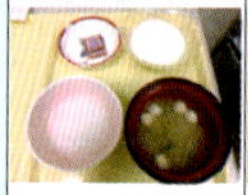

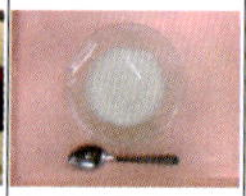

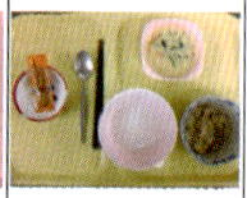

- エネルギー 780kcal，タンパク質36g，脂質21g

術後分割食3号

	朝	10時	昼	15時	夕
献立	全粥75 ねり梅 奴豆腐 かぶそぼろ煮	アイスクリーム	全粥75 カレイ煮付 南瓜煮 味噌汁	フレンチトースト	全粥75 たいみそ 卵とじ 清汁 ヨーグルト

- エネルギー 1,010kcal，タンパク質48g，脂質35g

術後分割食4号

	朝	10時	昼	15時	夕
献立	全粥150 ねり梅 卵焼き 味噌汁	プリン みかん缶	鮭雑炊150 清汁 ペクシー	カステラ 牛乳	全粥150 のり佃煮 肉豆腐 白菜の吉野煮 味噌汁

- エネルギー 1,220kcal，タンパク質53g，脂質36g

術後分割食5号

	朝	10時	昼	15時	夕
献立	全粥150 ねり梅 豆腐おかか煮 味噌汁 ヤクルト	ロールパン ジャム 牛乳	煮込み素麺 なすのそぼろ煮 ヨーグルト	サンドイッチ 野菜ジュース	全粥150 ふりかけ かに玉風 じゃが芋煮 フルーツポンチ

- エネルギー 1,280kcal，タンパク質53g，脂質35g

術後分割完了食

	朝	10時	昼	15時	夕
献立	ロールパン ハイビー スクランブルエッグ サラダ フルーツ缶 ジョア	エプリッチゼリー	全粥150 鮭のパン粉焼 ジャーマンポテト 野菜サラダ	メイバランス	全粥150 松風焼き 冬瓜の蟹あんかけ 胡瓜の酢の物 みかん

- エネルギー 1,350kcal，タンパク質55g，脂質40g
- 1～5号は固定メニューだが，完了食は軟菜食を利用．

表2 食物繊維や多脂肪や消化の悪い食品

項目	食品類
食物繊維の多い食品	根菜類，こんにゃく，海藻類，きのこ類，豆類，種実類，未精白穀物，野菜や果物の皮など
油脂の多い食品	バラ肉類，ベーコン，揚げ物類など
消化の悪い食品	中華麺，イカ，タコ，もち，貝類など
菌が繁殖しやすいもの	寿司や刺身類，生卵など

なります．退院後から継続的に体重計測や，また外来受診時にインピーダンス法などの体組成計を使用しての体重，骨格筋量，体脂肪量測定は有効です．

②少量で高エネルギーな食品を有効的に摂取する

まだこの時期は食べられる量が通常

表3 ONSの栄養剤（例）

栄養剤・医薬品編

製品名	エレンタール®（EAファーマ）	ツインライン®NF（大塚製薬工場）	ラコール®NF（大塚製薬工場）	エンシュア・リキッド®（アボット ジャパン）	エンシュア®・H（アボット ジャパン）
種類	成分栄養	消化態	半消化態	半消化態	半消化態
濃度	1.0kcal/mL	1.0kcal/mL	1.0kcal/mL	1.0kcal/mL	1.5kcal/mL
kcal/1バッグ	300/80g	400/400mL	200/200mL	250/250mL	375/250mL

栄養剤・食品編

製品名	メイバランス®Mini（明治）	エプリッチドリンク（フードケア）	ペムパル®（ネスレ）	テルミール®ミニ（テルモ）
種類	半消化態	半消化態	半消化態	半消化態
濃度	1.6kcal/mL	1.6kcal/mL	1.6kcal/mL	1.6kcal/mL
kcal/1バッグ	200/125mL	200/125mL	200/125mL	200/125mL

時より少ないことが多いため，効率的な食品選択も重要です．たとえば，魚類でいえばサバやサンマなど青背の魚は脂がのっているため，白身魚よりも高エネルギー量です．さらにω-3系（オメガスリー）の脂肪酸も含まれており，免疫賦活効果も期待できます．

まだ体重減少が起きているようなら，ONS（経口的栄養補助）なども取り入れるか検討します．食品でもありますが患者負担を考えた場合，薬価収載の栄養剤も考慮するため，医師や薬剤師と連携することが重要です（表3）．

継続的にONSがむずかしい場合，通常の食品に栄養剤を加えていくなどもよいでしょう．

③ビタミンB₁₂や鉄，亜鉛，カルシウムを積極的に摂取する

胃切除症候群で起こりうる症状に対しての栄養素をしっかり摂ります．

④分割食やよく噛んで食べることは継続する

回復速度には個人差があるので，摂取量や体重を確認しながら回数を4～5回にします．気持ちに焦りがみられる場合，マイペースで食べることも重要なので，患者の食事への負担感などを聞き取り，寄り添います．

③ 退院後3か月からの食事療法・栄養食事指導

この時期になると1回の食事量が通常と変わらなくなってきます．その場合，3回食に戻し，今まで「少量で高エネルギー」で摂取していたことを徐々に通常の食事内容に戻すことが重要です．ただし，あくまでも体重減少がないことが重要で，体重のアセスメントはきちんと行います．

アルコール（酒類）について[8]

肝機能が問題なければ，とくに制限はないですが，急に小腸へ送られるため，血液中のアルコール濃度が高くなり，酔いやすくなることもあります．文献によっては泡のお酒は避けるように書いてあることがありますが，一般的にはアルコール濃度が高い酒類を避け，割ものでアルコール濃度を低くするなどの工夫も重要かと思われます．

引用・参考文献

1) 岡本康子ほか：がん患者への栄養指導 各種がん患者に対する栄養指導の方法③癌．臨床栄養，129（4臨時増刊号）：597-602，2016．
2) 栗田信浩・島田光生ほか：病態栄養専門医テキスト（日本病態栄養学会編），p.81-85，南江堂，2009．
3) Laviano A, et al.：Therapy insight：Cancer anorexia-cachexia syndrome-when all you can eat is yourself. Nat Clin Pract Oncol, 2(3)：158-165, 2005.
4) Andreyev HJN, et al.：Why do patients with weight loss have a worse outcome when undergoing chemotherapy for gastrointestinal malignancies?. Eur J Cancer, 34(4)：503-509, 1998.
5) Isenring EA, et al.：Nutrition intervention is beneficial in oncology outpatients receiving radiotherapy to the gastrointestinal or head and neck area. Br J cancer, 91(3)：447-452, 2004.
6) 大司俊郎ほか：経口栄養補助食品を利用した胃癌周術期経口摂取継続と分粥の廃止の効果．第32回日本静脈経腸栄養学会学術集会 シンポジウム12．2017年2月24日（岡山県）．
7) 中濱孝志ほか著，比企直樹監：がん研有明病院の胃がん治療に向きあう食事．女子栄養大学出版部，2015．
8) 厚生労働省委託事業公益財団法人日本医療機能評価機構：Mindsガイドラインライブラリ 胃がんの手術後の食事について．http://minds.jcqhc.or.jp/n/pub/1/pub0023/G0000099/0044

ONS：oral nutrition supplementation，経口的栄養補助

Part 2 ケアによる「成り行き」がわかる

3 食道がん患者への同時化学放射線療法（ケモラジ）の副作用対策

新田理恵
杏林大学医学部付属病院 がん化学療法看護認定看護師

このケアで患者はどうなる？

食道炎に関するケアや口腔ケアなど，患者自身が主体的にセルフケアに取り組むことができるように支援することが，有害事象の軽減や悪化の予防につながる．

ケアの概説

1 同時化学放射線療法とは

従来手術や内視鏡切除の適応がない場合の食道がん治療には，放射線治療が行われてきました．しかし近年では，放射線単独治療より放射線治療に化学療法を併用する治療のほうが有意に生存率を向上させることが試験で証明されていることから，同時化学放射線療法が非外科的治療の標準治療として位置づけられています．

①適応症例[1]
・根治を目指す場合（切除可能症例）：切除可能症例T1～3N0M0（UICC-TNM分類2009年版）
・がんの広がりを抑える，症状緩和を目指す場合（切除不能症例）：T4N0～3M0，所属リンパ節ではないリンパ節（M1）の転移例

②治療法[1]
・放射線照射：50～60Gy
・化学療法：シスプラチン＋5-FU

放射線照射線量・薬剤投与量・治療スケジュールなどはさまざまな方法があり，施設ごとに異なる場合があります．

③当院の場合
・治療の目標：根治
・放射線治療：63Gy/35fr
・化学療法：**表1**
・支持療法：悪心・嘔吐対策（制吐薬），腎障害対策（補液），粘膜障害対策（含嗽薬）など

2 化学放射線療法を受ける食道がん患者の特徴

食道がんは，50～70歳代の男性に多く発症し，喫煙や飲酒習慣のある人に多くみられる特徴があります．早期では検診などで発見され症状がほとんどないことに対し，進行期では狭窄感や嚥下困難などの症状を伴い，食事摂取量が減少し体重減少や栄養状態が悪化している状態が少なくありません．

そのケアはなぜ重要か

化学療法が放射線療法と同時併用されるのは，その薬剤が持つ抗腫瘍効果以上に放射線療法に対する増感効果を期待していることが大きいことがあります．しかし，化学療法と放射線療法を同時に行うことで必然的に毒性も増強します．

放射線療法は局所治療のため，有害事象は放射線が照射された部位にのみ出現しますが，化学療法は全身治療のため，さまざまな症状が出現します．

表1　当院の化学療法

抗がん薬名	1日投与量	投与方法・時間
シスプラチン	70mg/m²	点滴静注　2時間　1日目
5-FU	700mg/m²	持続点滴静注　24時間　1～4日目

表2　主な有害事象

早期有害事象	悪心・嘔吐，骨髄抑制，食道炎，口内炎，下痢，便秘，放射線性肺臓炎　など
晩期有害事象	放射線性皮膚炎，放射線性心外膜炎，放射線性胸膜炎，胸水，心嚢水貯留，出血，食道穿孔　など

食道がん

治療開始2週目 ➡ 治療開始4週目

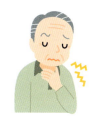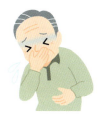

とくに食道がんの同時化学放射線療法では，粘膜炎が重篤になりやすく，多くの場合，治療前より経口摂取障害を認め，治療中のほとんどで経口摂取が困難となることもあります．

そのため，治療の特徴を理解したうえで副作用を適切に評価し，マネジメントすることが重要です．

そのケアはいつ行うか

1 化学放射線療法による有害事象

化学放射線療法の有害事象は，化学療法によるものか放射線療法によるものか，もしくは両者によるものかを厳密に区別することは困難です．

出現する可能性のある有害事象は，早期と晩期に分けられ，時期に応じて出現しやすい部位と症状を予測して観察・対処します．

2 看護支援のポイント：栄養管理

食べることにかかわる部位に放射線照射が行われ，抗がん薬による影響により早期から食欲不振・悪心・下痢のほか，嚥下障害・味覚障害などの症状が出現することで食事摂取に障害をきたし，栄養障害が起こりやすい状態となります．

栄養障害は，組織・臓器の機能不全や感染症の発生などをもたらすため，治療開始前から栄養管理を行う必要があります．

①食道炎に対するケア

治療開始早期から食欲不振や悪心などの症状が出現することがあります．治療開始2週目頃からは，痛みやつかえ感が出現し，症状は4週目頃にピークを迎えます．そのため，支持療法（制吐薬，H₂ブロッカー，プロトンポンプ阻害薬）の効果判定や，患者に症状経過の目安を伝え食事指導を行います．

②口腔ケア

食事が摂れない場合でも口腔内は汚染されているため，口腔内の汚れの除去や保湿を行う習慣をつける必要性を伝えます．

そのケアの実施で患者はどう好転するか

化学放射線療法を受ける患者では，患者自身が主体的にセルフケアに取り組むことができるように支援することが，有害事象の軽減や悪化の予防につながります．

栄養士と協働した食事管理も重要

栄養に関する専門職に，日本病態栄養学会・日本栄養士会認定がん病態栄養専門管理栄養士がいます．がんの専門管理栄養士は，栄養に関する専門職としてがんの栄養管理・栄養療法に関する高度な知識と技術を持ち，治療・ケアに食と栄養面からの患者支援のほか，がんチーム医療の一員として役割を担っています．

化学放射線療法が開始されると，化学療法によって悪心・食欲不振などの消化器症状や，放射線療法によって食道炎による摂食障害や咽頭炎による疼痛が出現しやすく，さらなる栄養障害が起こる可能性があります．そのため，医師・薬剤師だけでなく，栄養士と協働した食事管理も重要な支援となります．

引用・参考文献

1) 日本癌治療学会：がん診療ガイドライン　食道がん治療ガイドライン　http://jsco-cpg.jp/guideline/09.html（2017年11月閲覧）
2) 唐澤久美子・藤本美生編：がん放射線治療パーフェクトブック．学研メディカル秀潤社，2016．
3) 日本病態栄養学会　http://www.eiyou.or.jp/（2017年11月閲覧）

Part 2 ケアによる「成り行き」がわかる

4 大腸がん患者におけるストーマケア

上口美恵
福井赤十字病院 看護部 看護外来 皮膚・排泄ケア認定看護師

> **このケアで患者はどうなる？**
>
> 起こりうるトラブルに対処できるようになり，精神的にも余裕を持って生活することができる．また，状態悪化の予防から治療の完遂や継続につながる．

ケアの概説

大腸がんは，胃がんと比較し早期発見がむずかしく，StageⅡ以上での発見が70％を超えます．大腸がんに対する化学療法・放射線療法ともに選択肢が増えたことで，闘病期間が長くなる傾向があり，ストーマ造設が必要と診断された場合は，手術を含めた全体の治療計画を理解したうえでのケアが看護師に求められます．

そのケアはなぜ重要か

ストーマケアにも治療にも患者本人や家族が主体的に参加できるよう支えることがケアの目的です．そうすることで，治療の完遂または継続を目指します．

手術・化学療法・放射線療法から選択される治療方法と目的・スケジュールを理解したうえで，ストーマ装具を選択し，ストーマケアの留意点を指導します．

1 化学療法を受ける
オストメイトへのケア

ストーマケアに影響を及ぼす有害事象は，末梢神経障害，皮膚障害（図1），手足症候群と腸粘膜への影響です．化学療法後数日，腸粘膜の浮腫によってストーマが大きくなることがあり，便性もゆるみます．

2 放射線療法を受ける
オストメイトへのケア

放射線性皮膚障害が代表的ですが，腸の長期的な浮腫（図1）とそれに伴う便性のゆるみ，腸粘膜からの出血もストーマケアに大きくかかわる有害事象です．治療期間終了後も1か月程度は持続し，放射線性腸炎として晩期合併症に移行するケースもあります．

3 共通したストーマケアの留意点
①装具選択の注意点

長期装着用は避けるべきですが，短期交換は皮膚への負担やセルフケアの負担が大きく，3日目を目安に中期装着用を選択します．テープ部分は皮膚障害発生リスクが高く，可能であれば全面皮膚保護材の装具を選択しましょう．

便性がゆるむことと，排泄物にも抗がん薬成分が残留する期間があることから，ストーマ近接部の皮膚露出はできるだけ少ないほうが望ましいです．しかしストーマの浮腫を考慮すると，既成孔を小さくすることで皮膚露出を防ぐのではなく，ストーマ近接部に用手形成皮膚保護材や，自在孔（皮膚保護材を指で広げて孔の大きさを変えられる）装具の選択をお勧めします．

放射線療法での便性のゆるみは長期的なため，二品系を使用し便性に合わ

図1　大腸がん患者のストーマ

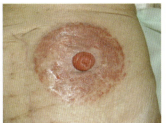
内服抗がん薬による皮膚障害

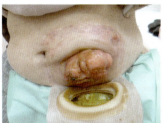
抗がん薬によりテープ部分に発生した皮膚障害

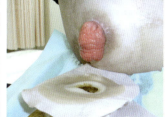
放射線治療前

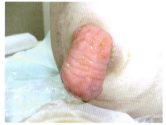
放射線治療中（腸が浮腫状に腫れている）

せ採便袋をキャップタイプに変更することも有効です．

②スキンケアの注意点

皮膚の清潔保持は重要ですが，時間がかからず・皮膚をこすらず・汚れや外用薬を落とせるケアが必要です．非アルコール性の剥離剤を多めに使用し，泡タイプの洗浄剤をシャワーなど流水で洗い流す方法が推奨されます．予防的スキンケアとして，乳液やローションタイプの保湿剤は皮膚に物理的刺激を与えず塗布でき，装具貼付部にも比較的使用しやすいです．抗がん薬・分子標的薬が原因の皮膚障害は治療が継続するかぎり完治は困難です．発症を確認した場合は皮膚科受診し外用薬治療をすみやかに開始します．

③ケアの連携

退院されてもご本人や家族が孤独な闘病に陥らないよう，外来やストーマ外来と連携を図ります．

そのケアはいつ行うか

患者の病状や治療の理解・受け止めで異なりますが，可能ならストーマ造設前に患者個々の状況に応じた情報提供から始めます．不安の解消につながる場合や，仕事の調整など闘病に向けての準備が可能となります．

ストーマ造設後は未経験の試練が続くため，ストーマ造設前から治療の一歩先を見たサポートが必要です．

そのケアの実施で患者はどう好転するか

これから起こりうるトラブルと対処方法を，オストメイトや家族が理解していることで，トラブルに直面した場合も動揺することなく対応できます．

治療を繰り返すことで，自身の体調変化リズムをつかめてくれば，精神的にも余裕をもって生活できます．また，相談や受診をすべき判断もできるようになり，急激な状態悪化の予防につながることで治療の継続や完遂につながります．

抗がん薬曝露対策とストーマの最新情報

1 抗がん薬の曝露対策

主な抗がん薬は，48時間以内に尿・便に排泄されます．治療後48時間以内に便を破棄する場合，周囲に飛び散らないよう破棄した後，便器のふたを閉め2回流すことを推奨しています．また，便破棄後は石けん・流水で必ず手洗いをします．装具の交換も治療終了3日目以降にできれば調整しましょう．

2 緩和ストーマ

『切除不能悪性腫瘍に対して症状緩和を目的に造られるストーマ』をさします．緩和消化管ストーマでは，腸閉塞の腸内容物の排除をすることで胃管やイレウス管から解放され苦痛の軽減が期待できる一方，手術のリスクと術後ストーマケアの負担があり，すべての患者がよい影響を受けるとは限りません．患者・家族が緩和ストーマの効果や危険性をよく理解し熟考したうえで，意思決定できるサポートが望まれます．

引用・参考文献
1) がんの統計編集委員会編：がんの統計'16．2017．
https://ganjoho.jp/reg_stat/statistics/brochure/backnumber/2016_jp.html（2017年12月閲覧）
2) ストーマリハビリテーション講習会実行委員会編：ストーマリハビリテーション　基礎と実際　第3版．金原出版，2016．
3) 穴澤貞夫・大村裕子　編：ストーマ装具選択ガイドブック．金原出版，2012．
4) 祖父江正代，松浦信子編：がん終末期患者のストーマケアQ＆A．日本看護協会出版会，2012．

Part 2 ケアによる「成り行き」がわかる

5 がんの骨転移に対するケア

正保智恵美
杏林大学医学部付属病院 がん性疼痛看護認定看護師

このケアで患者はどうなる？

患者自らが症状を観察し対策をとることで，症状に変化があったときに早期診断・早期対応につながり，骨転移による苦痛を最小限にすることができる．

ケアの概説

骨転移は，それ自体が直接命を脅かすものではありませんが，骨転移によって起こる「痛み」「病的骨折」「麻痺」などの症状は，患者のADLを著しく低下させ，QOL低下に大きな影響を与えます．さらに，痛みがあることで活動を制限してしまうと，過剰な安静による廃用症候群を発生させることになり，QOLの低下につながりかねません．

そのため，①骨転移のタイプ・発生部位を確認し，症状コントロールを適切に行うこと，②患者の望むQOLを明らかにし，生活調整を行うこと，③患者に必要な情報を提供すること，が骨転移に対するケアに重要になります．

そのケアはなぜ必要か

骨転移は，腎がん，前立腺がん，乳がん，肺がんに多く，頭蓋，肩甲骨，肋骨，脊椎，骨盤，大腿骨，上腕骨といった体幹部分が好発部位として挙げられます（図1）．

骨転移の主な症状として「痛み」「骨折」「麻痺」といった骨関連事象（SRE）があり，骨転移のタイプによって，リスクが変わってきます．骨転移のタイプは，①造骨型，②溶骨型，③混合型，④骨梁間型の4つに分類され[1]，とくに溶骨型は骨の強度が低下し，骨折や骨折による疼痛，麻痺のリスクが高くなり，注意が必要です（表1）．

また，骨転移部位が「荷重骨」か「非荷重骨」かの確認も必要です．荷重骨が大きく破壊されると疼痛も増強しやすく，痛みにより不必要に活動を制限してしまうと，廃用症候群を発生させADL低下の要因になってしまいます．

患者のQOLの維持のためにも，鎮痛薬の適切な使用，動作の工夫，補助具の活用を検討し，適切な症状コントロールを図ることが非常に重要です．

そのケアはいつ行うか

骨転移による疼痛は，骨の脆弱化，骨内の神経に対する障害，骨の炎症などにより起こります[1]．そのため，疼痛対策としてまずNSAIDs（非ステロイド性抗炎症薬）の定時内服を行います．

また，骨転移は荷重や動作により疼痛が悪化するため，出かける前，食事前，入浴前などあらかじめ骨に負担のかかる動作が含まれる行動をする前に，オピオイドの予防的なレスキュー使用が推奨されます[2]．そのほかには鎮痛補助薬の併用，骨の負担を軽減するための補助具の使用（図2）も有効です．

そして，適切な症状コントロールを行ったうえで，「患者が可能なADLの範囲」と「QOL維持のために必要なADLの範囲」をすり合わせ，その人らしく生活ができるような生活調整を検討します．その際には患者と医師，理学療

SRE：skeletal related events，骨関連事象　NSAIDs：non-steroidal anti-inflammatory drugs，非ステロイド性抗炎症薬

図1 骨転移の好発部位

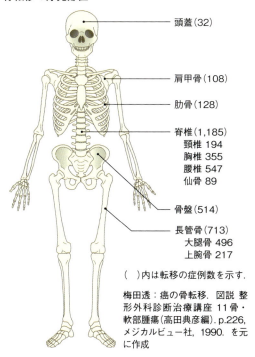

- 頭蓋 (32)
- 肩甲骨 (108)
- 肋骨 (128)
- 脊椎 (1,185)
  - 頸椎 194
  - 胸椎 355
  - 腰椎 547
  - 仙骨 89
- 骨盤 (514)
- 長管骨 (713)
  - 大腿骨 496
  - 上腕骨 217

（　）内は転移の症例数を示す．

梅田透：癌の骨転移．図説 整形外科診断治療講座 11骨・軟部腫瘍（高田典彦編）．p.226，メジカルビュー社，1990．を元に作成

表1 骨転移の分類と特徴

骨転移の分類	原発臓器	特徴
造骨型	前立腺がん 乳がん，胃がん（若年者），肺がん	正常な骨を硬くし破壊する
溶骨型	肝細胞がん 扁平上皮がんを発生する臓器がん 腎がん，乳がん，肺がんなど	骨を溶かして弱くする
混合型	各臓器腫瘍	造骨と溶骨の混合
骨梁間型	非固形腫瘍 小細胞がんを発生する臓器がん	骨反応はみられない

図2 腰椎圧迫骨折に対するコルセット着用

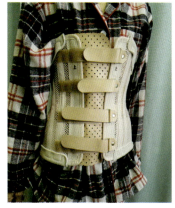
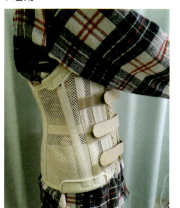

骨の負担を軽減するために補助具を使用することもある．

法士，作業療法士，看護師などを含めたチームで検討することも重要です．

そのケアの実施で患者はどう好転するか

患者に鎮痛方法，骨折のリスク，対応方法について必要な情報を提供し，生活調整の検討などのケアへの参加を促すことは，患者自らが症状を観察し，対応策をとるための支援につながります．

そして，症状に変化があった際に報告や受診を早期に行うことができるようになることで，早期対応が可能となり，症状からの回復の時間を短縮することができ，患者の骨転移による苦痛を最小限とすることができます．

骨吸収抑制薬について

骨転移の進行を抑える目的で骨吸収抑制薬が用いられ，今までのビスホスホネート製剤（ゾメタ®など）に加え，2012年にRANKL阻害薬（ランマーク®）が発売されました．骨吸収抑制，骨病変の進展の抑制により，骨関連事象（SRE）の発現率軽減および，SRE発現までの期間延長効果が認められています．

2015年に発行された骨転移診療ガイドラインの中でも骨吸収抑制薬は，高いエビデンスレベル（A）と強い推奨度が示されています[3]．一方で，副作用として，低カルシウム血症や顎骨壊死のリスクもあり，血液データチェックや歯科受診，口腔ケアなどのケアも重要です．

引用・参考文献

1) 梅田恵，樋口比登実編：がん患者のQOLを高めるための 骨転移の知識とケア．医学書院，2015．
2) 緩和医療学会 緩和医療ガイドライン作成委員会：がん疼痛の薬物療法に関するガイドライン．金原出版，2014．
3) 日本臨床腫瘍学会：骨転移診療ガイドライン．南江堂，2015．
4) 平原佐斗司，茅根義和：チャレンジ！在宅がん緩和ケア．南山堂，2009．
5) 福田正道：我が国の骨転移患者の骨折予防に必要な看護ケアに関する動向―日本と米国の研究動向の比較を通して見えてくるもの―．兵庫県立大学看護学部・地域ケア開発研究所紀要，23：15-29，2016．

Part 2 ケアによる「成り行き」がわかる

6 多発性骨髄腫におけるレブラミド®使用時の注意点

新田理恵
杏林大学医学部付属病院 がん化学療法看護認定看護師

このケアで患者はどうなる？

レブラミド®（レナリドミド）は，ヒトにおいて催奇形性を有する可能性があるため，与薬時に注意し，服薬指導を行い，薬害が起こらないようにする必要がある．

ケアの概説：レブラミド®の管理方法

レブラミド®を服用する患者やそのご家族，介護者，医療関係者など治療にかかわるすべての人は，レブラミド®適正管理手順【RevMate®】*を遵守することが求められています．

そのケアはなぜ必要か

1 サリドマイドの歴史

多発性骨髄腫の治療の1つにレブラミド®療法があり，このレブラミド®は，サリドマイドの誘導体です．

サリドマイドは，はじめ催眠薬として販売された薬でしたが，1960年代前半に妊娠初期の妊娠悪阻に対してサリドマイドを服用した妊婦から，多くの四肢奇形を持つ新生児が出生したことで，薬の承認・販売が中止されました．

その後，サリドマイドの研究は進められ，治療抵抗性の多発性骨髄腫患者に対する抗腫瘍効果の報告があり，サリドマイドが腫瘍の活動性を抑えることがわかってきました．

そして，現在では，厳重なプログラムによって処方が管理されながら使用されるようになりました．

2 サリドマイドの作用

サリドマイドの抗腫瘍効果については，十分に解明されていない部分が多くありますが，血管新生阻害，サリドマイドの代謝産物による直接的な抗腫瘍効果，免疫機能の変調，サイトカイン活動の変調，TNF-αの阻害などの作用機序があると考えられています．

サリドマイドの副作用について表1にまとめました．

3 妊娠防止について

レブラミド®は，ヒトにおいて催奇形性を有する可能性があるため，妊婦または妊娠している可能性のある女性患者に対しての投与は禁忌です．妊娠する可能性のある女性患者に対しては，経口避妊薬（ピル）・子宮内避妊用具（IUD）・卵管結紮術から1種類以上の避妊法を実施し，かつ男性パートナーは必ずコンドームを使用することが求められています．

ただし，各避妊法のリスク（避妊に失敗する確率・コスト）を考慮し，必ず産婦人科医の受診を受けることとされています．

そのケアはいつ行うか（どの段階で行うか）

1 入院時：配薬・与薬・服薬確認時の注意点

病棟では，ほかの薬剤とは区別し，「特別な薬剤」として適切な保管・管理をします（当院では，鍵のかかる金庫

*RevMate®は，レブラミド®，ポマリスト®の胎児への曝露を防止することを目的として，薬剤の適正使用ならびに適切な流通および配布を行うために策定された適正管理手順．レブラミド®，ポマリスト®にかかわるすべての関係者は，例外なくRevMate®を遵守することが求められている．

表1 サリドマイドの主な副作用とその特徴

副作用	特徴
催奇形性	血管新生阻害作用によって，四肢の発達期に血管新生が阻害され，血流が保てなくなることが原因で，四肢奇形の新生児が出生したのではないかと考えられている．
便秘，眠気，倦怠感，皮膚発赤	症状のほとんどが軽度〜中等度
深部静脈血栓症	抗凝固薬を併用することで予防が可能と考えられている．
末梢神経障害	治療期間や投与量に相関しない．通常，足指から下肢にかけてチクチクするような痛みやしびれを感じるといわれている．

図1 レブメイド®キット

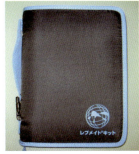
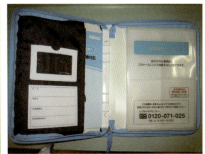

患者ごとに1冊配布し，薬剤・空の薬剤シート・確認票などを収納する．

で保管）．

配薬時には，必ず本人確認をします．また患者が服用したことを確認できるように，飲み終わった空のPTPシートを回収するなど，各病院のルールに従い，服薬確認を行います．服薬状況の確認，飲み忘れなど薬の記録および薬剤の紛失がないようにします．

加えて，院内の曝露対策に沿った方法で行い，薬剤に直接手で触れたり，破損時に吸入しないようにしましょう．

2 退院時：指導内容

「レブメイド®カード」は，診察時に必ず持参しましょう．他院に受診する際にも提示しましょう．

妊娠する可能性のある女性患者やパートナーが妊娠する可能性がある男性患者は，医師が説明した妊娠を回避する手段を守ってください．

通常，薬は専用の「レブメイド®キット」に保管します（図1）．他人が誤って飲まないように飲食物とは区別し，子どもの手の届かないように保管しましょう．飲まなかった薬がある場合は，次回の通院時にそのカプセルの種類と数を主治医に伝えます．

また，薬はなくさないようにしましょう．紛失した場合は薬局に報告してください．

外来治療中は，定期的に「レブメイド®定期確認票」を提出しましょう．

IUD：intrauterine device，子宮内避妊用具

そのケアの実施で患者はどう好転するか

レブラミド®治療にかかわる医療者は，薬剤の歴史や管理手順を知り，治療管理を行うことで薬害を再度起こさないようにする必要があります．

服薬アドヒアランスをアセスメント

最近では，入院中の誤投与事例も複数報告されており，レブラミド®の投与に携わる医療者は，適正管理手順が作成されている背景やその内容・注意点などを理解して管理する必要があります．

また，多発性骨髄腫は高齢者に多く発症する特徴から，患者自身の服薬アドヒアランス（患者が積極的に治療方針の決定に参加し，その決定に従って治療を受けること）をアセスメントし，個々に応じて支援する必要があります．

引用・参考文献
1) RevMate®（レブラミド®・ポマリスト®適正管理手順）．レブラミド®カプセル2.5mg レブラミド®カプセル5mg添付文書・適正使用ガイド　セルジーン株式会社ホームページ
http://revlimid-japan.jp/（2017年10月閲覧）
2) 菅野かおり，堀口美穂：多発性骨髄腫におけるサリドマイド治療の実際と看護．がん看護，10(4)：345-351，2005．
3) 日本薬学会 薬学用語解説．
www.pharm.or.jp/dictionary/（2017年10月閲覧）

おさえておきたい！
免疫チェックポイント阻害薬（ICI）使用時の看護ケア・看護師の役割

免疫チェックポイント阻害薬と免疫関連有害事象（irAE）

　免疫チェックポイント阻害薬（ICI）は，がん細胞や免疫細胞の表面に存在するタンパク質に結合し，免疫細胞にブレーキがかかることを抑制することでT細胞を活性化させ，がん細胞を攻撃するしくみです．このような作用機序（T細胞が活性化する）から，がん細胞だけでなく自分自身をも攻撃することがあり，免疫チェックポイント阻害薬に特有の免疫関連有害事象（irAE）が起こるといわれています（図1）[1)-3)]．

　irAEの発生頻度はそれほど高くはありませんが，自己免疫反応による症状であり，対処が遅れると重篤化する場合もあります．また治療開始後の比較的早い時期に起こる割合が多いですが，ときに治療が終了した後でも起こる可能性もあり，長期間にわたって注意が必要です．

免疫チェックポイント阻害薬使用時の看護ケア

　免疫チェックポイント阻害薬は，入院して治療を開始する場合もありますが，その後は，通院しながら治療を受ける患者が多くいます．そして従来から使用されてきた抗悪性腫瘍薬の有害事象とは異なる症状であり，患者自身もその症状がirAEであると認識するのはむずかしいことが推測されます．また，対処が遅れることで重篤化するなどの特徴を考慮すると，免疫チェックポイント阻害薬を使用する患者への看護のポイントは，以下の2つです．

① 患者自身が体調の変化を医療者に伝えられるよう指導する→「患者が気づけること」
② 患者の症状の観察をていねいに行う→「医療者が見つけること」

　このポイントをおさえながら，看護師の役割を考えていきます．

❶ 病棟看護師：治療開始時の看護
●オリエンテーション

　治療開始時に行うオリエンテーションでは，ほかのがん薬物療法と同様に治療スケジュールや有害事象について説明を行います．

　症状は多岐にわたっており，一度の説明で理解を得ることはむずかしいため，irAEの説明はイラスト入りでわかりやすく解説されている，製薬会社発行の患者向け資材を活用するとよいでしょう．説明しにくい症状も伝えやすくなるだけでなく，患者が自宅で症状の観察や確認を行う際にも活用できます．

●irAEとほかのがん薬物療法との違いについて説明

　免疫チェックポイント阻害薬を，2次治療で使用する患者もいます．1次治療で経験した有害事象と同じような症状が出現すると思い込む場合もありますし，

ICI：immune checkpoint inhibitor，免疫チェックポイント阻害薬
irAE：immune-related adverse event，免疫関連有害事象

図1 免疫チェックポイント阻害薬に特有の免疫関連有害事象(irAE)

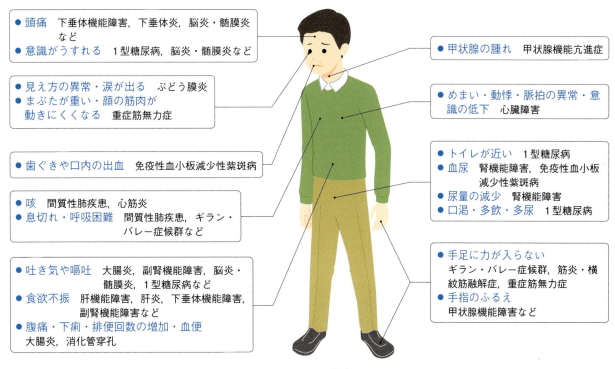

「あんなつらい治療をがんばってきたのだから今回も大丈夫」と考える患者もいます．

ほかのがん薬物療法との違いをわかりやすく説明し理解を得ることが，患者自身が症状の出現に気づき，対処するための動機づけにつながります．

● 異変を自覚したときの対応の説明

irAEは初期症状では，患者自身もそれが免疫チェックポイント阻害薬によるものかを認識することはむずかしいですが，その徴候を軽視することで，重篤化を招く危険があります．

患者に恐怖感を抱かせることがないよう注意しながら，早期発見の重要性を伝えます．そして異変に気づいたときには，医師や看護師への報告，病院への連絡をするよう指導します．「こんなことで病院に連絡してもよいのだろうか」と躊躇する患者の心理も考慮し，「い

表1 免疫チェックポイント阻害薬使用患者への問診項目（例）

- □ 疲れやすい
- □ 体重の増減
- □ 目や尿が黄色っぽい
- □ 手足に力が入りにくい
- □ 喉がかわく
- □ 体の力が抜ける
- □ 光がまぶしい
- □ 呼吸困難感，息切れ
- □ 皮膚の変化
- □ 便の回数が多い，下痢が続く
- □ 手足の震えやしびれ
- □ 水を多く飲むようになった
- □ 汗が多く出る
- □ 目の充血や見えにくさ
- □ 咳嗽の有無
- □ しびれがある
- □ 腹痛の有無
- □ まぶたが重い
- □ 尿量が増える
- □ 暑がりになった
- □ 発熱，倦怠感
- □ むくみがある

つもと違う！」と感じたときには連絡することが重要であることを説明します．

❷ 外来看護師：治療中の看護
● 症状の観察と問診

外来看護師は，治療や診察のために来院した患者に，irAEの徴候が出現していないかを確認するための問診（**表1**）を行います．施設によって医師の診察の前に看護師が問診を行う場合，診察後の薬剤投与前に観察，問診を行う場合があります．

いずれの場面でも，患者のちょっとした変化や訴えを逃さずに観察，聴取する能力が求められます．そして治療が長期にわたって続く患者に対しても，治療開始当初と同様に"ていねいな"観察と問診を継続することが重要です．

● 自宅で症状が出現した際の対処法の確認

治療導入時に行う説明の際に，異変に気づいたときの連絡について説明していますが，通院中の患者がその対処法を理解しているかをときどき確認しましょう．患者自身の「セルフチェック」と早期対応が重要なポイントであるため，注意喚起も継続して行っていきます．

❸ 救急外来看護師：患者からの連絡対応時の看護
● 患者に生じている症状を確認

患者から症状の相談を受ける場面では，免疫チェックポイント阻害薬を使用している患者であることを確認し，出現している症状や徴候を把握する能力が求められます．

電話を通して対応することが多く，その電話の相手が患者自身ではなく家族からの相談である場合もあります．電話越しで患者の状態を把握して，的確に医師に報告することは，受診の是非を決定するうえでも重要です．

筆者の施設では，どの職員が対応しても免疫チェックポイント阻害薬を使用している患者であることが瞬時に把握できるよう，該当患者の電子カルテ上に「免」マークが表示されるよう工夫しています（**図2**）．

● 患者対応のマニュアルの検討

免疫チェックポイント阻害薬はさまざまながん腫で使用が拡大されつつありますが，使用経験の少ない医師や看護師が，夜間，休日に対応しなくてはいけない場合もあります．

患者からの訴えが軽視されることがないよう，irAEへの対応について，多職種で検討しマニュアルを整備することも重要です．

多職種チームでサポートする

免疫チェックポイント阻害薬を使用する患者をサポートしていくためには，治療を行う診療科の医師だけでなく，irAEの治療を担う診療科の医師の協力が不可欠です．また薬剤師，栄養士などの介入も必要であ

図2　電子カルテの表示

免疫チェックポイント阻害薬を使用している患者はチェックを入れる

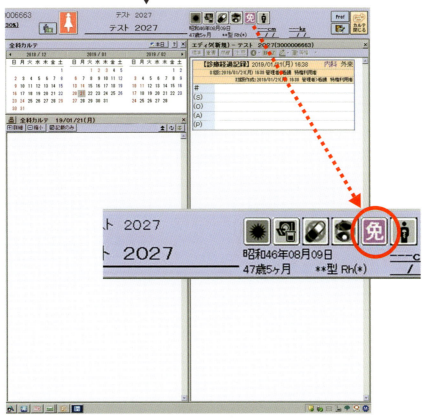

どの職員が対応しても免疫チェックポイント阻害薬を使用している患者であることが瞬時に把握できるよう，該当患者の電子カルテ上に「免」マークが表示される．
（がん・感染症センター　東京都立駒込病院　模擬患者の電子カルテ画面より）

り，多職種でサポートしていける体制を構築できることが望ましいでしょう．

irAEの発生頻度は高くはないため，その徴候や治療について臨床で学ぶ機会は少ない現実があります．院内で経験した事例を，診療科，職種を問わずに共有していくことも，免疫チェックポイント阻害薬を安全かつ適切に使用していくうえで重要です．　　　（春藤紫乃）

引用・参考文献

1) MSD製薬ホームページ：キイトルーダ®の特に注意すべき副作用．http://www.keytruda.jp/side_effect/
2) 小野薬品工業ホームページ：オプジーボ使用中に気を付ける症状．https://www.opdivo.jp/basic-info/documents/
3) NPO法人キャンサーネットジャパン：免疫チェックポイント阻害薬の副作用として予測される症状．もっと知ってほしい がんの免疫療法のこと(河上裕監)，p.14，2016．
http://www.cancernet.jp/upload/w_meneki160212.pdf

免疫チェックポイント阻害薬については，次の「がん薬物療法の"最新の知識が身につく"編」でさらに詳しく解説しています！(p.96～99, p.102～103)

memo

がん薬物療法の「最新の知識が身につく」編

Part 1 薬物療法の注目ワード Q&A p.101

Part 2 有害事象対策 Q&A p.121

Part 3 抗がん薬の投与方法 Q&A p.153

Part 4 抗がん薬治療のリスクマネジメント Q&A p.163

Part 5 患者対応・患者説明に活かす知識 Q&A p.171

がん薬物療法の「最新の知識が身につく」編

がん薬物療法
変わってきたこと・これから変わっていくこと

中根 実
武蔵野赤十字病院 腫瘍内科 部長

　がん薬物療法の進歩はめざましく，相次いで新薬が承認され，実際に投与が始まっています．私たち医療者は，それぞれの薬の正確な使用法，適切な副作用対策を学び，実践できる体制を整えていかねばなりません．そのためには，知識だけではなく，幅広い臨床経験も大切になります．

　今回の特集では，がん薬物療法について看護師の皆さんから寄せられる"よくある質問"にQ&A形式で答えていきます．

　最近のがん薬物療法における大きな変化は「免疫チェックポイント阻害薬の登場」でしょう．この薬剤開発までの輝かしい研究業績に対して，2018年のノーベル生理学・医学賞が日本の本庶佑博士と米国のジェームズ・アリソン（James P. Allison）博士に贈られました．ここでは，免疫チェックポイント阻害薬の概要について簡潔にまとめます．

　一方，「がん診療における診療部門間の連携」についても注目されてきています．免疫チェックポイント阻害薬も含め，がん診療は専門性が高まると同時に，さまざまな合併症も発生するようになり，今まで以上に，診療科間の緊密な連携が求められています．ここでは，内分泌代謝科領域と循環器科領域について簡潔に触れます．

図1　従来の抗がん薬と免疫チェックポイント阻害薬の比較

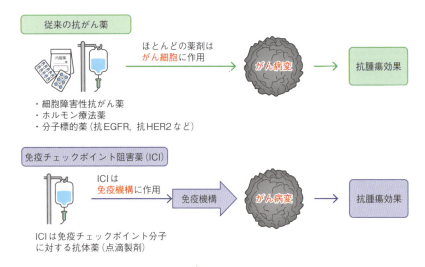

図2 免疫チェックポイント阻害薬の作用

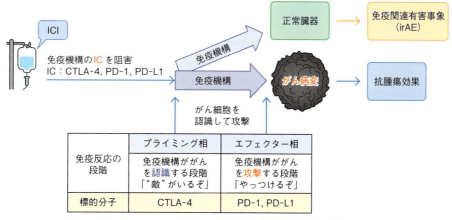

IC：Immune checkpoint，免疫チェックポイント
ICI：Immune checkpoint inhibitor，免疫チェックポイント阻害薬
PD-1：Programmed cell death 1
PD-L1：Programmed cell death ligand 1
CTLA-4：Cytotoxic T-lymphocyte antigen 4

免疫チェックポイント阻害薬の登場

1 免疫チェックポイント阻害薬（ICI）とは

　従来の抗がん薬は，がん細胞そのものに直接作用して抗腫瘍効果を得る薬ですが，免疫チェックポイント阻害薬は，患者本人に備わっている免疫機構（免疫力）に作用して抗腫瘍効果を得る薬です（図1）．

　免疫チェックポイントとは，活性化されたTリンパ球（がん細胞を攻撃する免疫細胞のひとつ）を抑止する機能のことで，過剰な免疫反応が起こらないように調節しています．がん細胞はこの機能を逆手にとって，Tリンパ球からの攻撃を逃れて生存し，増殖を続けていることがわかってきました．

　免疫チェックポイントをブロック（阻害）すると，Tリンパ球はがん細胞に対する認識機能と攻撃機能を取り戻して抗腫瘍作用が発揮されます．この免疫チェックポイントにかかわる分子を阻害する薬が免疫チェックポイント阻害薬（ICI：immune checkpoint inhibitor）です．

　ICIには，がん細胞を認識する段階のプライミング相に作用する薬（抗CTLA-4抗体薬）と，がん細胞を攻撃する段階のエフェクター相に作用する薬（抗PD-1抗体薬，抗PD-L1抗体薬）があり，いずれも分子標的薬に分類されるモ

図3　抗PD-1抗体薬の作用

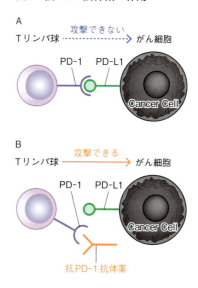

ノクローナル抗体薬です（図2）．

　抗PD-1抗体薬（オプジーボ®，キイトルーダ®）の作用を見てみましょう（図3）．腫瘍細胞のPD-L1とTリンパ球のPD-1が結合していると，Tリンパ球は腫瘍細胞を攻撃できませんが，抗PD-1抗体薬で両者の結合を解くと，Tリンパ球は腫瘍細胞を攻撃できるようになり，これが抗腫瘍効果

表1　免疫チェックポイント阻害薬の種類

標的	免疫チェックポイント阻害薬
CTLA-4	ヤーボイ®（イピリムマブ，Ipilimumab）
PD-1	オプジーボ®（ニボルマブ，Nivolumab） キイトルーダ®（ペムブロリズマブ，Pembrolizumab）
PD-L1	テセントリク®（アテゾリズマブ，Atezolizumab） イミフィンジ®（デュルバルマブ，Durvalumab） バベンチオ®（アベルマブ，Avelumab）

2018年10月現在

図4　免疫チェックポイント阻害薬に伴う免疫関連有害事象（irAE）

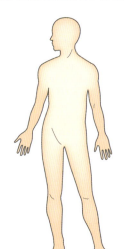

- 眼：ブドウ膜炎
- 神経/筋：重症筋無力症，筋炎
  自己免疫性ニューロパチー
  ギラン・バレー症候群，脳炎
- 心臓：心筋炎
- 肺：間質性肺疾患
- 内分泌：下垂体炎
  甲状腺機能低下症
  甲状腺機能亢進症
  副腎皮質機能低下症
- 代謝：劇症1型糖尿病

- 全身：倦怠感
- 皮膚：発赤，瘙痒
- 消化管：悪心，腸炎
- 肝臓：肝機能障害
- 腎臓：腎炎
- 血液：溶血性貧血
- Infusion reaction

として現れるようになります．

　2018年10月現在において，わが国で承認されているICIは6種類です（表1）．それぞれのがんにおいて，用いられる薬剤や投与される段階は異なりますが，適応されるがんの種類のみを列挙すると，頭頸部がん，非小細胞肺がん，悪性胸膜中皮腫，胃がん，腎細胞がん，尿路上皮がん，ホジキンリンパ腫，悪性黒色腫，メルケル細胞がん（まれな皮膚悪性腫瘍）です．今後は，肝細胞がんや一部の大腸がんなどにも用いられるようになるでしょう．

　一方，課題のひとつは，患者によって薬効が異なる点です．長期にわたって抗腫瘍効果がしっかり現れている患者は2～3割にとどまっているのです．なぜなのか？　そして，どうすればより多くの患者さんで効果が発揮されるのか？の研究が進められています．

　また，最近では，自由診療の免疫療法と免疫チェックポイント阻害薬の併用で重篤な副作用が出現した事例が報告されていますので，医療者サイドからの注意喚起も重要です．詳細は「まずはおさえておきたい注目ワード① 免疫チェックポイント阻害薬，p.102」の項で詳しく学ぶことができます．

2 免疫関連有害事象（irAE）

　免疫チェックポイントは自分自身の正常細胞への攻撃を回避する機能でもあるため，ICIによって活性化された免疫機能が正常臓器を攻撃してしまうことがあり，これらは免疫関連有害事象（irAE：immune-related adverse events）

図5 がん診療における診療部門間の連携

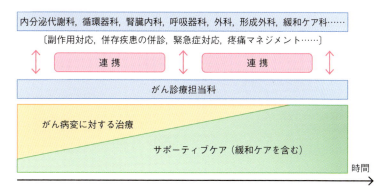

表2 がん診療で副腎皮質ステロイド薬を使用する例

機会		投与例
抗がん薬治療	レジメン	リンパ腫：CHO<u>P</u>, G<u>D</u>P, E<u>S</u>HA<u>P</u>, <u>D</u>HAP 急性リンパ性白血病：Hyper-CVA<u>D</u>/MA 多発性骨髄腫：V<u>D</u>, R<u>d</u>, DV<u>d</u>, D<u>R</u><u>d</u>
	前投薬	DEX 8～20mg/回（タキサン系製剤など） HDC 100mg/回（リツキサン®など）
抗がん薬による悪心嘔吐予防		DEX 4～20mg/回
薬剤性肺疾患（間質性肺炎）		mPSL 500～1,000mg/日
免疫関連有害事象（irAE）		PSL 0.5～1mg/体重kg/日
脳転移，脊髄圧迫症候群時の浮腫軽減		DEX 8～16mg/日
がん疼痛，倦怠感の緩和		DEX（状況に応じて）

レジメンの下線は副腎皮質ステロイド薬の頭文字
P：PSL, D：DEX, d：DEX, S：ソル・メドロール®（mPSL）

irAE：immune-related adverse events
DEX：デキサメタゾン（dexamethasone），デカドロン®，レナデックス®
PSL：プレドニゾロン（prednisolone），プレドニン®
mPSL：メチルプレドニゾロン（methylprednisolone），ソル・メドロール®
HDC：ヒドロコルチゾン（hydrocortisone），ソル・コーテフ®，サクシゾン®

と総称されています（図4）．

irAEには，間質性肺炎，肝機能障害，大腸炎，甲状腺機能低下症などがあり，自己免疫疾患に類似した合併症も含まれていて，実に多彩です．いずれの発生もまれですが，初回投与後の早期から出現することがあり，ときに重症化することもあります．薬の手引きや説明用紙などを用いたオリエンテーション，経時的な症状把握を多職種で行い，irAEに対する速やかな対応ができるように備えておきましょう．irAEに対しては，重症度に応じて，薬剤の休薬または中止，副腎皮質ステロイド薬の投与などが行われます．

がん診療における診療部門間の連携

がんの治療では，がん病変に対する治療と緩和ケアを含むサポーティブケア（支持療法）が併行して行われます．この過程において，がん患者はさまざまな併存疾患（糖尿病や血栓症など）や疼痛などの症状を抱えることが多く，こ

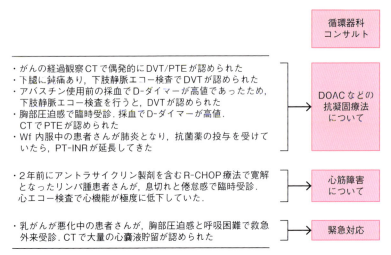

図6 がん診療に関する循環器科コンサルテーションの例

DVT：deep vein thrombosis，深部静脈血栓症
PTE：pulmonary embolism，肺血栓塞栓症，Wf：warfarin，ワルファリン
DOAC：direct oral anticoagulant，直接経口抗凝固薬
PT-INR：prothrombin time-international ratio，プロトロンビン時間国際標準比

れらの診察やマネジメントについて，治療担当科から専門診療科にコンサルテーションが行われます（図5）．がん診療科と循環器科との連携はOnco-cardiology，腎臓内科との連携はOnco-nephrology，内分泌代謝科との連携はOnco-endocrinologyといった用語で呼ばれるようにもなっています（Onco-はOncology腫瘍学の意味）．

がんの薬物療法においても，副作用への対応などで専門医の診察が必要となることがあります．免疫チェックポイント阻害薬による有害事象（irAE）への対応も同様です．診療科間の緊密な連携によって，重度の副作用を避けて薬物療法を施行することができ，患者のQOL向上にも大きく貢献します．以下に2つの例を挙げます．

副腎皮質ステロイド薬は，がん病変の治療の時期から終末期にかけて幅広く用いられています（表2）が，しばしば高血糖となり，内分泌代謝科にコンサルテーションすることが多くなります．がんの薬物療法に伴う高血糖については「有害事象⑧ 高血糖，p.136」の項で詳しく学ぶことができます．

また，がん診療科から循環器科へのコンサルテーションは，抗凝固薬や心機能低下に関連する事項，がん性心嚢液の大量貯留（心タンポナーデ）などの緊急症など，多岐に渡ります（図6）．抗凝固薬については「患者対応・患者説明に活かす知識② 抗凝固薬の変更，p.174」の項で詳しく学ぶことができます．

引用・参考文献

1) Ribas A：Tumor immunotherapy directed at PD-1. N Engl J Med. Jun 28；366(26)：2517-2519, 2012.
2) Champiat S, Lambotte O, et al.：Management of immune checkpoint blockade dysimmune toxicities：a collaborative position paper. Ann Oncol, Apr；27(4)：559-574, 2016.
3) Chang HM, Moudgil R, et al.：Cardiovascular Complications of Cancer Therapy：Best Practices in Diagnosis, Prevention, and Management：Part 1. J Am Coll Cardiol, Nov 14；70(20)：2536-2551, 2017.

がん薬物療法の

「最新の知識が身につく」編

Part 1
薬物療法の注目ワード Q&A

Part 1 薬物療法の注目ワード Q&A

まずはおさえておきたい注目ワード①

▼

免疫チェックポイント阻害薬

Q1 最近話題の**免疫チェックポイント阻害薬**は，免疫療法の１つとのことですが，自由診療で行われている免疫療法とは異なるのですか？両方の治療を受けても大丈夫でしょうか．

A **自由診療で行われる免疫療法は，がんワクチン療法などで，これは免疫チェックポイント阻害薬とは異なるものです．** 両者の併用についての有効性や安全性は不明です．

　がん免疫療法は，Science誌により2013年にBreakthrough of the Yearに選出され，世界的に注目を浴びるようになりました[1]．日本でも，世界に先駆けて免疫チェックポイント阻害薬であるニボルマブ（オプジーボ®）が2014年に悪性黒色腫に対し承認され，その後，多くのがん腫に適応を広げており，免疫応答の再活性化を促し抗腫瘍効果を示す新しい薬剤として注目されています．

　がん免疫療法は100年以上前から行われており，なんらかの方法で自身の免疫応答を高め，抗腫瘍効果をもたらすものです．以前は非特異的な免疫療法が主流でしたが，徐々にがん細胞に特異的な免疫療法が主流となってきました．

がん免疫療法の分類

　がん免疫療法は，大きく２つの軸に分けて分類できます（表1）．

　１つは，患者自身の抗腫瘍免疫を活性化するかどうかで能動免疫療法と受動免疫療法に分けられます．がんワクチン療法は，がん関連抗原を直接もしくは樹状細胞に導入し患者に接種することで患者の体の中で抗原特異的T細胞が活性化し，がん細胞を攻撃する治療で，能動免疫療法です．モノクローナル抗体療法（リツキシマブ：リツキサン®やトラスツズマブ：ハーセプチン®）やがん細胞の特徴を覚えさせたT細胞を利用する養子免疫療法は，それ自身ががん細胞を攻撃するので，患者自身の免疫応答を必要としない受動免疫療法です．

　もう１つの軸は，抗腫瘍免疫応答を高める方法の違いであり，アクセルをふかすのか，ブレーキを外すかに分けられます．もともと免疫系はその作用が過剰になりすぎないようにブレーキをかける機能を持っていますが，がん細胞はそのブレーキを強めることで免疫系から逃れていることがわかっています．このブレーキを外す治療が，いわゆる免疫チェックポイント阻害薬であり，大きな成功を収めています．

免疫チェックポイント阻害薬

　免疫チェックポイント阻害薬として最初に登場したのが，抗CTLA-4抗体であるイピリムマブ（ヤーボイ®）です．2010年に転移性悪性黒色腫の2次治療としてがんペプチドワクチンであるgp100と比較し，生存期間の延長を証明し，翌2011年に米国で承認となりました[2]．その後，抗PD-1抗体であるニボルマブ（オプジーボ®）の登場があり，悪性黒色腫に続き，非小細胞肺がん，腎細胞がんと有効性の報告が続き，2018年11月現在，8つのがん腫に適応が拡大されています．

　有効性の報告が相次ぎ，すべてのがんで効果があるようにも思われますが，実際には遺伝子変異が多いがん[*1]で効果が高く，ドライバー遺伝子変異などによって起こるがん[*2]は遺伝子変異が少なく，効果が少ないことがわかってきてい

*1：紫外線や喫煙などが原因で起こる，肺がんや悪性黒色腫やミスマッチ修復遺伝子異常のある腫瘍．　*2：EGFR遺伝子変異陽性肺がんなど．

表1 主ながん免疫療法

	アクセルをふかす	ブレーキを外す
能動免疫	免疫賦活療法，サイトカイン療法（インターフェロン，インターロイキン），**樹状細胞療法**，**がんワクチン療法**	免疫チェックポイント阻害薬
受動免疫	活性化リンパ球療法（T細胞，NK細胞療法），抗体療法，**養子免疫療法（腫瘍浸潤T細胞輸注療法キメラ抗原受容体遺伝子導入T細胞療法：CAR-T，T細胞受容体遺伝子導入T細胞療法：TCR-T）**	

太字：がん抗原特異的免疫療法

ます[3,4]．

自由診療で行われている免疫療法とは

では自由診療で行われている免疫療法とはどのようなものでしょう？

Googleで「がん免疫療法」と検索すると，実に2,620万件がヒットし（2018年11月閲覧），最初の数ページはほとんどが自由診療で免疫療法を行っている医療施設のページです．このような医療施設での免疫治療は，活性化リンパ球療法や樹状細胞療法，がんワクチン療法などが主ですが，先に述べた免疫チェックポイント阻害薬とは異なるもので，その効果は確立されていません．そのため保険診療として認められていませんが，有効性を謳い，自由診療として行っている医療施設があるため注意が必要です．

がんワクチン療法で成功を収めたのは，前立腺がんに対するSipuleucel-T（Provenge®）のみです．これは，がん関連抗原（前立腺酸性ホスファターゼ抗原）を負荷した樹状細胞をワクチンとして再投与するものですが，ホルモン治療抵抗性となった前立腺がんに対し，4か月の生存期間の延長をもたらし，2010年に米国で承認されました（日本では未承認）[5]．進行膵臓がん患者に対するがんペプチドワクチン「エルパモチド」は日本でも期待されましたが，ゲムシタビンへの上乗せ効果をみる比較試験で，その有効性は認められませんでした[6]．活性化リンパ球療法や樹状細胞療法は，がん抗原に特異的でなく，単独での効果はほとんど期待できません．

免疫チェックポイント阻害薬とほかの免疫療法の併用については，現在検討中です．抗CTLA抗体と抗PD-1抗体の併用はがん腫によっては高い効果を発揮するものの，重篤な有害事象はおおよそ2倍となります．免疫療法とほかの治療の併用に関しては，1つひとつ安全性，有効性の検証を繰り返していく必要があります．自由診療で免疫チェックポイント阻害薬とほかの治療を併用している医療施設もありますが，両方の治療を同時に受けた際の安全性や有効性は不明です．

自由診療で免疫療法を行うクリニックは「手術や抗がん薬が効かない人にも有効」「副作用が少ない」「何千例の治療実績」という謳い文句で患者を引き寄せます．「手術ができない」「StageⅣ」「もう使える抗がん薬はありません」などと主治医に言われた患者は，このような免疫療法に強い期待を持ってしまうかもしれません．免疫チェックポイント阻害薬以外の免疫療法にも有効性があるかもしれませんが，発展途上の治療は臨床研究や治験といった枠組みの中で行われるべきです．現状ではがん患者が臨床試験・治験の情報を得ることがきわめてむずかしく，Web広告による自由診療の免疫療法が魅力的に映ってしまうのが現状でしょう．まずはわれわれが本テーマのような患者からの質問に対し，正しい情報を提供し注意を促し，臨床研究や治験に関しても情報を伝えていくことが重要です．

（矢崎 秀，山内照夫）

引用・参考文献
1) Couzin Frankel J : Breakthrough of the year 2013. Science, 342(6165) : 1432-1433, 2013.
2) Hodi FS, et al. : Improved survival with ipilimumab in patients with metastatic melanoma. N Engl J Med, 363(8) : 711-723, 2010.
3) Rizvi NA, et al. : Cancer immunology. Mutational landscape determines sensitivity to PD-1 blockade in non-small cell lung cancer. Science, 348(6230) : 124-128, 2015.
4) Le DT, et al. : PD-1 Blockade in tumors with mismatch-repair deficiency. N Engl J Med, 372(26) : 2509-2520, 2015.
5) Kantoff PW, et al. : Sipuleucel-T immunotherapy for castration-resistant prostate cancer. N Engl J Med, 363(5) : 411-422, 2010.
6) Yamaue H, et al. : Randomized phase II/III clinical trial of elpamotide for patients with advanced pancreatic cancer. PEGASUS-PC Study. Cancer Sci, 106(7) : 883-890, 2015.

CAR-T：chimeric antigen receptor T cell therapy　　TCR-T：T cell receptor therapy

Part 1 薬物療法の注目ワード Q&A

まずはおさえておきたい注目ワード② ▶ モノクローナル抗体

Q2 モノクローナル抗体に薬を運ばせてがん細胞を攻撃する治療法があるそうですね．どのような薬なのですか？

A がん細胞と特異的に反応する抗体と抗がん薬を結合させた薬剤を抗体薬物抱合体（ADC）といいます．抗体によりがんの細胞内に抗がん薬を取り込ませるため，効果的にがん細胞を攻撃します．

がん細胞に結合し効果的に攻撃

　分子標的治療はがん細胞の特定の標的を攻撃する治療ですが，その標的を狙うのに専用の抗体が使われ，これをモノクローナル抗体といいます．標的ごとに単一の（モノ）抗体が作られ，薬剤となります．

　では，乳がん治療を例にして，モノクローナル抗体の働きについて解説します．乳がんの薬物治療は，大きく分けて3つのサブタイプ別に行われます．Luminalタイプはホルモン治療，HER2タイプは分子標的治療，トリプルネガティブタイプは抗がん薬治療が主体となります．

❶ がん細胞に特有のタンパクと特異的に反応する抗体

　HER2タイプ乳がんの患者は，がん細胞の表面にHER2タンパクが過剰に存在しています．そこで，HER2タンパクを標的としてモノクローナル抗体を作り攻撃する治療法が開発され，トラスツズマブ（ハーセプチン®）という薬が使われています．

　ハーセプチン®は一方でがん細胞のHER2タンパクに結合し，一方で白血球の一種であるNK細胞に結合し，がん細胞を攻撃します．ハーセプチン®は手術可能な乳がんにも，進行・再発乳がんにも使われます．

❷ 抗体により抗がん薬をがん細胞に取り込ませる

　「モノクローナル抗体に薬を運ばせてがん細胞を攻撃する治療法」は，HER2タイプで進行・再発乳がんの治療に登場し，トラスツズマブエムタンシン（T-DM1：カドサイラ®）という薬剤になります．

　カドサイラ®は，ハーセプチン®にエムタンシン（DM1）というtubulin阻害薬の抗がん薬を結合させたもので，がん細胞のHER2タンパクに結合することでエムタンシンが細胞内に取り込まれ，効果的にがん細胞を攻撃します（図1）．

モノクローナル抗体の有用性

　HER2タイプ進行・再発乳がんの1次治療は，パージェタ®（ペルツズマブ）＋ハーセプチン®＋タキサン系ですが，2次治療にカドサイラ®が使用されます．その根拠となった試験は，CLEOPATRA試験[1]とEMILIA試験[2]です．

　CLEOPATRA試験は，パージェタ®＋ハーセプチン®＋タキソテール®（ドセタキセル）vsプラセボ＋ハーセプチン®＋タキソテール®（コントロール群）で比較が行われました．結果は，パージェタ®群のほうがコントロール群より無再発生存期間を6.3か月延長し，全生存期間を15.7か月延長させることができたため，1st lineとなっています．

　ハーセプチン®＋タキサン系の効果がなくなった患者に対して行われた試験がEMILIA試験で，カドサイラ®vsタイケルブ®（ラパチニブ）＋ゼローダ®（カペシタビン）（コントロール群）を比較した試験です．結果は，カドサイラ®群のほうがコントロール群より無再発生存期間を3.2か月延

ADC：antibody-drug conjugate，抗体薬物抱合体

図1 カドサイラ®のメカニズム

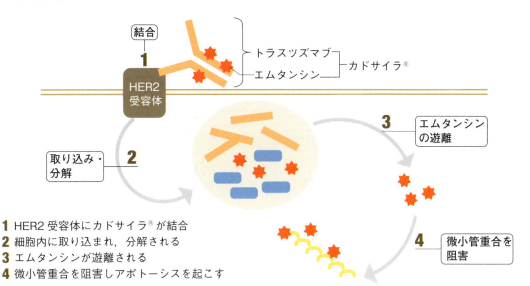

1. HER2受容体にカドサイラ®が結合
2. 細胞内に取り込まれ,分解される
3. エムタンシンが遊離される
4. 微小管重合を阻害しアポトーシスを起こす

長し,全生存期間を5.8か月延長することができました.また,MARIANNE試験[3]では,カドサイラ®はハーセプチン®＋タキサン系を超える効果が得られなかったため,2次治療となっています.

患者指導とケアのポイント

1 投与時の注意点

カドサイラ®を投与する患者は,すでにハーセプチン®の治療歴のある方が多いため,「カドサイラ®はハーセプチン®に抗がん薬をつけた薬です」と説明するとわかりやすいかもしれません.

カドサイラ®は,3週間に1回の投与を外来で行います.初回は90分かけてインフュージョンリアクション等の有無を評価しますが,問題がなければ2回目以降は30分に短縮することが可能です.投与の際は,副作用予防のための制吐薬やステロイドなどの前投与はとくに行いません.

2 副作用の説明

患者がよく心配される脱毛の頻度は少なく,血小板減少と肝機能障害が主な副作用となります.抗凝固薬などの使用や肝疾患の既往歴などの聴取を行い注意する必要がありますが,比較的副作用が少ない薬剤に分類されると思われます.

＊

HER2タイプの進行・再発乳がんは,このような分子標的薬の登場で,以前より長い生存期間が望めるようになりました.カドサイラ®はQOLを維持しながら延命できるよい治療の1つです.

（武田美鈴,伊藤良則）

引用・参考文献

1) Baselga J, et al ; Pertuzumab plus trastuzumab plus docetaxel for metastatic breast cancer. N Engl J Med, 366(2) : 109-119, 2012.
2) Verma S, et al. : Trastuzumab emtansine for HER2-positive advanced breast cancer. N Engl J Med, 367(19) : 1783-1791, 2012.
3) Paul Anthony Ellis, et al. : Phase III, randomized study of trastuzumab emtansine(T-DM1)± pertuzumab(P)vs trastuzumab + taxane(HT)for first-line treatment of HER2-positive MBC : primary results from the MARIANNE study. 51th Annual Meeting of American Society of Clinical Oncology, Chicago, Illinois, USA, May 2015.

Part 1 薬物療法の注目ワード Q&A

まずは
おさえておきたい
注目ワード③

▼

同時化学放射線
療法（ケモラジ）

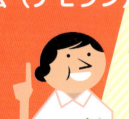

Q3 同時化学放射線療法（CCRT）を受ける患者が増えてきました．有害事象対策や患者指導のポイントにはどんなことがありますか？

A 同時化学放射線療法は放射線療法単独より有害事象が強く出現します．そのため，有害事象を最小限に抑えるための悪化予防や苦痛の緩和，栄養サポートが治療完遂に重要です．

放射線療法は，化学療法・手術療法と並び，がんの3大治療とされていますが，欧米の放射線療法利用率50〜60％と比較すると日本では30％にとどまっています．

まだ利用率が低い放射線療法ですが，根治から緩和までさまざまな役割を担い，機能温存や手術が困難な患者にとっても根治を目指せる治療です．さらに，化学療法を併用することでより治療効果を高めることができます．

同時化学放射線療法の目的

同時化学放射線療法の目的は，①化学療法との増感効果により放射線療法単独よりも奏効率を高める，②化学療法で遠隔転移を抑制しつつ放射線療法によって局所制御を目指す，の2点があり，肺がん・食道がん・子宮頸がん・頭頸部がん・肛門管がんなどの疾患で幅広く用いられます．

同時化学放射線療法でよく使われる薬剤は，プラチナ製剤（シスプラチンなど）や代謝拮抗薬（フルオロウラシル，カペシタビンなど）であり，放射線によるDNA損傷の修復を阻害して増感効果が得られると考えられています．分子標的薬も放射線療法との併用による増感効果が期待されていますが，現時点でエビデンスが得られているのは頭頸部がんに対する抗EGFR抗体（セツキシマブ）の同時併用のみです．

同時化学放射線療法の有害事象

図1は，化学療法の有害事象の一般的な経過です．これに図2の放射線療法の有害事象が加わり，化学療法を併用すると放射線療法の有害事象が増強・遷延する傾向があります．なお，放射線療法の有害事象は，照射部位によってさまざまです．

患者指導とケアのポイント

放射線療法の有害事象は，基本的に照射部位に出現します．そのため，照射部位を把握して有害事象の悪化予防・対処方法を指導することが重要です．化学療法を併用することで増強しやすい有害事象には，骨髄抑制や皮膚炎・粘膜炎があります．

有害事象の悪化は心身ともに苦痛が増強し治療意欲の低下を引き起こすため，患者のセルフケア能力を評価して個々のライフスタイルに合わせた対処方法の提案・指導が必要となります．そこで，具体的な指導内容を部位別に挙げます．

1 胸部

照射部位に食道が入る場合，食道粘膜炎が出現します．肺がん・食道がんでプラチナ製剤（シスプラチン，カルボプラチンなど）を併用すると粘膜炎が悪化して，嚥下時つかえ感・嚥下時痛が増強します．刺激のある食べ物は避け，

CCRT：concurrent chemoradiotherapy，同時化学放射線療法

図1 化学療法の有害事象（自覚症状）

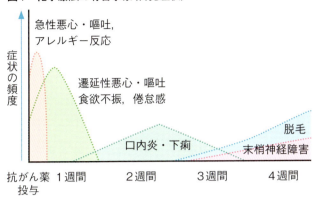

図2 主な放射線療法の有害事象（自覚症状）

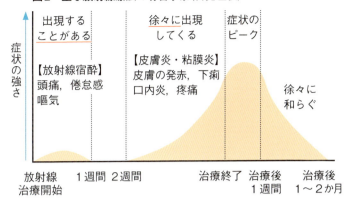

食事形態や食べ方の工夫（よく噛んで少量ずつ飲み込む）の指導が必要となります．症状増悪時は，食前に粘膜保護剤や鎮痛薬を服用して苦痛を緩和します．

また，放射線肺臓炎は，化学療法と併用することで発症・重症化するリスクが増強します．症状は，熱・咳・息切れですが，咳嗽がない場合や解熱鎮痛薬を服用することで発熱がみられない場合もあります．他の有害事象と違って治療終了後〜数か月後に出現するため，放射線療法の影響に気付かないことがあります．そのため，長引く症状や不安があるときは，早めに医療機関を受診して医師に胸部の放射線療法を受けたことを伝える指導が必要です．

2 骨盤領域

骨盤の照射では，腸炎・膀胱炎が出現します．子宮頸がんはプラチナ製剤（シスプラチン，カルボプラチン），直腸がんでは代謝拮抗薬（カペシタビン）が併用され，下痢・食欲低下・頻尿による苦痛が生じます．症状をコントロールする薬剤の調整や，消化のよい食べ物を分食にするなどの工夫が必要です．

3 頭頸部領域

上〜下咽頭がんでは皮膚炎・口腔〜食道粘膜炎・唾液量の低下・味覚低下が出現します．プラチナ製剤（シスプラチン，カルボプラチンなど），代謝拮抗薬（フルオロウラシル），抗EGFR抗体（セツキシマブ）を併用すると，嚥下時痛の増強や照射野の皮膚炎による強い苦痛が生じます．そのため，有害事象のGradeに応じて清潔・保湿・刺激の回避・苦痛の緩和・栄養サポートそれぞれについて支援することが重要です（表1）．

IMRT：intensity modulated radiation therapy，強度変調放射線治療

照射部位の皮膚は，石けんを用いて優しく洗浄します．痛みや瘙痒感がある場合，入浴後・照射後に保湿剤を優しく塗布します．照射部位の日焼け止めの塗布やテープの貼付は避けるよう指導が必要となります．

口腔粘膜炎の悪化予防には，定期的に歯科でフォローして，口腔粘膜を傷つけないように歯のブラッシングを行い清潔に保ちます．含嗽は口腔乾燥・う歯・感染予防を目的として含嗽薬や保湿剤を用いて8回/日を目安に行います．

近年，IMRT（強度変調放射線治療）が普及し，治療効果を上げ，口腔乾燥や皮膚炎・粘膜炎の有害事象の苦痛が抑えられるようになりました．しかし，体重減少により体型が変化すると腫瘍への線量が不十分となり，治療効果に影響します．

治療中の急激な体重減少を避けるためには，定期的に栄養状態の評価をして，栄養補助食品の活用や食生活に合わせた栄養指導をします．それに加え，疼痛による食事量の減少を防ぐために，粘膜炎の範囲や部位に応じて鎮痛薬の種類，使用するタイミングの調整が必要となります．

＊

有害事象の悪化による苦痛が増強すると治療休止につながり，治療効果が低下します．有害事象は患者によって出現の状況や症状が異なるため，治療完遂に向けて症状に合わせた支援が必要です．

化学放射線療法は苦痛が強い治療のため，「がんばってください」と励ますだけでなく，苦痛や不安を医療者が理解して「ともにがんばっていきましょう」という気持ちで支援することが大切だと考えています．

（松島由佳）

同時化学放射線療法(ケモラジ)

表1　放射線皮膚炎・放射線口腔粘膜炎

放射線皮膚炎

Grade	1	2	3	4	5
診察所見				通常の放射線療法では出現しない	死亡
CTCAE v5.0	わずかな紅斑や乾性落屑	中等度から高度の紅斑；まだらな湿性落屑．ただしほとんどが皺や襞に限局している；中等度の浮腫	皺や襞以外の部位の湿性落屑；軽度の外傷や擦過により出血する	生命を脅かす；皮膚全層の壊死や潰瘍；病変部より自然に出血する；皮膚移植を要する	
清潔	石けんの泡でやさしく洗浄（シャワー）	石けんの泡でやさしく洗浄（シャワー，表皮剥離・痛みがある場合：生理食塩液を使用）		放射線治療中止 医師の指示に従う	
保湿	セツキシマブ併用の場合，保湿剤の塗布	保湿剤，ステロイド軟膏の塗布（照射後・入浴後）湿潤環境の保持．非固着性ガーゼで保護			
刺激回避	衣類などの摩擦，カミソリ，日焼け止め，シェービングクリーム等を避ける				
苦痛緩和	クーリング（照射前後を避ける），保湿剤・ステロイド軟膏の塗布		必要時：鎮痛薬の内服		
栄養	栄養を十分に摂る				

放射線口腔粘膜炎

Grade	1	2	3	4	5
診察所見					死亡
CTCAE v5.0	症状がない，または軽度の症状；治療を要さない	経口摂取に支障がない中等度の疼痛または潰瘍；食事の変更を要する	高度の疼痛；経口摂取に支障がある	生命を脅かす；緊急処置を要する	
清潔	歯のブラッシング，粘膜のケア，義歯の洗浄		可能な範囲でブラッシング	放射線治療中止 主治医の指示に従う	
保湿	含嗽：8回/日目安（含嗽薬使用）保湿剤，低刺激の洗口液，保湿ジェル，ネブライザー，マスク着用など				
刺激回避	食事は刺激物を避ける．粘膜炎に当たらないように歯のブラッシング・粘膜のケアをする				
苦痛緩和		・含嗽薬，軟膏に局所麻酔薬を足す ・局所管理ハイドロゲル創傷被覆・保護材の塗布（含嗽後） ・除痛ラダーに沿った鎮痛薬の投与（食前）			
栄養	栄養を十分に摂る	食事形態の変更	栄養補助食品の活用 経管栄養，経静脈栄養	経口摂取禁止	

※放射線皮膚炎の写真はセツキシマブ併用症例
※放射線口腔粘膜炎が予測される場合は，治療開始前から栄養評価，栄養士による栄養相談の実施．施設により胃瘻造設

引用・参考文献
1) 秋元哲夫ほか：特集 化学放射線療法最前線．JASTRO NEWSLETTER，121(3)：22-35，2016．
2) 遠藤久美：代表的なレジメンと主な副作用．がん化学療法ケアガイド 改訂版（濱口恵子，本山清美編），p.40-49，中山書店，2013．
3) 丹生健一ほか編：頭頸部がんの化学放射線療法．p.156-167，日本看護協会出版会，2015．
4) 公益社団法人日本放射線腫瘍学会編：放射線治療計画ガイドライン 2016年版．p.97-185，金原出版，2016．
5) 日本臨床腫瘍研究グループ（JCOG）：有害事象共通用語規準v5.0日本語訳JCOG版．JCOGホームページ http://www.jcpg.jp/

Part 1 薬物療法の注目ワード Q&A

ここ5年で変わってきていること①

前立腺がん

Q4 前立腺がんで骨転移のある患者さんがゾーフィゴ®（ラジウム223）の治療を受けています．どのような対応になるのでしょうか？

A ラジウム223は，骨の転移巣に選択的に集積してα線を放出するため，強力な抗腫瘍効果で生存期間の延長も示されています．体内での飛程が短いため骨髄抑制が軽度です．

ゾーフィゴ®（ラジウム223）は，世界初のα線放出核種を利用した放射性医薬品で，日本では2016年6月に発売されました．適応は，骨転移を有するCRPC（去勢抵抗性前立腺がん）です．同じく骨転移を対象とした放射性医薬品であるメタストロン®（ストロンチウム89）と似ていますが，生命予後の延長が示された点など相違点も多くあります．両者の対比を表1に示します．

ゾーフィゴ®の特徴

1 骨転移への選択的集積

アルカリ土類金属に属するラジウム223は，骨代謝が亢進した転移巣へ正常骨よりも多く集積し，全身の病巣をまとめて治療できます．これは，外照射と比して大きな利点で，通院頻度も少なくすみます．

裏を返せば，骨以外の転移巣や原発巣には無効で，メタストロン®と同様です．

2 強力な抗腫瘍効果，かつ軽度な骨髄抑制

これはラジウム223がストロンチウム89より優れる点です．α線は，腫瘍のみならず正常組織に対しても高い生物学的効果を有し，次ページのコラムにある時計職人の障害もこれに起因します．

しかしラジウム223から放出されるα線の飛程は0.1mm未満と短く，ストロンチウム89のβ線の飛程（平均2.4mm）を大きく下回ります．したがって，ゾーフィゴ®では骨転移内部および近傍の腫瘍細胞に強い効果を示しながら，周囲の正常骨髄の線量は抑えられ，骨髄抑制は軽度となります．

3 生存期間の延長

ALSYMPCA試験はランダム化比較試験であり，試験対象は骨転移を有する去勢抵抗性前立腺がんです．プラセボ群11.3か月に対してゾーフィゴ®群で14.9か月と，生存期間中央値の有意な延長が示されました[1]．

予後延長は，化学療法（ドセタキセル）治療歴の有無にかかわらず認められました．また，骨転移関連症状無発生期間も9.8か月に対し15.6か月と有意な延長を認めました．

なお，内臓転移のある症例は試験対象に含まれていません．

4 併用療法について

ゾーフィゴ®と他治療の併用については，まだ明確なエビデンスはありません．しかし，ERA-223試験やEAP試験[2]などの結果をふまえて，2018年7月に欧州医薬品庁（EMA）から以下のような推奨（抜粋）が発表されました．

・ゾーフィゴ®とアビラテロン（ザイティガ®）・プレドニゾン/プレドニゾロンの併用は骨折および死亡リスクをゾーフィゴ®単独と比べて上昇させるので併用してはならない．
・ゾーフィゴ®の治療中・治療後には骨折のリスクがあり，骨修飾薬（ビスホスホネート製剤やデノスマブ）などによる骨折予防治療を考慮する．

これによって治療が大きく変わるわけではありませんが，ゾーフィゴ®の治療を受けている患者では骨折をはじ

CRPC：castration resistant prostate cancer，去勢抵抗性前立腺がん．ホルモン療法に不応となった前立腺がんで，血清テストステロン値が50ng/dL未満の状態で病勢の悪化を認める状態．骨転移が約80％と高率に存在し，ADL低下や死亡の原因となる．化学療法が治療の中心となるが予後は不良で，平均生存期間は1.5年程度．

109

表1　ゾーフィゴ®とメタストロン®の比較

	ゾーフィゴ®	メタストロン®
核種	Ra-223	Sr-89
放出放射線	α線	β線
体内での飛程	0.1mm未満	平均2.4mm
半減期	11.43日	50.5日
主な排泄経路	便	尿
適応	骨転移のある去勢抵抗性前立腺がん ※内臓転移なし	骨シンチ陽性の造骨性転移を伴う固形がん
効果	生存期間延長・疼痛緩和	疼痛緩和
骨髄抑制	軽度 10％以下	中等度 12～80％
投与法	4週ごとに静注 最大6回	静注 再投与は3か月以上空ける
薬価（1包装あたり）	684,930円	328,910.7円

めとした全身状態に注意が必要であることが改めて示されました[2]．

患者指導とケアのポイント

ゾーフィゴ®は静注投与され，小腸壁を介した便排泄が主体です．ごくわずかとはいえ，家族や介護者の無用の被曝を避けるため，投与後数日の排泄に関する指導が必要です．尿排泄のメタストロン®と同様となります．

ゾーフィゴ®の効果は，理論上は前立腺がんに限らずほかのがん腫でも期待できます．現在，乳がんや肺がんなどで臨床試験が進められていて，今後は適応が広がる可能性があります．

（戸田一真）

引用・参考文献
1) Parker C, et al.: Alpha emitter radium-223 and survival in metastatic prostate cancer. N Engl J Med, 369(3): 213-223, 2013.
2) Saad F, et al.: Radium-223 and concomitant therapies in patients with metastatic castration-resistant cancer: an international, early access, open-label, single-arm, phase 3b trial Lancet Oncol, 17, 1306-1316, 2016.

Column

ゾーフィゴ®（Ra-223）とα線放出

ゾーフィゴ®は，塩化ラジウム（Ra-223）の静注製剤です．Ra-223はα線を放出してラドン（Rn-219）になります．半減期は11.43日です．Rn-219も崩壊を繰り返し，最終的には安定同位体である鉛（Pb-207）になります．

同じラジウムでも，キュリー夫人が発見したRa-226はウラン系列，Ra-223はアクチニウム系列で，両者は別の核種となります．

α線はヘリウム原子核の粒子線です．X線・γ線（ともに光子線），β線（電子線）と比べて，DNA二重鎖切断を高率に起こすため，生物学的効果（抗腫瘍効果）が強いです．α線は物質中の飛程がごく短いため，外部被曝ではほとんど問題となりませんが，内部被曝の場合は強い影響を生じる可能性があります．

たとえば，かつてRa-226が時計の夜光塗料として用いられていましたが，20世紀前半に時計職人たちに骨髄抑制や骨肉腫が生じることが問題となりました．ラジウムは，カルシウムやストロンチウムと同じアルカリ土類金属で，主に骨に集積します．Ra-226を含んだ塗料の筆をなめるなどの行為を通じた内部被曝のため，骨の放射線障害を生じたのです．

※メタストロン®（ストロンチウム89，GE Healthcare社）は，2019年2月以降，原材料の供給停止により製造中止となり，国内において使用が不可となっています．

Part 1 薬物療法の注目ワード Q&A

ここ5年で変わってきていること②
▶ 胃がん

Q5 胃がん患者がパクリタキセルとラムシルマブ(サイラムザ®)の治療を受けることになりました. ラムシルマブとは, どのような薬なのですか？

A 治癒切除不能な進行・再発の胃がん, 肺がん, 大腸がんに適応を持つ分子標的薬です. 1次治療で悪化した後の2次治療で使用されます.

ラムシルマブとは

1 VEGFR-2を阻害するヒト型モノクローナル抗体

ラムシルマブ(サイラムザ®)は, 腫瘍血管新生にかかわる受容体であるVEGFR-2に結合し, その作用を阻害するヒト型モノクローナル抗体薬です. 作用機序から血管新生阻害薬, 分子標的治療薬とよぶこともできます.

最初は「治癒切除不能な進行・再発の胃がんの治療薬」として, 日本では2015年6月に発売されました. その後, 肺がん・大腸がんにも適応が広がっています.

胃がんに対する承認の背景になっているのは, 進行胃がんの標準的な1次化学療法であるプラチナ系(シスプラチンなど)とフッ化ピリミジン系(S-1, 5-FUなど)薬剤の併用レジメンが無効になった患者を対象として, ラムシルマブの効果を確認した臨床試験です. そのためラムシルマブが使用されるのは2次治療の場面が中心ですが, 腎機能障害や心不全など, なんらかの理由でプラチナ系の1次治療が行えない場合などでは, 1次治療として使用されることもあります.

2 ラムシルマブの投与方法

胃がんに対して使用する際には, ①パクリタキセルとの併用, ②単剤, という使用方法があります. 通常, 図1のような「3投1休(3回投与1回休薬)」の治療ですが, 第2週(day 8)はラムシルマブを投与せず, パクリタキセルのみを投与することに注意してください.

患者指導とケアのポイント

1 前投薬と制吐薬の投与

前投薬(H_1およびH_2受容体拮抗薬など), 制吐薬(ステロイド, 5-HT_3受容体拮抗薬など)は, パクリタキセルとの併用時はパクリタキセル単剤投与の際に準じて使用します.

図1　パクリタキセルとラムシルマブの併用療法

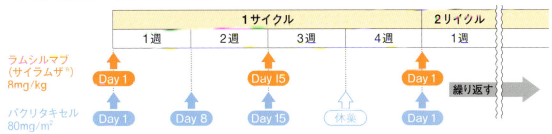

VEGFR：vascular endothelial growth factor receptor, 血管内皮細胞増殖因子受容体

2 有害事象への注意

ラムシルマブは，リツキシマブやトラスツズマブと同じく抗体薬に分類される薬であるため，ラムシルマブ単剤の投与時も，インフュージョンリアクション（抗体薬の投与中～投与後24時間以内に生じうる過敏反応．発熱，呼吸困難などの有害事象を含む）の予防のためにH_1受容体拮抗薬の投与が推奨されています．

ラムシルマブの主な有害事象には，高血圧，タンパク尿，出血などがあります[1]．白血球減少や血小板減少，腹痛，浮腫などはパクリタキセル単剤の治療で代表的な有害事象ですが，ラムシルマブを併用することにより頻度が増します．

また，必ずしも頻度は高くないものの重大な有害事象として，動静脈の血栓塞栓症，消化管穿孔，大きな出血のリスクなどにも注意を払う必要があります．

*

ラムシルマブは，作用機序や起こりうる有害事象などにおいて，大腸がん，乳がん，肺がん，卵巣がんなどで長く使用されているベバシズマブ（アバスチン®）との共通点の多い薬剤です．ベバシズマブを使用している患者のケアをしたことがある方は，その経験が活かせるでしょう．

（舛本真理子）

引用・参考文献

1) Wilke H, et al.：Ramucirumab plus paclitaxel versus placebo plus paclitaxsel in patients with previously treated advanced gastric or gastro-oesophageal junction adenocarcinoma(RAINBOW)：a double-blind, randomized phase 3 trial. Lancet Oncol, 15(11)：1224-1235, 2014.
2) 日本イーライリリー株式会社：治療切除不能な進行・再発の胃癌 サイラムザ適正使用ガイド．日本イーライリリー株式会社，2018.
3) 日本イーライリリー株式会社：サイラムザ®医薬品インタビューフォーム．2018年8月（第6版）

Part 1 薬物療法の注目ワード Q&A

ここ5年で変わってきていること③

肺がん

Q6 オシメルチニブ(タグリッソ®)が初回治療から可能になったと聞きました.どのような薬なのですか?

A 第3世代の上皮成長因子受容体チロシンキナーゼ阻害薬(EGFR-TKI)で,EGFR遺伝子変異陽性の非小細胞肺がんに適応となります.承認時は,ほかのEGFR-TKI治療後に病勢進行を認めた症例が投与の対象で,再生検を施行してT790M遺伝子変異を確認することが必要でした.しかし,**2018年8月に初回治療においてもタグリッソ®が承認され,初回のEGFR-TKIとしても投与可能になりました.**

EGFR-TKIについて

1 第1世代から第3世代のEGFR-TKI

これまで,第1世代のEGFR-TKIとして,イレッサ®(一般名:ゲフィチニブ),タルセバ®(エルロチニブ),第2世代のEGFR-TKIとしてジオトリフ®(アファチニブ)が投与されてきました.

EGFR遺伝子変異陽性肺がんに対して,これらのEGFR-TKIは奏効しますが,多くの症例では約9～14か月で効果がなくなり,肺がんが再燃します.その原因のひとつは,「T790M」という新しい遺伝子変異が生じることで,第1,第2世代のEGFR-TKIがうまく標的に結合することができなくなるためでした.この「T790M」遺伝子変異は,イレッサ®などが耐性になった症例の約半数(50～60％)[1]で認められました.

この「T790M」遺伝子変異による耐性を克服する薬剤として開発されたのが,第3世代のEGFR-TKIであるタグリッソ®(オシメルチニブ)です.2016年3月の承認時は,第1,第2世代EGFR-TKI治療後に病勢進行を認めた症例が治療の適応でした.しかしその後,2018年8月にタグリッソ®がEGFR遺伝子変異陽性肺がんの初回治療にも承認され,高い治療効果と比較的軽い副作用であることより,初回治療から多くの症例で導入されるようになってきています.

2 タグリッソ®について知っておきたい治験と臨床試験

これまでにEGFR-TKIによる1次治療に抵抗性のT790M遺伝子変異陽性肺がんを対象として,タグリッソ®(オシメルチニブ)とプラチナ併用化学療法による有効性と安全性を比較した第3相試験(AURA3)が行われました[2].奏効率は71％,PFS中央値はオシメルチニブ群で10.1か月,プラチナ併用化学療法群で4.4か月でした.脳転移を有する症例においても,タグリッソ®は高い奏効率を認めました.また,Grade3以上の副作用は,オシメルチニブ群で少ない傾向にありました.

初回治療においても,タグリッソ®群と標準EGFR-TKI群(イレッサ®/タルセバ®)を比較した第3相試験が行われました(FLAURA試験).タグリッソ®群はEGFR-TKI標準治療群に比べてPFSを有意に延長し,タグリッソ®の優越性が検証されました(タグリッソ®群18.9か月,EGFR-TKI標準治療群10.2か月)[3].

以上より,タグリッソ®は,EGFR遺伝子変異陽性非小細胞肺がんの初回治療と,EGFR遺伝子T790M変異陽性のEGFR-TKI既治療例の2次治療に用いられています.

EGFR:epidermal growth factor receptor,上皮成長因子受容体
TKI:tyrosin kinase inhibitor,チロシンキナーゼ阻害薬
PFS:progression free survival,無増悪生存期間

患者指導とケアのポイント

1 副作用について

タグリッソ®の副作用には，皮疹，皮膚乾燥，爪囲炎などの皮膚症状があり，保湿剤やステロイド外用薬による治療や，ミノマイシンや抗アレルギー薬などの内服薬による治療が必要な場合もあります．ほかにも，口内炎，下痢，肝障害，血小板減少，白血球減少，貧血などの副作用がみられることもあります．

第1，第2世代のEGFR-TKIと比較すると，副作用は軽微であるとされていますが，間質性肺炎(薬剤性肺障害)や心電図上のQT間隔延長など，頻度は低いものの重篤になる副作用もあるため，定期的な検査と症状の観察が重要です．

2 再生検について

タグリッソ®の適応は，「EGFR遺伝子変異が確認された患者に投与すること．また，ほかのEGFRチロシンキナーゼ阻害薬による治療歴を有し，病勢進行が確認されている患者では，EGFR T790M変異が確認された患者に投与すること」と添付文書に記されています．

したがって，タグリッソ®以外のEGFR-TKI治療後に耐性となった症例においては，現在でも再生検を行い，T790M変異の検査を行うことが必要です．

再生検の部位としては，肺や縦郭肺門リンパ節などの胸部病変だけでなく，肝転移，副腎転移，骨転移などの遠隔転移巣からの生検をすることもあるため，他科との連携が必要になることもあります．また，血漿からT790M変異の検査を行う「リキッドバイオプシー」も承認され，再生検が困難な症例においても，T790M変異の検査を行うことができるようになりました．しかし，組織検査と比較し，感度が低いという問題点があります．

（栁谷典子，西尾誠人）

引用・参考文献

1) 日本肺癌学会バイオマーカー委員会：肺癌患者におけるEGFR遺伝子変異検査の手引き第3.05版，2016. https://www.haigan.gr.jp/uploads/files/photos/1329.pdf
2) Mok TS, et al.;AURA3 Investigators：Osimertinib or Platinum-Pemetrexed in EGFR T790M-Positive Lung Cancer. N Engl J Med, 376(7)：629-640, 2017.
3) Soria JC, et al. ;FLAURA Investigators：Osimertinib in untreated EGFR-mutated advanced non-small-cell lung cancer. N Engl J Med, 378(2)：113-125, 2018.

Part 1 薬物療法の注目ワード Q&A

ここ5年で変わってきていること④ ▶ 乳がん

Q7 乳がんの薬物療法で，ハーセプチン®とパージェタ®を併用することがあります．2つの薬はどう違うのでしょうか？

A ヘテロ2量体形成によりハーセプチン®耐性が起きますが，パージェタ®は2量体化阻害作用がある抗体薬です．パージェタ®は必ずハーセプチン®併用化学療法と一緒に投与されます．

ハーセプチン®とは

1 HER2に結合するヒト化モノクローナル抗体

ヒト上皮増殖因子受容体2（HER2）は，HER1，HER3，HER4とともにHERファミリーに属し，細胞膜上に存在する受容体タンパクです．乳がん全体の15〜25％でHER2の数が通常より多い過剰発現がみられます．過剰発現すると，HER2は持続的に活性化し，ホモ・ヘテロ2量体化を通じて細胞内シグナルが亢進し，がんの生存，増殖，浸潤・転移が誘導され，悪性度が増すことが知られています．HER2陽性乳がんは，HER2陰性乳がんと比較すると再発率が高く，生存期間も短いです．

トラスツズマブ（ハーセプチン®）はHER2に結合するヒト化モノクローナル抗体で，HER2と結合し細胞内シグナルを抑制し，抗腫瘍効果を発揮します．HER2陽性転移性乳がんを対象とした複数の比較試験により，化学療法にハーセプチン®を追加すると生存期間が延長されることが確認されました．

2 ハーセプチン®導入で予後が改善

ハーセプチン®で懸念される有害事象は心機能低下ですが，多くは可逆的です．その優れた有効性・安全性から，HER2陽性転移性乳がんにおける標準治療は，トラスツズマブ併用化学療法となりました．その後，手術可能乳がんにおいても術前・術後のハーセプチン®投与による再発予防効果が確認され，術前・術後に計1年間となるようにトラスツズマブを投与することが標準治療となっています．

ハーセプチン®導入後，予後不良であったHER2陽性乳がんは，HER2陰性乳がんと同等程度まで予後が改善したことが報告されています．

パージェタ®とは

1 2量体化阻害作用のある抗HER2抗体薬

優れた薬剤であるハーセプチン®にも，耐性の問題があります．ハーセプチン®耐性機序の1つに，HER2-HER3，HER2-HER1などのヘテロ2量体形成があります．

新たに開発された抗HER2抗体薬であるペルツズマブ（パージェタ®）は，ハーセプチン®が結合する部位（ドメインⅣ）とは別の，2量体化に必須の部位（ドメインⅡ）に結合することにより，ハーセプチン®にはない2量体化阻害という作用を通じて，腫瘍増殖を抑制します．

2 パージェタ®を加えると奏効率が増加

CLEOPATRA試験は，転移性乳がんにおける1次治療として，ハーセプチン®＋ドセタキセル併用のTH療法と，パージェタ®を加えたTHP療法を比較したランダム化比較試験です．THP療法はTH療法と比較して，奏効率（80％ vs. 69％），無増悪生存期間中央値（18.7か月 vs. 12.4か月）を改善させ，さらに1年を超すような全生存期間中央値の延長

HER2：human epidermal growth factor receptor 2，ヒト上皮増殖因子受容体2

表1 ハーセプチン®とパージェタ®の比較

	ハーセプチン®	パージェタ®
HER2結合部位	ドメインⅣ	ドメインⅡ
日本での承認	2001年	2013年
使用方法	転移性乳がんに対して術前・術後療法として	転移性乳がんに対してのみ
投与	初回投与量8mg/kg 維持投与量6mg/kg を3週ごとに投与	初回投与量840mg/body 維持投与量420mg/body を3週ごとに投与
併用化学療法	タキサン，ナベルビン®，ゼローダ®，ハラヴェン®，ジェムザール®など	タキサンのみ （かつハーセプチン®併用）
使用されるがん	乳がん，胃がん	乳がんのみ

も認められました（56.5か月 vs. 40.8か月）．

皮疹，下痢の頻度はTHP療法で多くみられましたが，多くはGrade1相当であり，管理は容易です．抗HER2薬で懸念される心毒性も，パージェタ®追加により増加することはありませんでした．

このように，パージェタ®の有用性が確認され，現在は転移性乳がんの1次治療としてTHP療法が広く使用されるようになっています．

患者指導とケアのポイント

1 投与方法

ハーセプチン®とパージェタ®の違いを表1に示します．術前・術後療法としても使用されるハーセプチン®とは異なり，パージェタ®は転移性乳がんに対してのみ使用されます．術前・術後療法に関する研究も進行中です．

ハーセプチン®と同様に，一般的に抗がん薬は体重，体表面積から投与量が計算されます．しかし，これは慣習的に決まっている部分があり，科学的に絶対正しい方法とはいえません．

パージェタ®は体表面積または体重に基づく投与量，固定用量いずれにおいても体内の薬物動態に大差がありません．最終的には固定用量で投与されることになり，投与量のミスが起こりにくくなっています．

2 同時投与される薬剤

パージェタ®は必ずハーセプチン®併用化学療法と一緒に投与されます．作用の異なる抗HER2薬を同時に使用することにより，細胞内シグナルをより広範囲に抑制できることが基礎実験によって確かめられているからです．

併用される化学療法は，CLEOPATRA試験で用いられたドセタキセル，または同程度の有効性が確認されているパクリタキセルが用いられます．ナベルビン®，ハラヴェン®，ゼローダ®との併用療法に関して研究が進んでいるので，将来的にはタキサン以外の化学療法と併用されるようになるかもしれません．

パージェタ®，ハーセプチン®ともに分子量の大きい抗体薬であり，血液脳関門を通過することが困難なため，脳転移に対する効果は限られていると考えられています．

＊

現在パージェタ®に関する研究が多数行われており，それらの結果によっては，パージェタ®の活躍の場が広がり，ハーセプチン®とパージェタ®を併用する場面が増えてくるかもしれません．

（山口 雄）

Part 1 薬物療法の注目ワード Q&A

ここ5年で変わってきていること⑤

慢性骨髄性白血病（CML）

Q8 CMLの患者はイマチニブ（グリベック®）を内服することが多かったですが，最近は効く薬が増えてきたと聞きました．どのように使い分けているのですか？

A 有害事象や飲み方を考慮し，合併症の状態や患者の希望で選択します．重篤な有害事象が発生し薬剤の継続がむずかしい場合や，治療効果が不十分である場合は薬剤を変更します．

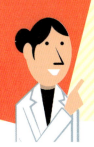

CML治療の歴史

　慢性骨髄性白血病（CML）は，9番と22番染色体の相互転座（フィラデルフィア染色体）によりBCR-ABLというチロシンキナーゼが形成され活性化されることにより発症する病気です．今世紀に入るまでは，CMLは同種造血幹細胞移植のみが治癒を望める唯一の治療法であり，移植できない場合は数年の慢性期，その後数か月の移行期を経て，最終的に急性転化し死亡する予後不良の疾患でした．

　しかし，2001年にABLチロシンキナーゼ阻害薬であるイマチニブ（グリベック®）が承認されてから，CMLの治療は大きく変わり，慢性期であればグリベック®の内服を継続することで90％以上の10年生存率が期待できるようになりました．しかし一部の患者では，グリベック®の副作用で内服が継続できなかったり，グリベック®に耐性を示す症例も報告されるようになりました．

　そこでそれらを克服するために，4種類の第二世代チロシンキナーゼ阻害薬が開発され，すでにダサチニブ（スプリセル®），ニロチニブ（タシグナ®），ボスチニブ（ボシュリフ®），ポナチニブ（アイクルシグ®）が日本でも承認されています．

第二世代チロシンキナーゼ阻害薬

　チロシンキナーゼ阻害薬のうち，慢性期CMLに対する初回治療として保険適用となっているのはグリベック®，タシグナ®，スプリセル®の3種類です（ボシュリフ®とアイクルシグ®は2次治療以降にのみ適用）．

　第二世代チロシンキナーゼ阻害薬であるタシグナ®とスプリセル®は，グリベック®に比べより早期に治療効果が現れることと，移行期や急性転化への移行が少ないことが示されているため，最近は初回治療としてタシグナ®やスプリセル®が選択されるケースが増えてきています．その場合，治療効果に関してはタシグナ®とスプリセル®に大差はないため，それぞれの薬剤の有害事象や飲み方（タシグナ®は1日2回，スプリセル®は1日1回）などを考慮し，患者の合併症の状態や希望に応じて薬剤を選択します．

患者指導とケアのポイント

　表1に示したような有害事象が報告されており，薬剤の種類によってその頻度はさまざまです．

　具体的には，タシグナ®では高血糖や狭心症などの動脈閉塞症が多い一方，スプリセル®は胸水などの体液貯留が目立ちます．したがって，たとえばもともと糖尿病や心疾患があるような患者ではタシグナ®は避け，肺の機能が悪い患者ではスプリセル®を避けるようにします．

　その後，初回治療が開始されてから重篤な有害事象が発生してしまい薬剤の継続がむずかしい場合は，別の種類の

CML：chronic myeloid leukemia，慢性骨髄性白血病
BCR-ABL：breakpoint cluster region-Abelson，切断点クラスター領域エーベルソン．慢性骨髄性白血病の病態生理学的な要因となるフィラデルフィア染色体由来のキメラタンパク質．

表1 ABLチロシンキナーゼ阻害剤による有害事象の頻度

	イマチニブ	ダサチニブ	ニロチニブ	ボスチニブ	ポナチニブ
浮腫	++	+	+/−	+/−	−
胸水	−	++	−	−	−
便秘	+	−	+	−	+
下痢	++	+	+	++	−
ウイルス再活性化	−	+/−	−	−	−
出血	+/−	+/−	−	−	−
動脈閉塞症	−	+/−	+	−	++
静脈血栓症	−	−	−	−	+/−
肺高血圧症	−	+/−	−	−	−
皮疹	+	+	++	+	++
筋肉痛	++	+	+	+/−	+
高血糖	−	−	++	−	−
脂質異常症	−	−	+	−	+

頻度　++：20％以上，+：5％以上，+/−：1〜5％，−：1％未満

高橋直人：慢性期CMLに対するTKI療法—晩期副作用としての心血管障害を考える—．臨床血液，57(10)：1959，2016．より転載

薬剤に変更します．また，治療効果が不十分である場合にも別の種類の薬剤に変更することを検討します．

なお，薬剤が効かなくなる原因の1つとして，BCR-ABL遺伝子の突然変異が知られており，その場合は，遺伝子変異の種類に応じて使用するチロシンキナーゼ阻害薬を使い分けます[2]．

(押川 学)

引用・参考文献
1) 高橋直人：慢性期CMLに対するTKI療法—晩期副作用としての心血管障害を考える—．臨床血液，57(10)：1956-1961，2016．
2) NCCN Clinical Practice Guidelines in Oncology. Chronic Myelogenous Leukemia. Version1.2019.
http://www.nccn.org/professionals/physician_gls/f_guidelines.asp

Part 1 薬物療法の注目ワード Q&A

ここ5年で変わってきていること⑥ 悪性軟部腫瘍（肉腫）

Q9 肉腫でも新しく使える薬が増えてきたと聞きました．具体的にどんなものがありますか？

A ここ数年で，ヨンデリス®，ヴォトリエント®，ハラヴェン®が悪性軟部肉腫に対して承認されました．それぞれ有害事象が異なるため，使用法などに注意します．

　肉腫とは，筋肉や神経，骨などの非上皮性組織に発生する悪性腫瘍で，体内のあらゆる部位から発生します．発生部位が骨と骨以外で分類され，後者を軟部肉腫（STS）といいます．

　STSは，国内での罹患率が，およそ10万人に2人であり，すべての悪性腫瘍のうち1％未満とまれな疾患で，その中でさらに50以上の組織型に分類されます．

　切除可能な限局されたSTSの根治的治療は，外科的手術です．切除不能な場合は薬物療法が選択されます．治療の目的は延命と症状緩和であり，治癒は困難です．

　初回の薬物療法は，ドキソルビシン単薬あるいはドキソルビシン・イホスファミド併用療法（腫瘍縮小により臨床的メリットが期待される場合）が標準的治療です．まれな疾患であることから，臨床開発を進めることが困難ですが，ここ数年で，2次治療以降の薬物療法で新たな治療選択肢が出てきています．2012年9月にヴォトリエント®，2015年9月にヨンデリス®，2016年2月にハラヴェン®が，悪性軟部肉腫に対して承認されました．

　本項では，この3薬がどのような薬か，使用法や有害事象について概説します．

ヨンデリス®（一般名：トラベクテジン）

　カリブ海のホヤ貝（*Ectcinascidia turbinata*）より抽出された半合成物質（tetrahydroisoquinoline）で，DNAに作用し，細胞周期をブロックする薬剤です．

・剤形：注射薬（1バイアル 0.25mg, 1mg）

・調製法：0.25mgバイアルには5mL, 1mgバイアルには20mLの生理食塩液を注入して溶解し，必要な量の溶解液をバイアルから抜き取り，500～1,000mLの生理食塩液の入った点滴バッグに注入する．

・投与法：$1.2mg/m^2$を24時間の持続点滴で3週おきに投与．起壊死性薬剤で，血管外漏出により組織壊死が起こりうることから，中心静脈から投与（当院では中心静脈ポートを挿入）する．

・副作用：代表的な副作用として，嘔気，食欲不振，便秘，気分不快，嘔吐などがある．とくに注意すべき重篤な有害事象に，肝機能障害と横紋筋融解症がある．Grade 3または4のAST/ALT上昇を約40/60％に認めるため[1]，投与後は，肝機能検査のフォローが必要．肝機能異常を認めた場合は，Grade 1以下に回復してから次コースを開始する．横紋筋融解症は，Grade 4が3％と頻度は低いが[1]，起きた場合に重篤になるので十分に注意する．また，Grade 3以上の好中球減少を60％以上に認めるが，発熱性好中球減少症は14％である[1]．

ヴォトリエント®（一般名：パゾパニブ）

　血管内皮増殖因子受容体（VEGFR-1,2,3），血小板由来増殖因子受容体（PDGFR-α, β），幹細胞因子受容体（c-kit）を阻害するマルチキナーゼ阻害薬で，血管新生を阻害することで腫瘍の増殖を抑制します．悪性軟部肉腫で承認されている薬剤で唯一の分子標的薬で，腎細胞がんでも承認されています．

STS：soft tissue sarcoma，軟部肉腫　　VEGFR：vascular endothelial growth factor receptor，血管内皮増殖因子受容体
PDGFR：platelet-derived growth factor receptor，血小板由来増殖因子受容体

- 剤形：錠剤（200mg）
- 投与法：1日1回800mgを食事の1時間以上前または食後2時間以降に内服．
- 副作用：代表的な副作用として，疲労，下痢，嘔気，体重減少などがある[2]．重篤な肝機能障害が現れることがあるため十分注意し，そのほかの重大な副作用においても，出現した場合は，必要に応じて減量や休薬を行う．

ハラヴェン®（一般名：エリブリン）

　三浦半島で採取されたクロイソカイメンという海綿動物に存在する，抗がん作用を持つ「ハリコンドリンB」に類似した合成物質で，微小管に作用し，細胞分裂を阻害する薬です．2011年4月に乳がんで承認され，同様の用法・用量が，悪性軟部肉腫でも使用されています．

- 剤形：注射薬（1バイアル1mg）
- 調製法：生理食塩液で調製（5％ブドウ糖で希釈すると反応生成物が検出される）．
- 投与法：1.4 mg/m^{2}をday1，8に投与し，day15は休薬し，3週間を1コースとして繰り返す．
- 副作用：代表的な副作用として，疲労，嘔気，便秘，発熱などがある[3]．遷延する好中球減少や血小板減少がみられた場合は，減量も考慮する．また末梢神経障害が出現するため，しびれなどの自覚症状について観察を十分に行い，必要に応じて減量や休薬を行う．まれに間質性肺炎（1.5％）を起こすことがあるので注意する．

（小野麻紀子）

引用・参考文献

1) Kawai A, et al.：Trabectedin monotherapy after standard chemotherapy versus best supportive care in patients with advanced, translocation-related sarcoma：a randomized, open-label, phase 2 study. Lancet Oncol, 16(4)：406-416, 2015.
2) van der Graaf WT, et al.：Pazopanib for metastatic soft-tissue sarcoma(PALETTE)：a randomized, double-blind, placebo-controlled phase 3 trial. Lancet, 379(9829)：1879-1886, 2012.
3) Schöffski P, et al.：Eribulin versus dacarbazine in previously treated patients with advanced liposarcoma or leiomyosarcoma：a randomized, open-label, multicenter, phase 3 trial. Lancet, 387(10028)：1629-1637, 2016.

がん薬物療法の
「最新の知識が身につく」編

Part 2
有害事象対策 Q&A

Part 2 有害事象対策 Q&A

有害事象①
▼
血管外漏出 1

Q10 アントラサイクリン系抗がん薬の**血管外漏出時のサビーン®投与**について教えてください．

A サビーン®は，アントラサイクリン系抗がん薬の血管外漏出後6時間以内にすみやかに投与し，調製後150分以内に投与完了します．アントラサイクリン系抗がん薬投与前に，患者・家族に血管外漏出のリスクとその対処方法を説明しておきましょう．

アントラサイクリン系抗がん薬が漏出した際の解毒薬

■1 サビーン®とは

サビーン®（一般名：デクスラゾキサン）はアントラサイクリン系抗がん薬（表1）が漏出した際に投与する注射薬で，解毒薬に属します．アントラサイクリン系抗がん薬の漏出後に起こりうる皮膚や組織への水疱形成，壊死などの重篤な有害事象を予防するために使用します．

■2 投与量と投与方法

1日目および2日目は1,000mg/m² （体表面積），3日目は500mg/m² を1～2時間かけて1日1回3日間連続で静脈内投与します．

血管外漏出後6時間以内に可能な限りすみやかに投与を開始し，投与2日目および3日目は投与1日目と同時刻に投与します．また，用量は投与1日目および2日目は各2,000mg，3日目は1,000mgが上限です．腎機能障害のある患者（クレアチニンクリアランス 40mL/min 未満）では，投与量を通常の半量とします．

■3 投与に関する注意事項

調製後150分以内に投与を完了しなければならないため，薬剤部との連携が必要です．漏出部位を冷罨法している場合は，血管外漏出部位に十分な血流を確保するため，15分以上前に冷罨法を外しておきます．

3日間同じ時刻帯に投与する必要があるため，とくに外来治療の場合は業務の調整はもちろんのこと，患者の来院時間などの十分な説明が必須になります．

■4 副作用

白血球減少，好中球減少，血小板減少，ヘモグロビン減少などの骨髄抑制，悪心・嘔吐，食欲不振，注射部位反応等の副作用症状の報告があります．

■5 費用

サビーン®は高額な医薬品であり，高額療養費制度を合わせた医療費の説明が必要です．3日間のサビーン®の費用を表2に示します．

患者指導とケアのポイント

■1 化学療法開始前からの支援

アントラサイクリン系抗がん薬を含むレジメンを実施する前に，患者・家族に漏出の可能性を説明し，漏出時にはサビーン®を投与することを事前に説明します．患者は化学療法を開始する不安感に加えて漏出のリスクの説明を受け恐怖感を抱きやすいため，心理面への援助も大切です．

また漏出予防として，看護師が投与中に注意深い観察を行うとともに，漏出時に患者自身が感じるかもしれない疼痛や違和感などの症状を具体的に伝え，早期に報告しても

表1 主なアントラサイクリン系抗がん薬

一般名	主な商品名
ダウノルビシン塩酸塩	ダウノマイシン®
ドキソルビシン塩酸塩	アドリアシン®
エピルビシン塩酸塩	ファルモルビシン®
イダルビシン塩酸塩	イダマイシン®
アムルビシン塩酸塩	カルセド®
ミトキサントロン塩酸塩	ノバントロン®
リポソーマルドキソルビシン	ドキシル®

表2 サビーン®の3日間の費用について

身長・体重の例	医療費	自己(3割)負担額
身長：175cm 体重：65kg	455,930 円	136,779 円
身長：165cm 体重：55kg	455,930 円	136,779 円
身長：155cm 体重：50kg	364,744 円	109,420 円

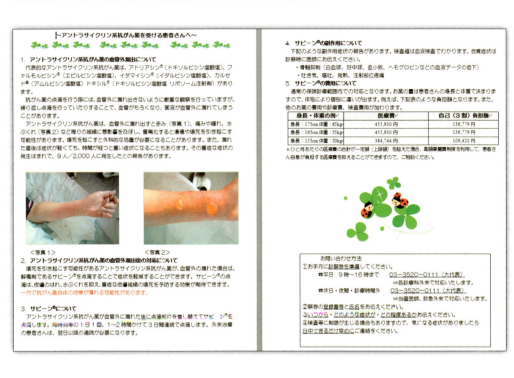

図1
アントラサイクリン系抗がん薬を投与する患者への説明文書

らうことの必要性を説明し，協力が得られるように働きかけます．

2 抗がん薬投与中の看護

抗がん薬の投与開始直前に血液の逆流を確認し，穿刺部位に腫脹・発赤・疼痛などの血管外漏出を疑う所見がないことを確実に確認してから投与します．投与中は穿刺部位を注意して観察し血管外漏出の早期発見に努めます．

3 血管外漏出時の支援

アントラサイクリン系抗がん薬の漏出の可能性がある穿刺部位の腫脹・発赤・疼痛などの症状が出現したら，ただちに投与を中止し医師に報告します．

診察後に漏出を起こした部位の留置針を抜き，漏出部位の大きさや皮膚の状態，疼痛の有無など詳しく観察し，カルテに記載します．可能であれば写真を撮り，カルテに残しておきます．

サビーン®投与の準備のため新たな血管確保を行います．

当院の運用について

当院におけるサビーン®の使用について多職種で定めた運用方法を説明します．
①アントラサイクリン系抗がん薬を含むレジメンの投与

前に，漏出した場合にサビーン®を使用する可能性について説明文書(図1)を用いて医師が説明します(説明文書は化学療法の同意文書と同様に電子カルテに収載されている).

②漏出時は，医師がサビーン®投与の判断と残りの抗がん薬の指示をします.
③医師は患者へサビーン®投与の説明をします.
④サビーン®投与に関する同意書を得ます.
⑤医師がサビーン®の処方後，看護師は調剤の連絡をします.
⑥看護師は調剤後150分以内に投与を完了し，患者へ2日目と3日目の投与の説明をします.
⑦看護師は漏出直後の観察事項をおよそ1年継続して観察します.

*

血管外漏出は，患者にとって治療の中断に加え，皮膚や組織への侵襲を伴う不利益な有害事象です．看護師はすこしの症状の変化を見逃さずに血管外漏出の予防や早期発見に努めることなど，患者に安全で安楽な化学療法を提供する重要な役割を担っています．

アントラサイクリン系抗がん薬の血管外漏出に使用する特殊な薬剤であるサビーン®の特徴をふまえて，必要時にスムーズに使用できる体制作りも大切です．

(長崎礼子，伊藤良則)

有害事象②　血管外漏出2

Q11 最新のがん治療に関する血管外漏出リスク一覧が知りたいです．

A 壊死起因性，炎症性薬剤に注意します．
レジメンに壊死起因性薬剤が1種類でも含まれる場合は，治療開始前にリスクアセスメントします．

血管外漏出(EV)とは，投与中の抗がん薬が血管外に浸潤あるいは血管外に漏出し，周囲の軟部組織へ拡散することです．周囲の軟部組織に障害を起こし，発赤，腫脹，疼痛，灼熱感，びらん，水疱形成，潰瘍化，壊死などのなんらかの自覚的および他覚的な症状が生じることがあります．

血管外に漏出した抗がん薬は，すべて組織障害をきたす可能性があります．ただし，その可能性は抗がん薬の種類や濃度，漏出した量に関連しており，これらをアセスメントします．

注意すべき抗がん薬

EVの組織障害の程度によって，壊死起因性抗がん薬(vesicant drug)，炎症性薬剤(irritant drug)，非壊死性薬剤(non vesicant drug)に分類されます．

1 壊死起因性抗がん薬(vesicant drug)

血管外へ漏れ出た場合に，少量であっても水疱や潰瘍をもたらす可能性がある薬剤です(表1)．組織障害や組織壊死のような血管外漏出の重度の副作用が生じる可能性があります．

EV：extravasation，血管外漏出

表1　壊死起因性抗がん薬（vesicant drug）

分類	一般名
アントラサイクリン系	アムルビシン イダルビシン エピルビシン ダウノルビシン ドキソルビシン ピラルビシン ミトキサントロン★ リポソーマルドキソルビシン★
ビンカアルカロイド系	ビノレルビン ビンクリスチン ビンデシン ビンブラスチン
抗がん抗生物質	アクチノマイシンD マイトマイシンC
タキサン系	アルブミン結合型パクリタキセル★ ドセタキセル★ パクリタキセル★
アルキル化薬	カルムスチン★ ストレプトゾシン★ ニムスチン★ ブスルファン★ ベンダムスチン★ ラニムスチン★
その他	トラベクテジン

★「炎症性抗がん薬」とする報告もある．

表2　炎症性抗がん薬（irritant drug）

分類	一般名
アントラサイクリン系	アクラルビシン
抗がん抗生物質	ブレオマイシン●
アルキル化薬	イホスファミド シクロホスファミド● ダカルバジン テモゾロミド メルファラン
プラチナ系	オキサリプラチン カルボプラチン シスプラチン
代謝拮抗薬	クラドリビン ゲムシタビン● ネララビン フルオロウラシル フルダラビン● メトトレキサート●
その他	イリノテカン エトポシド● トラスツズマブエムタンシン● ノギテカン ブレンツキシマブベドチン● ボルテゾミブ●

●「非壊死性抗がん薬」とする報告もある．

2 炎症性薬剤（irritant drug）

　注射部位やその周囲，血管に沿って痛みや炎症が生じる可能性がある薬剤です（表2）．多量の薬剤が血管外に漏出した場合には，潰瘍をもたらす可能性もあります．

3 非壊死性薬剤（non vesicant drug）

　薬剤が漏れ出たときに，組織が障害を受けたり破壊されたりすることはない（可能性は非常に低い）といわれる薬剤です（表3）．

＊

　最新の抗がん薬のEVリスク分類は，外来がん化学療法看護ガイドライン2014やESMO-EONS Clinical Practice Guidelines 2012, UpToDate 2016等が参考になります．表1にリスク分類をまとめました．参考文献により分類が異なる薬剤もありますが，その場合は最もリスクが高いものに分類しました．

患者指導とケアのポイント

1 リスクアセスメント

　レジメンに壊死起因性抗がん薬が1種類でも含まれている場合は，治療開始前に患者のリスクアセスメントをすることが必要です．複数の危険因子が該当する場合は，EVのリスクが高くなります．

　危険因子として挙げられるのは，①細く脆弱な血管，②静脈の硬化を招く複数回にわたる過去の化学療法の既往，③可動性のある血管（高齢者など），④循環機能の低下や障

害に関連する疾患の既往，⑤出血傾向，血管透過性の亢進，血管凝固異常，⑥肥満です．

また，過去に抗がん薬によるEVを生じたことがあるかも確認すべきです．タキサン系薬剤やドキソルビシン，エピルビシンでは，リコールリアクションが報告されています．リコールリアクションとは，EVを起こした部位が治癒したにもかかわらず，その後，再び抗がん薬を投与した際に，以前，EVを起こした部位に皮膚障害が生じることです．

❷ EV早期発見のためのアセスメント

EVの早期発見のために，初期症状として，刺入部の灼熱感，紅斑，浮腫，違和感，点滴の滴下速度の減少，血液逆流の有無をアセスメントすることは有用です．ただし，類似した皮膚症状としてフレア反応と静脈炎があるので見分ける必要があります．

フレア反応は，局所の疼痛を伴わないアレルギー反応で，静脈に沿って紅斑や赤い線状の蕁麻疹が生じます．治療をしなくても発現後30分以内に消失します．潰瘍や腫脹は通常みられません．逆血を認めます．

静脈炎では，静脈に沿って疼痛，発赤，腫脹があります．潰瘍は通常みられません．逆血を認めます．

❸ 患者教育の指導

EVの予防・早期発見のためには，患者教育が必要です．抗がん薬治療を受ける患者には，どんな些細な感覚の変化でも報告するように指導します．

投与後も，遅延性の皮膚障害が起こる場合があるため，帰宅後も投与部位の違和感，疼痛，腫脹，灼熱感を継続して観察するように指導します．

*

EVに対しては確立した治療法が乏しいため，予防と早期発見に努めることが重要です．

（河野友昭）

表3 非壊死性抗がん薬（non-vesicant drug）

分類	一般名
抗がん抗生物質	ペプロマイシン
サイトカイン	インターフェロン製剤 インターロイキン製剤
代謝拮抗薬	アザシチジン エノシタビン クロファラビン シタラビン ペメトレキセド L-アスパラギナーゼ
その他	イピリムマブ エリブリン オファツムマブ セツキシマブ テムシロリムス トラスツズマブ パニツムマブ ベバシズマブ ペルツズマブ リツキシマブ

引用・参考文献
1) 日本がん看護学会編：外来がん化学療法看護ガイドライン1 抗がん剤の血管外漏出およびデバイス合併症の予防・早期発見・対処 2014年版. 金原出版，2014.
2) 国立がん研究センター内科レジデント編：がん診療レジデントマニュアル 第7版. p.426-431，医学書院，2016.
3) 田村研治ほか監：抗がん剤の血管外漏出の予防と対応ガイド. キッセイ薬品工業株式会社，2014.
4) Boulanger J, et al.：Management of the extravasation of antineoplastic agents. Support Care Cancer, 23(5)：1459-1471, 2015.
5) Payne AS, et al.：Extravasation injury from chemotherapy and other non-antineoplastic vesicants UpToDate 2016.
6) Perez Fidalgo JA, et al.：Management of chemotherapy extravasation: ESMO-EONS Clinical Practice Guidelines. Ann Oncol, 23(suppl 7)：vii167-vii173, 2012.

Part 2 有害事象対策 Q&A

有害事象③

悪心・嘔吐1

Q12 アプレピタント（イメンド®）投与に伴う**ステロイド投与量について，アレルギー予防目的と制吐目的では減量**の方法は変わりますか？

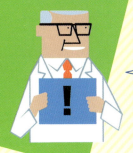

A 副腎皮質ステロイドの減量が必要かどうかは，投与目的によって異なります．アプレピタントとステロイドを併用する場合，悪心・嘔吐予防目的で使用するステロイドの用量は半分に減量します．

アプレピタント（イメンド®）と副腎皮質ステロイドを併用すると，薬物間相互作用が生じます．アプレピタントは肝臓で代謝されますが，副腎皮質ステロイドの肝代謝酵素（CYP3A4）を中程度阻害すると同時に，肝代謝酵素（CYP3A4およびCYP2C9）を誘導します[1]．

この機序によって副腎皮質ステロイド（デキサメタゾン，プレドニゾロンなど）の代謝が遅れ，血中濃度が高くなるため，副腎皮質ステロイドの用量を半分に減量します．

副腎皮質ステロイドの投与目的と減量

抗がん薬投与の前後に副腎皮質ステロイドを投与する目的は，①悪心・嘔吐予防，②アレルギー，過敏反応の予防（インフュージョンリアクションを軽減），③浮腫予防，④抗腫瘍効果，です[2]．副腎皮質ステロイドの減量が必要かどうかは投与目的によって異なります．

1 ステロイドを抗腫瘍効果の目的で投与する場合

副腎皮質ステロイドが抗がん薬（抗腫瘍効果）の目的で投与されるR-CHOP療法などでは，レジメン内のステロイドは減量してはならない，とされています[3]．R-CHOP療法におけるプレドニゾロンのAUCは，アプレピタント（イメンド®）の併用により影響を受けないことが報告されています[4]．

2 ステロイドをアレルギー予防目的で投与する場合

アプレピタントは催吐性リスク分類に基づき，高度催吐性リスク（催吐頻度＞90％）または一部の中等度催吐性リスク（催吐頻度30〜90％）の抗がん薬を投与する際に併用する制吐薬です．通常，アレルギー予防目的で副腎皮質ステロイドを使用する抗がん薬は，軽度以下の催吐性リスク（催吐頻度10〜30％）の抗がん薬（タキサンや一部の分子標的薬）なので，アプレピタントと併用することはほとんどありません[2]（**表1**）．

患者指導とケアのポイント

つまり，副腎皮質ステロイドが制吐目的で使用されアプレピタント（イメンド®）を併用している際は，副腎皮質ステロイドを減量します．副腎皮質ステロイドが抗腫瘍目的で使用されている場合，もしもアプレピタントが制吐目的で併用されている場合は，副腎皮質ステロイドは減量しません．副腎皮質ステロイドが抗アレルギー目的で使用されている場合は，今のところアプレピタントを併用する抗がん薬はありませんが，今後，併用されるような高度〜中等度催吐性リスクの抗がん薬が発売された際は，臨床試験のデータから判断する必要があります．

アプレピタントと同成分の注射であるホスアプレピタント（プロイメンド®）も同様に副腎皮質ステロイドと薬物間相互作用を生じますので，併用する際には副腎皮質ステロイドの用量を減量してください． （杉山奈津子，齊藤光江）

表1 代表的抗がん薬と併用する副腎皮質ステロイドにおける用量調整の必要性

代表的な抗がん薬またはレジメン	催吐性リスク分類[3]	アプレピタント（イメンド®）併用の有無	副腎皮質ステロイド投与目的	副腎皮質ステロイド減量の必要性
高用量シクロホスファミド，シスプラチン，AC療法など	高度〜中等度	あり	悪心・嘔吐予防	あり
R-CHOP	中等度		抗腫瘍作用	なし
ドセタキセル	軽度	なし	浮腫予防	
パクリタキセル			アレルギー，過敏反応の予防（インフュージョンリアクションを軽減）	
ゲムツズマブ，セツキシマブなど	最小			

AC療法：ドキソルビシン，シクロホスファミド
R-CHOP：リツキシマブ，シクロホスファミド，ドキソルビシン，ビンクリスチン，プレドニゾロン

引用・参考文献
1) 独立行政法人医薬品医療機器総合機構：アプレピタント承認申請資料概要.
2) 臨床腫瘍薬学会監，遠藤一司ほか編：改訂第4版がん化学療法レジメンハンドブック. 羊土社，2015.
3) 制吐薬適正使用ガイドライン改訂ワーキンググループ編：制吐薬適正使用ガイドライン第2版. 日本癌治療学会，2015. http://www.jsco-cpg.jp/item/29/index.html
4) Maie K, et al.: Aprepitant does not alter prednisolone pharmacokinetics in patients treated with R-CHOP. Ann Oncol, 25: 298-299, 2014.

有害事象④ 悪心・嘔吐2

Q13 制吐薬の中にはオランザピン（非定型抗精神病薬）もあると聞きました．どのように使われるのでしょうか？

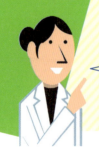

A オランザピンは臨床試験の結果から有望視され，日本では2017年6月9日付で公知申請が可能と判断された結果，抗がん薬による悪心・嘔吐への適応が保険承認されました．

日本がんサポーティブケア学会では，ホームページにおいて，医療者と患者それぞれに向けて「制吐薬としてのオランザピンの注意喚起」を出しています．高齢者に対する鎮静による有害事象を防ぐ目的での注意喚起がなされています．

関連委員会・学会等の見解

1 厚生労働省

2017年6月9日付の厚生労働省保健局医療課長通知[1]によると，未承認薬検討会議，薬事・食品衛生審議会第一部会での審議の結果，抗悪性腫瘍薬（シスプラチン等）投与に伴う消化器症状（悪心・嘔吐）に対し，オランザピンの効能の追加がなされ，2017年12月25日に薬事承認となりました．オランザピン5mgを1日1回経口投与，患者の状態により適宜増量し，1日量は10mgを超えないという用法・用量が追記されました．

表1 受容体親和性（*in vitro*）[6)-9)]

受容体	Ki（nM）										
	抗精神病薬				ドパミン受容体拮抗薬		5-HT₃受容体拮抗制吐薬				
	オランザピン	クロザピン	ハロペリドール	リスペリドン	ドンペリドン	メトクロプラミド	パロノセトロン	グラニセトロン	オンダンセトロン	ラモセトロン	アザセトロン
D_2 [1)]	11	125	1	3	0.87	52.5	−	−	−	−	−
5-HT₃ [2)]	57	69	>1,000	>10,000	−	−	0.0634	0.687	0.769	0.0569	1.19
5-HT₂c [3)]	28.6	36	12,375	64	−	−	−	−	−	−	−

1) D_2：ラット線条体
2) 5-HT₃：強制発現タンパクにおけるヒト5-HT₃
3) 5-HT₂c：クローン化したヒト5-HT₂c

−：データなし

2 国内で現在進行中の臨床試験

「胸部悪性腫瘍に対するシスプラチンを含む化学療法に伴う悪心・嘔吐の予防におけるアプレピタント+パロノセトロン+デキサメタゾン+オランザピン5mgの4薬併用の第Ⅱ相試験/静岡県立がんセンター（UMIN000017486）」[2)]が終了し，第Ⅲ相試験（静岡県立がんセンターと国立がん研究センター等の多施設共同試験J-FORCE（AMED助成））がシスプラチンを対象に実施され，その研究結果が待たれるところです．

3 海外のガイドライン：国際がんサポーティブケア学会（MASCC），NCCN

MASCC/ESMO（米国，英国，独国，豪州，日本，中国，香港，シンガポール，南アフリカ，デンマーク，イタリア，ノルウェー，スイス，カナダ）[3)]では，「悪心が問題になる場合，セロトニン5-HT₃受容体拮抗薬+デキサメタゾンにオランザピンの併用を考慮してもよいかもしれない」としていますが，信頼性レベルも合意レベルも低く，「突出性悪心・嘔吐に関する現在のエビデンスからオランザピン1日10mgの3日間経口投与が提案できる．（とくに高齢の場合，この患者集団ではオランザピンにより軽度から中等度の鎮静が問題となる可能性がある）」（MASCC信頼性レベル：中，MASCC合意レベル：中，ESMOエビデンスレベル：Ⅱ，ESMO推奨グレード：B）とされています．注記として「難治性悪心・嘔吐には適切なガイドラインはないと考えられる」とされています．

NCCN version2, 2018においては，高度催吐性抗がん薬に対し，day1にもday2, 3, 4にもオランザピン10mgを他の3剤併用療法に追加するオプションを提供しています．また，高齢者や鎮静がかかりすぎた患者には5mgを推奨しています[4)]．

4 海外における影響力の大きかった研究報告

Navari（2016）[5)]らによると，高度催吐性リスクの患者にデキサメタゾン+アプレピタント/ホスアプレピタント+セロトニン5-HT₃受容体拮抗薬+オランザピン10mg/日 vs プラセボ4日間継続において化学療法後～120時間における悪心は有意にオランザピン併用群で少なく（p＝0.002），嘔吐，レスキューイベント回数についても有意にオランザピン群で低かった，と報告されています．

オランザピンの制吐作用機序

オランザピンは，多元受容体作用抗精神病薬（MARTA）であり，ドパミン，セロトニン，αノルアドレナリン，ヒスタミン受容体拮抗作用を有します．

オランザピンの多種類の受容体拮抗作用は，ドパミンD_2受容体やセロトニン5-HT₃受容体では，汎用されるほかの制吐薬よりも劣ります．しかし，制吐作用として注目される特徴的なセロトニン5-HT₂c受容体拮抗作用はほかの抗精神病薬よりも優れています（表1）．

5-HT₂c受容体のないマウスは過食，肥満，耐糖能障害が起きることがわかっており，視床下部の満腹中枢などへの神経伝達がうまくいかなくなるためと考えられています[6)]．

現在のところNK₁受容体拮抗薬の登場で嘔吐は抑えられてきているものの，悪心は十分には抑えられていません．オランザピンの制吐における作用機序については明らかになっていませんが，現在の制吐療法において，この5-HT₂c受容体拮抗作用による視床下部神経伝達抑制作用が食欲低下抑制および悪心抑制に関与している可能性が示唆されます．

MASCC：Multinational Association of Supportive Care in Cancer，国際がんサポーティブケア学会
ESMO：European Society for Medical Oncology，欧州臨床腫瘍学会　　MARTA：multi-acting receptor-targeted antipsychotic，多元受容体作用抗精神病薬
AMED：Japan Agency for Medical Research and Development，日本医療研究開発機構

患者指導とケアのポイント

オランザピンは抗精神病薬であり,日本人の担がん患者に対する十分なエビデンスがないことから,投与の際は副作用発現に注意してください.かといって,2.5mgは適用外の用量です.抗精神病薬として使用するときには長期にわたるため,糖尿病の患者には禁忌です.鎮静作用が強いので,ふらつきで転倒しやすい高齢者はとくに慎重に投与すべきです.

（杉山奈津子,齊藤光江）

引用・参考文献
1) 厚生労働省:新たに薬事・食品衛生審議会において公知申請に関する事前評価を受けた医薬品の適応外使用について:平成29年6月9日. https://www.mhlw.go.jp/web/t_doc?dataId=00tc2706&dataType=1&pageNo=1
2) Abe M, et al.: Efficacy and safety of olanzapine combined with aprepitant, palonosetron, and dexamethasone for preventing nausea and vomiting induced by cisplatin-based chemotherapy in gynecological cancer: KCOG-G1301 phase II trial. Support Care Cancer, 24(2): 675-682, 2016.
3) MASCC/ESMO:MASCC/ESMO制吐療法ガイドライン2016.
4) NCCN Guidline "Antiemesis" version2, 2018.
5) Navari RM, et al.: Olanzapine for the prevention of chemotherapy-induced nausea and vomiting. N Engl J Med, 375(2): 134-142, 2016.
6) 独立行政法人医薬品医療機器総合機構:オランザピン承認時申請資料概要.
7) 独立行政法人医薬品医療機器総合機構:オランザピン インタビューフォーム.
8) 独立行政法人医薬品医療機器総合機構:イトプリド インタビューフォーム.
9) 独立行政法人医薬品医療機器総合機構:パロノセトロン インタビューフォーム.

有害事象⑤ 間質性肺炎

Q14 外来で処方される分子標的薬の中には,**間質性肺炎への注意喚起があるものがあります.**看護師は,何に気をつければよいのでしょうか?

A リスクのある患者ではとくに注意し,患者の訴えや臨床症状を見逃さないようにします.
患者には咳,発熱,呼吸苦などの症状があれば早目に訴えるよう指導し,SpO$_2$低下や頻脈,fine cracklesなどの臨床所見に注目しましょう.

間質性肺炎は,通常の肺炎とは異なり,肺胞の壁やそれを支える周辺の組織に炎症を起こす疾患です.この病態になると肺胞から血液への酸素取り込みが障害され,呼吸不全となります.

間質性肺炎の原因は,感染や膠原病などさまざまな原因が考えられますが,その1つとして薬剤も考えられます.原因となる薬剤としては,抗がん薬が多数報告されています.

イレッサ®などのEGFR-TKIやALK-TKIで注意

これまでよく使われてきた殺細胞性抗がん薬(ペメトレキセド,イリノテカン,ジェムザールなど)でも間質性肺炎を起こすことがありますが,分子標的薬においては,より発症頻度が高いことが知られています.とくに肺がんの分子標的薬であるイレッサ®(ゲフィチニブ)投与例に,致命的な間質

EGFR-TKI:epidermal growth factor receptor tyrosine kinase inhibitor,上皮成長因子受容体チロシンキナーゼ阻害薬

性肺炎が発症したことで注意喚起されました.

イレッサ®だけでなく，そのほかの上皮成長因子受容体チロシンキナーゼ阻害薬(EGFR-TKI：イレッサ®，タルセバ®，ジオトリフ®，タグリッソ®)でも間質性肺炎の発症頻度が高いことや，未分化リンパ腫キナーゼチロシンキナーゼ阻害薬(ALK-TKI：ザーコリ®，アレセンサ®，ジカディア®，ローブレナ®)でも間質性肺炎が発症することが知られています.

免疫チェックポイント阻害薬でも注意が必要

さらに最近最も注目されているニボルマブ(オプジーボ®)，ペムブロリズマブ(キイトルーダ®)，アテゾリズマブ(テセントリク®)でも，間質性肺炎を起こすことがわかってきています.

オプジーボ®，キイトルーダ®，テセントリク®は，これまでの殺細胞性抗がん薬，分子標的薬とはまったく異なる作用機序を持つ薬剤で，がんに対する免疫のブレーキ(免疫チェックポイント)を解除してがん免疫を活性化する薬剤であり，「免疫チェックポイント阻害薬」とよばれる薬剤の1つです.免疫のブレーキが解除されるため，正常細胞に対する免疫のブレーキも解除され，自己免疫疾患に似た副作用が発症することが知られています.

その中で最も注意が必要な副作用の1つが間質性肺炎です.

患者指導とケアのポイント

1 とくに注意が必要な患者

こうした薬剤性間質性肺炎を起こしやすいとされているのは，治療前からもともとの肺に間質陰影(網状・線状・蜂巣状の陰影など)のある症例，間質性肺疾患や自己免疫性疾患の既往あるいは合併がある症例，喫煙歴のある症例などであり，これらの症例ではとくに注意が必要です.

また，免疫チェックポイント阻害薬治療後に分子標的薬を使用した場合は，間質性肺炎の発症頻度が上がることが知られており，注意が必要です[1].殺細胞性抗がん薬においても，免疫チェックポイント阻害薬の治療歴があると，間質性肺炎，肝機能障害，皮疹などの副作用の増強がみられることがあります.

分子標的治療薬と胸部放射線照射が近い時期に施行されている場合も，間質性肺炎には注意が必要です.

2 リスクのある患者への指導

間質性肺炎は，初期症状を見逃さず早期に発見することが何よりも重要です.間質性肺炎の初期症状は咳，発熱，息切れや呼吸困難感などであり，患者からこのような訴えがあれば，すみやかに検査に進める必要があります.

リスクの高い患者やリスクの高い薬剤を使っている場合はとくに注意が必要で，これらの症状があった場合にはすぐに主治医，もしくは担当者に相談するように指導することが大切です.

間質性肺炎の診断と経過

間質性肺炎の臨床所見では，発熱やSpO_2低下・頻脈などのバイタルサイン変化，胸部聴診でfine cracklesの有無に注目する必要があります.自覚症状に乏しい症例もあるため，わずかな臨床所見の変化にも気づけるよう注意を払わねばなりません.時間単位で急速に進行する場合や急変する場合があるため，頻回なバイタルサインの確認を要します.SpO_2の低下があれば，酸素投与も必要です.

最終的な診断は採血やX線，CT検査，気管支鏡検査などを総合して行うことになりますが，原則として入院加療の適応となります.被疑薬の中止のみで改善する場合もありますが，多くの場合はステロイド治療が必要となります.ステロイドは投与開始後，症状改善に従い漸減しますが，通常ステロイドの漸減は週単位で行われます.また，ステロイド漸減中に症状が再燃することもあるため注意が必要です.

間質性肺炎は急速に症状が悪くなり致死的な経過をたどることもあるため，早期発見・早期治療が重要です.どんな薬剤を使っている場合でも，患者の訴えや臨床症状を見逃さないように常に間質性肺炎のことを念頭に置きながら治療にあたることが重要です.

(柳谷典子，西尾誠人)

引用・参考文献
1) 日本臨床腫瘍学会：ニボルマブ(オプジーボ®)投与後にEGFR-TKIを使用した患者に発生した間質性肺疾患について．日本臨床腫瘍学会ホームページ(2016年7月13日).

ALK-TKI：anaplastic lymphoma kinase-tyrosine kinase inhibitor，未分化リンパ腫キナーゼチロシンキナーゼ阻害薬

Part 2 有害事象対策 Q&A

有害事象⑥ 腎機能障害

Q15 アバスチン®投与患者で，**尿タンパクの1日量測定になったのですが，部分尿で概算できると聞きました．** 検査値はどのようにみればよいのでしょうか？

A **部分尿の尿タンパク/クレアチニン比を尿タンパクの定量方法とします．** 1日排泄量がほぼ一定なクレアチニンで尿の濃縮程度を補正します．

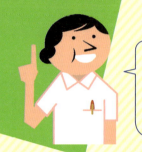

タンパク尿はアバスチン®で比較的頻度の高い副作用

ベバシズマブ（アバスチン®）は，抗VEGF（血管内皮細胞増殖因子）モノクローナル抗体で，がん細胞が血管新生を促進するために分泌する成分であるVEGFに結合して血管新生を阻害して，がんの増殖を抑える働きがあります．

高血圧とならびタンパク尿は，アバスチン®において比較的頻度の高い副作用で，ネフローゼ症候群で大量のタンパク尿，浮腫，低アルブミン血症を合併することもあります．『がん薬物療法時の腎障害診療ガイドライン2016』でも，アバスチン®を含む血管新生阻害薬投与時にタンパク尿を認めたときは，タンパク尿のGradeと薬物治療継続のリスク・ベネフィットを加味したうえでの休薬・減量が推奨されています[1]．

タンパク尿のGrade別対応

メーカーが出しているアバスチン®適正使用ガイドに，タンパク尿のGrade別対応法が推奨されています[2]．すなわち，Grade 1（尿タンパク定性1＋，1.0g/24時間未満）であれば投与継続可能で，Grade 2（定性2〜3＋，定量1〜3.5g/24時間），あるいはGrade 3（定性4＋，定量3.5g/24時間を超える場合）の場合は，Grade 1以下に回復するまで休薬とされています．ただし，Grade 2であっても24時間蓄尿による定量検査で2g/24時間以下であれば投与可能とされています．そして，Grade 4（ネフローゼ症候群）では投与中止となります．

ここで，出てくるタンパク尿の定量の単位がg/24時間という表記になっていますが，これは24時間蓄尿でタンパク尿が何g排泄されているのか，という意味です．

患者指導とケアのポイント

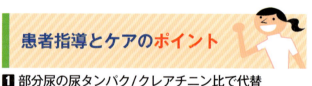

1 部分尿の尿タンパク/クレアチニン比で代替

タンパク尿の定量は，24時間にわたり蓄尿し，その一部を測定して，24時間での尿タンパク量を計算します．尿タンパクの排泄量は時間，体位，運動，血圧などによって変動し，とくに日内変動として夜間に少なく，日中に多いとされるので，尿タンパク排泄量の正確な評価には，24時間蓄尿が望ましいです．

しかしこの方法では，操作が煩雑なこと，蓄尿の操作が不正確だと24時間の尿タンパク量も不正確になること，一般外来ではむずかしいことなどから，24時間蓄尿による尿タンパク量の測定とともに，部分尿の尿タンパク/クレアチニン比が尿タンパクの定量方法として推奨されています[3]．これは，クレアチニンの1日排泄量がほぼ一定で約1gであ

VEGF：vascular endothelial growth factor，血管内皮細胞増殖因子

図1 尿タンパク/クレアチニン(Cr)比を取り入れたアバスチン®によるタンパク尿に対する対応

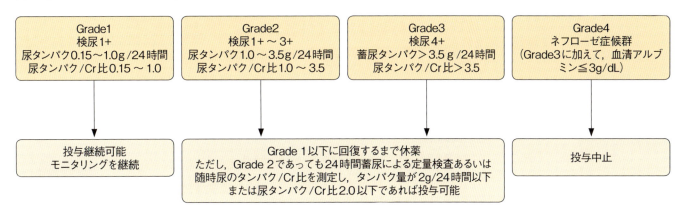

中外製薬：アバスチン 適正使用ガイド（乳癌）．http://chugai-pharm.jp/hc/ss/pr/drug/ava_via0100/guide/PDF/bt/ava_guide_bt.pdfより許可を得て一部改変

ることを利用し，尿タンパクの定量を部分尿で行う方法です（図1）．

2 部分尿の尿タンパクをクレアチニンで補正

クレアチニンで補正することにより，尿の濃縮の程度が補正されます．すなわち，部分尿中のタンパク濃度をクレアチニン濃度で割った値です．単に，単位なしの比率で表す場合と，g/gCr（クレアチニン）で表す場合があります．

たとえば，水分をたくさん摂取したあとに採尿した尿でタンパク尿の定量をすると，尿が希釈されているので，タンパク尿の濃度をクレアチニン濃度で補正しないと，タンパク尿量は少なく表示されます．逆に，濃縮尿でタンパク尿を評価すると尿タンパク濃度が高くなり，過大評価となります．部分尿中のタンパク濃度をクレアチニン濃度で補正することにより，水分の摂取状況，尿の濃縮の程度の影響を打ち消すことができます．

3 部分尿を指標に使う注意点

部分尿の尿タンパク/クレアチニン比は，24時間の蓄尿による尿タンパク量と相関します．概算としてですが 尿タンパク/クレアチニン比1.0（あるいは1.0 g/gCr）であれば，1.0g/24時間，2.0（あるいは2.0 g/gCr）であれば，2.0g/24時間に相当するとみなされます．

この方法の欠点は，クレアチニンは筋肉に含まれているため，その排泄量が体格や筋肉量により，影響を受ける点です．体格がよく筋肉量が多い方は，クレアチニンの尿中排泄量が多いので，1日排泄量も1gを超えている可能性があり，尿タンパク/クレアチニン比では24時間蓄尿の結果よりも過小に評価する可能性があります．また，尿タンパク/クレアチニン比は日内変動や腎機能の影響を受けるので，24時間蓄尿と完全な1：1の関係とはいえません．

以上より，尿タンパク/クレアチニン比は24時間蓄尿よりも簡便で，おおむね24時間蓄尿の代用になり，臨床的に有用な指標といえます．

（安藤亮一）

引用・参考文献
1) 日本腎臓学会，日本癌治療学会，日本臨床腫瘍学会，日本腎臓病薬物療法学会編：がん薬物療法時の腎障害診療ガイドライン2016．ライフサイエンス出版，2016．
2) 中外製薬：アバスチン 適正使用ガイド（乳癌）．http://chugai-pharm.jp/hc/ss/pr/drug/ava_via0100/guide/PDF/bt/ava_guide_bt.pdf
3) 日本腎臓学会編：エビデンスに基づくCKD診療ガイドライン2013．東京医学社，2013．

Part 2 有害事象対策 Q&A

有害事象⑦

SIADH

Q16 抗がん薬投与中の患者がSIADHで電解質が乱れて不穏状態となりました. どのような治療法がありますか？

A 薬剤が原因であればそれを中止し, 低ナトリウム血症に対してフロセミド投与や3％食塩水投与を行います. 軽症の低ナトリウム血症では, 水制限や食塩摂取を行います.

がん患者のSIADH

抗利尿ホルモン（ADH）不適合分泌症候群（SIADH）は, 低浸透圧・低ナトリウム血症の存在下にもかかわらず, なんらかの原因によりADH（バゾプレシン, AVP）分泌が抑制されない（不適切に出続けてしまう）ため, 低張な尿を生成して余剰な水分を排出することが困難となり, 結果的に水分貯留による希釈性低ナトリウム血症をきたす病態です.

原因として, 中枢神経系疾患（頭部外傷, 脳腫瘍, 脳梗塞・脳出血など）, 肺疾患（肺炎や肺腫瘍など）, 異所性AVP産生腫瘍（肺小細胞がん, 膵がんなど）, 薬剤（ビンクリスチン, カルバマゼピン, アミトリプチリンなど）が知られています（表1）. すなわち, がん患者にSIADHがみられた場合は, がんによる異所性AVP産生の可能性, 肺や頭蓋内への転移による可能性, そして薬剤による可能性のいずれも考えられます.

SIADHの治療

治療としては, 基礎疾患が原因であればそれに対する治療が基本であり, 薬剤が原因であればその薬剤の中止または変更が必要となります. そのうえで低浸透圧・低ナトリウム血症に対し, 軽症ないし慢性期の症例では水制限（1日の総摂取量15〜20mL/kg 体重）, および食塩摂取（200mEq/day以上, 経口または経静脈的）を行います（図1）.

一方, 急速または重症の低ナトリウム血症（通常120mEq/L以下）で, 意識障害などを合併しすみやかな治療を必要とする場合には, フロセミド静注（10〜20mg）および尿中Na排泄量に相当する量のNaを3％食塩水として補充します. ただし, 血漿浸透圧や血清Naの急速な上昇は橋中心髄鞘崩壊を合併する危険性があるため, 血清Naの上昇速度は0.5mEq/L/hrを超えない, かつはじめの24時間の上昇が10mEq/L/dayを超えないようにとどめる必要があります.

異所性AVP産生腫瘍が原因でほかの治療法が無効の場合には, AVP V₂受容体拮抗薬（モザバプタン塩酸塩：フィズリン®）の経口投与が保険収載されています. また新たなV₂拮抗薬としてトルバプタン（サムスカ®）が心不全治療薬として使用可能です. また, 抗菌薬であるデメクロサイクリン（レダマイシン®）がAVP拮抗作用を有することも古くから知られています.

患者指導とケアのポイント

これらの薬剤投与により急激な水利尿が起き, 脱水症状や血清Naの急激な上昇が起こることもあるので, 少量より開始し, 開始日は血清Na濃度を頻回に測定する必要があります.

（杉山 徹）

ADH：antidiuretic hormone 抗利尿ホルモン　　SIADH：syndrome of inappropriate secretion of ADH, 抗利尿ホルモン不適合分泌症候群
AVP：arginine vasopressin, バゾプレシン

表1　SIADHの原因

中枢神経系疾患	髄膜炎，外傷，くも膜下出血，脳腫瘍，脳梗塞，脳出血，Guillain-Barré症候群，脳炎など
肺疾患	肺炎，肺腫瘍，肺結核，肺アスペルギルス症，気管支喘息，陽圧呼吸など
異所性AVP産生腫瘍	肺小細胞がん，膵がんなど
薬剤	ビンクリスチン，クロフィブラート，カルバマゼピン，アミトリプチリン，イミプラミンなど

図1　SIADHの診察手順

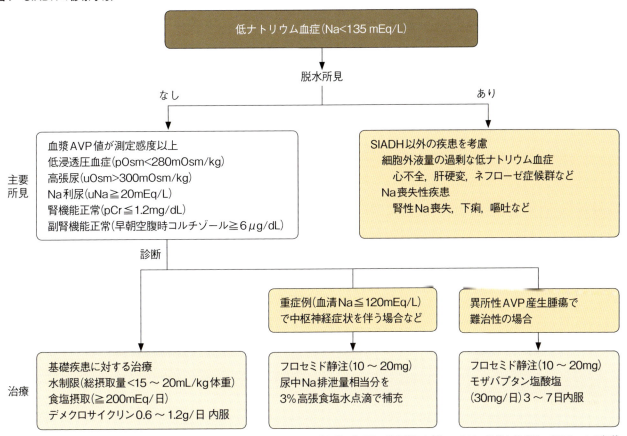

岩﨑泰正：SIADH（ADH不適合分泌症候群）．下垂体疾患診療マニュアル 改訂第2版（平田結喜緒ほか編）．p.243，診断と治療社，2016．より転載

引用・参考文献
1) 大磯ユタカほか：バゾプレシン分泌過剰症（SIADH）の診断と治療の手引き（平成22年度改訂）　厚生労働科学研究費補助金 難治性疾患克服研究事業 間脳下垂体機能障害に関する調査研究班 平成22年度 総括・分担研究報告書．2011;158-159.
2) 岩﨑泰正：SIADH（ADH不適合分泌症候群）．下垂体疾患診療マニュアル（平田結喜緒ほか編）．p.235-237，診断と治療社，2012.

Part 2 有害事象対策 Q&A

有害事象⑧ ▼ 高血糖

Q17 高血糖の有害事象のある薬剤を使用する際，糖尿病患者への対応はどうすればよいですか？

A 強化インスリン療法で血糖コントロールを行います．それに加えて，スライディングスケールを併用することもあります．

ステロイドによる高血糖

　がん化学療法で高血糖を引き起こす代表的薬剤は，ステロイドです．ステロイドを投与すると肝臓での糖新生の亢進と筋肉や脂肪細胞でのインスリン抵抗性が起こり，かなりの頻度で高血糖が起こります．

　ステロイド投与を繰り返すことで，もともと糖尿病でなくても糖尿病になってしまう患者もいます．また，ステロイド以外にも，インターフェロン，免疫抑制薬，一部の分子標的薬などが高血糖の原因となります（表1）[1]．

　ステロイドによる高血糖の特徴は，開始後早期から発現し，食後の血糖値上昇が大きいことです．また，通常ステロイドの投与量は朝に多くなるため，とくに昼食後の血糖値が最も高くなり，夕食後まで影響します．プレドニゾロンのように作用時間が比較的短いステロイドの単回投与であれば，昼から夜に高血糖となっても翌朝まで続くことは少ないですが，連日投与やデキサメタゾンのように作用時間が長いステロイドを投与する場合は，空腹時血糖も上昇することがあります．

　また，がん化学療法を受けているときには，味覚障害や食欲低下が起こるために食事の量が不安定になりやすく，低血糖も起こりうる状態となり，血糖コントロールがむずかしくなるケースが少なくありません．

強化インスリン療法で血糖コントロール

1 がん化学療法中の高血糖には強化インスリン療法

　これらのことから，がん化学療法中の高血糖に対しては，経口血糖降下薬でのコントロールはむずかしいことが多く，強化インスリン療法で血糖コントロールを行うのが一般的です．

　もともと糖尿病で強化インスリン療法を行っている患者の場合は，ステロイド投与後24時間以内の超速効型・速効型インスリンを通常の2倍量に増量します．もともと超速効型や速効型インスリンを使用していない患者の場合は，ステロイド投与後24時間以内の各食前におおむね0.1単位/kg（現在体重）の超速効型（速効型）インスリンを注射します．いずれも食事摂取量が不安定な場合は，食直後注射にしておき，主食が摂取できた割合にて注射量を調節します．

表1　高血糖の原因となるがん治療薬

薬の分類	代表的な薬剤
副腎皮質ステロイド	デキサメタゾン
	プレドニゾロン
分子標的薬	mTOR阻害薬
	ABLチロシンキナーゼ阻害薬
	マルチキナーゼ阻害薬
インターフェロン	インターフェロンγ-1a
免疫抑制薬	シクロスポリン
	タクロリムス
代謝拮抗薬	L-アスパラギナーゼ
LH-RHアゴニスト	リュープロレリン
	ゴセレリン
抗アンドロゲン薬	クロルマジノン
	ビカルタミド

2 スライディングスケールを併用する場合も

さらに、これらのインスリンにスライディングスケールを併用する場合もあります．上記のインスリン量にて目標の血糖値にならなかった場合は，次回以降の化学療法（ステロイド投与）時にインスリン指示量を微調整します[2]．

患者指導とケアのポイント

ステロイド投与時に通常よりインスリンを増量したり新たにインスリンを使用したとしても，ステロイド中止後は元に戻すことができる場合が多いので，そのように患者に説明することで不安をすこしでも減らして治療に専念できるように支援します．

全身状態がよく，食事摂取量も安定し，高血糖が軽度の場合は，インスリンを使用せずに速効型インスリン分泌促進薬（グリニド薬）やαグルコシダーゼ阻害薬などの経口血糖降下薬で対処できる場合もあります．

がん化学療法の血糖への影響には個人差があり，投与直後に高血糖になる場合もあれば，数週間後に高血糖をきたす場合もあるので，定期的に血糖測定を行いながら注意して観察することが重要です．

（杉山 徹）

引用・参考文献
1) 山本剛史ほか：薬剤性高血糖．昭和学士会雑誌，75(4)：426-431，2015．
2) 谷長行：がん化学療法と糖尿病マネジメント．月刊糖尿病，7(11)：24-33，2015．

有害事象⑨ B型肝炎ウイルスの再活性化

Q18 B型肝炎ウイルスの検査が必要だと聞きました．HBc抗体という検査項目もあるそうですが，なぜ調べる必要があるのですか？

A HBV感染者を拾い上げて，がん薬物療法に伴うHBV再活性化を防ぐ最初の一歩となるからです．リスクのある患者はHBV-DNA量のモニタリングも行います．

HBV再活性化による肝炎は重症化しやすい

HBV感染患者で化学療法などによりHBVが再増殖することを，HBV再活性化とよびます．HBV再活性化は，キャリア（HBV-DNA陽性であるが肝炎を発症していない状態）からの再活性化と既往感染者（HBs抗原陰性かつHBc抗体またはHBs抗体陽性）からの再活性化に分類されています．

HBV：hepatitis B virus，B型肝炎ウイルス

とくに既往感染者からの再活性化による肝炎は，「de novo B型肝炎」とよばれます．

HBV再活性化による肝炎は重症化しやすいだけでなく，肝炎の発症により原疾患の治療を困難にさせるため，発症そのものを阻止することが最も重要です．そのため，図1に示すようなフローチャートによる，厚生労働省研究班が作成した「免疫抑制・化学療法により発症するB型肝炎対策ガイドライン」があり，化学療法施行時は，これに準拠す

図1 免疫抑制・化学療法により発症するB型肝炎対策ガイドライン

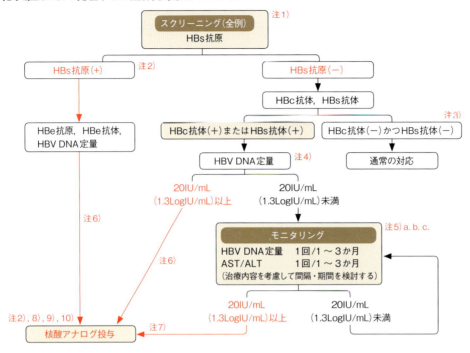

補足：血液悪性疾患に対する強力な化学療法中あるいは終了後に，HBs抗原陽性あるいはHBs抗原陰性例の一部においてHBV再活性化によりB型肝炎が発症し，その中には劇症化する症例があり，注意が必要である．また，血液悪性疾患または固形癌に対する通常の化学療法およびリウマチ性疾患・膠原病などの自己免疫疾患に対する免疫抑制療法においてもHBV再活性化のリスクを考慮して対応する必要がある．通常の化学療法および免疫抑制療法においては，HBV再活性化，肝炎の発症，劇症化の頻度は明らかでなく，ガイドラインに関するエビデンスは十分ではない．また，核酸アナログ投与による劇症化予防効果を完全に保証するものではない．

注1）免疫抑制・化学療法前に，HBVキャリアおよび既往感染者をスクリーニングする．まずHBs抗原を測定して，HBVキャリアかどうか確認する．HBs抗原陰性の場合には，HBc抗体およびHBs抗体を測定して，既往感染者かどうか確認する．HBs抗原・HBc抗体およびHBs抗体の測定は，高感度の測定法を用いて検査することが望ましい．また，HBs抗体単独陽性（HBs抗原陰性かつHBc抗体陰性）例においても，HBV再活性化は報告されており，ワクチン接種歴が明らかである場合を除き，ガイドラインに従った対応が望ましい．

注2）HBs抗原陽性例は肝臓専門医にコンサルトすること．また，すべての症例において核酸アナログの投与開始ならびに終了にあたって肝臓専門医にコンサルトするのが望ましい．

注3）初回化学療法開始時にHBc抗体，HBs抗体未測定の再治療例および既に免疫抑制療法が開始されている例では，抗体価が低下している場合があり，HBV DNA定量検査などによる精査が望ましい．

注4）既往感染者の場合は，リアルタイムPCR法によりHBV DNAをスクリーニングする．

注5）a.リツキシマブ・オビヌツズマブ（±ステロイド），フルダラビンを用いる化学療法および造血幹細胞移植：既往感染者からのHBV再活性化の高リスクであり，注意が必要である．治療中および治療終了後少なくとも12か月の間，HBV DNAを月1回モニタリングする．造血幹細胞移植例は，移植後長期間のモニタリングが必要である．

b.通常の化学療法および免疫作用を有する分子標的治療薬を併用する場合：頻度は少ないながら，HBV再活性化のリスクがある．HBV DNA量のモニタリングは1～3か月ごとを目安とし，治療内容を考慮して間隔および期間を検討する．血液悪性疾患においては慎重な対応が望ましい．

c.副腎皮質ステロイド薬，免疫抑制薬，免疫抑制作用あるいは免疫修飾作用を有する分子標的治療薬による免疫抑制療法：HBV再活性化のリスクがある．免疫抑制療法では，治療開始後および治療内容の変更後（中止を含む）少なくとも6か月間は，月1回のHBV DNA量のモニタリングが望ましい．なお，6か月以降は3か月ごとのHBV DNA量測定を推奨するが，治療内容に応じて高感度HBs抗原測定（感度0.005IU/mL）で代用することを考慮する．

注6）免疫抑制・化学療法を開始する前，できるだけ早期に核酸アナログ投与を開始する．ことに，ウイルス量が多いHBs抗原陽性例においては，核酸アナログ予防投与中であっても劇症肝炎による死亡例が報告されており，免疫抑制・化学療法を開始する前にウイルス量を低下させておくことが望ましい．

注7）免疫抑制・化学療法中あるいは治療終了後に，HBV DNA量が20IU/mL（1.3LogIU/mL）以上になった時点で直ちに核酸アナログ投与を開始する（20IU/mL未満陽性の場合は別のポイントでの再検査を推奨する）．また，高感度HBs抗原モニタリングにおいて1IU/mL未満陽性（低値陽性）の場合は，HBV DNAを追加測定して20IU/mL以上であることを確認した上で核酸アナログ投与を開始する．免疫抑制・化学療法中の場合，免疫抑制薬や免疫抑制作用のある抗腫瘍薬は直ちに投与を中止するのではなく，対応を肝臓専門医と相談する．

注8）核酸アナログは薬剤耐性の少ないETV，TDF，TAFの作用を推奨する．

注9）下記の①か②の条件を満たす場合には核酸アナログ投与の終了が可能であるが，その決定については肝臓専門医と相談した上で行う．①スクリーニング時にHBs抗原陽性だった症例では，B型慢性肝炎における核酸アナログ投与終了基準を満たしていること．②スクリーニング時にHBc抗体陽性またはHBs抗体陽性だった症例では，（1）免疫抑制・化学療法終了後，少なくとも12か月間は投与を継続すること．（2）この継続期間中にALT（GPT）が正常化していること（ただしHBV以外にALT異常の原因がある場合は除く）．（3）この継続期間中にHBV DNAが持続陰性化していること．（4）HBs抗原およびHBコア関連抗原も持続陰性化することが望ましい．

注10）核酸アナログ投与終了後少なくとも12か月間は，HBV DNAモニタリングを含めて厳重に経過観察する．経過観察方法は各核酸アナログの使用上の注意に基づく．経過観察中にHBV DNA量が20IU/mL（1.3LogIU/mL）以上になった時点で直ちに投与を再開する．

日本肝臓学会 肝炎診療ガイドライン作成委員会編：B型肝炎診療ガイドライン（第3.1版），2019年3月，p.78-80より引用
https://www.jsh.or.jp/medical/guidelines/jsh_guidlines/hepatitis_b（2019年5月閲覧）

図2 HBVキャリアにおける抗原・抗体出現時期の推移

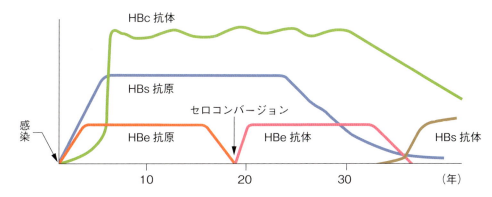

国立研究開発法人国立国際医療研究センター：B型肝炎．肝炎情報センターホームページ（2018年7月11日改訂）より転載 http://kanen.ncgm.go.jp/cont/010/b_gata.html

る必要があります．

HBc抗体測定により感染者を拾い上げる

HBc抗体を測定する理由は，HBc抗体はHBV感染後，比較的早期に出現し，多くの場合一生涯持続するものなので，HBVの既往感染者を含む多くの感染者を拾い上げることができるからです（図2）．また，HBs抗体のみの測定である場合，B型肝炎ワクチン接種者も陽性となるので，HBc抗体と併せて測定し評価する必要があります．

患者指導とケアのポイント

1 リスクのある患者をモニタリング

一般的にリツキシマブ，ステロイド，フルダラビンを用いる化学療法および造血幹細胞移植例は，既往感染者からのHBV再活性化の高リスク群とされており，治療中および治療終了後少なくとも12か月のあいだ，HBV DNA量を月1回モニタリングする必要があるとされています．

造血幹細胞移植例は，移植後長期間のモニタリングが必要とされていますが，その期間については一定の見解がありません．通常の化学療法および免疫作用を有する分子標的薬を併用する場合も，頻度は少ないながらもHBV再活性化のリスクがあり，この場合も，HBV-DNA量のモニタリングを1〜3か月ごとに行う必要があります．

2 肝炎の治療

経過中，HBV-DNAが20IU/mL（1.3LogIU/mL）以上になった場合，ただちに肝臓専門医に相談のうえ，核酸アナログによる治療開始を検討する必要があります．一方で抗がん薬の投与継続の可否は総合的に判断する必要があり，ただちに中止とはせず，主科の主治医・肝臓専門医の判断のうえ，慎重に経過をみることになります．どの核酸アナログを投与するかの明確なエビデンスはありませんが，ガイドライン上はエンテカビルの投与が推奨されています．

なお，核酸アナログ投与は劇症化予防を完全に保証するものではありません．投与開始後も定期的なモニタリングが必要となります．核酸アナログの投与期間については少なくとも抗がん薬治療終了後12か月間は必要となります．その後，中止可能かどうかは肝臓専門医の判断が必要なので，院内の肝臓専門医に相談するようにしてください．

核酸アナログ投与中にもかかわらずHBV-DNAが上昇してきた場合も，肝臓専門医の判断が必要な状況なので，このようなときも可及的すみやかに相談するようにしてください．

（高浦健太）

Part 2 有害事象対策 Q&A

有害事象⑩ ▶ 心機能障害

Q19 CHOP療法を受けて寛解維持している患者が**心不全となり，抗がん薬が原因となることもあると聞きました．**どのようなレジメンで気をつければよいでしょうか？

A **添付文書に心不全の記載が多いアントラサイクリン系抗がん薬に気をつけます．**アントラサイクリン系抗がん薬は，累積投与量で心不全を生じうることから，限界値が設定されています．

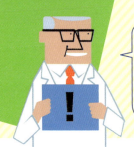

近年，がん薬物療法は，新規抗がん薬の開発と治療法の進歩により，さまざまながん腫に対する治療法が開発されてきました．がんの多くは，加齢に伴い罹患数も増加します．とくに心毒性は重大な副作用の1つと考えられており，臓器の機能が低下した高齢者の副作用マネジメントは重要です．

本項では，抗がん薬の心毒性の中でも心不全についてアントラサイクリン系抗がん薬を中心に概説します．

抗がん薬の心毒性（cardiotoxicity）の種類

心毒性とは，心臓に悪影響を及ぼす毒性のことであり，以下，多様な病態が存在します．

不整脈・心電図異常，頻拍，期外収縮，洞徐脈，心房細動，房室ブロック，QT延長，急性心筋障害，心筋症，心筋炎，ST-T変化，狭心症，心筋虚血，心筋梗塞，冠動脈スパズム，うっ血性心不全，心嚢液貯留などがあります．抗がん薬による心毒性の発症率は低いものの，致死的な状況に陥ったとの報告もあります．

抗がん薬の副作用：添付文書内の心不全の記載について

独立行政法人医薬品医療機器総合機構（PMDA）は，ホームページ内に添付文書情報に関する検索を可能とした便利な機能を提供しています．PMDAの医療用医薬品情報検索を使用して，「腫瘍用薬」の副作用に「心不全」の記載がどれだけあるか，分類別一覧にまとめました（**表1**）．

アントラサイクリン系抗がん薬は，添付文書内の心不全の記載が多く，また，最も重篤な病態になると考えられています．

アントラサイクリン系抗がん薬（アントラキノロン系を含む）

1 アントラサイクリン系抗がん薬の種類

ドキソルビシン，エピルビシン，イダルビシン，ダウノルビシン，ピラルビシン，アムルビシン，およびアントラキノロン系抗がん薬のミトキサントロンなどがあります．

2 心毒性の発現時期

急性期（投与中または投与後短期間），亜急性期（投与2～3週間後），および慢性期（投与後1年以上経過）のどの時期にでも発症します．注意すべきは，慢性期に発現する左室

PMDA：Pharmaceuticals and Medical Devices Agency，独立行政法人医薬品医療機器総合機構

表1　腫瘍用薬の添付文書・副作用に「心不全」と記載のある割合

	品目数	心不全の記載品目数と割合	
腫瘍用薬(全体)	375	222	59.2%
アルキル化薬 (例) シクロホスファミド，イホスファミド，ベンダムスチン等	18	7	38.9%
代謝拮抗薬 (例) 5-フルオロウラシル，カペシタビン，ゲムシタビン等	54	37	68.5%
抗腫瘍性抗生物質製剤 (例) ドキソルビシン，エピルビシン，イダルビシン等	27	21	77.7%
抗腫瘍性植物成分製剤 (例) パクリタキセル，ドセタキセル，カバジタキセル等	54	30	55.6%
その他の抗腫瘍性製剤 (例) シスプラチン，カルボプラチン，イマチニブ等	222	127	57.2%

PMDAホームページより添付文書の医薬品検索を使用．
くすりの種類(薬効分類)と項目内検索として副作用に心不全を選択して一覧より集計した．
(2016年10月現在)

表2　アントラサイクリン系抗がん薬の累積投与限界量

医薬品・一般名	生涯投与量(限界値)	注意コメント記載項目
注射用ドキソルビシン塩酸塩	500mg/㎡	用法用量
ドキソルビシン塩酸塩リポソーム注射剤		警告・禁忌 その他
エピルビシン塩酸塩注射液	900mg/㎡	警告・禁忌 重要な基本的注意
注射用ピラルビシン塩酸塩	950mg/㎡	警告・禁忌 重要な基本的注意
注射用アクラルビシン塩酸塩	総投与量600mgが目安	重要な基本的注意
注射用イダルビシン塩酸塩	—	警告・禁忌 重要な基本的注意
注射用アムルビシン塩酸塩	—	警告・禁忌
注射用ダウノルビシン塩酸塩	25mg/kg	重要な基本的注意
ミトキサントロン塩酸塩	160mg/㎡	重大な副作用

機能障害・うっ血性心不全です．

3 累積投与量と心不全について

アントラサイクリン系抗がん薬は，蓄積によるうっ血性心不全を生じることから，生涯投与量(限界値)が設定されています(表2)．投与量に応じて，拡張機能障害，収縮機能障害，そして左室駆出率の低下を起こします．限界値に至らなくても不可逆的なうっ血性心不全になることがあるので，ていねいなモニタリングを要します．

4 心毒性のリスク因子

若年者および高齢者，女性，ほかの抗がん薬との併用(アルキル化薬，タキサン系薬剤，トラスツズマブ等)，縦隔に対する放射線治療の既往，心血管系疾患の併存，喫煙，肝疾患の合併，および高体温等が考えられています．

患者指導とケアのポイント

心毒性は無症候性であることが多く，早期発見のために，定期的な心電図や心エコー，胸部X線撮影などの検査が推奨されています．症状がなくても，左室駆出率が低下した場合はすみやかに抗がん薬を中止し，うっ血性心不全や虚血性心疾患，不整脈などに対する治療を行います．

＊

アントラサイクリン系抗がん薬は，細胞障害性抗がん薬

表3　アントラサイクリン系抗がん薬を含む治療レジメン

治療レジメン名称	対象疾患	医薬品の組合せ	1クール期間
AC	乳がん	ADM 60 mg/㎡ (day1), CPA 600 mg/㎡ (day1)	q3w
EC	乳がん	EPI 90 mg/㎡ (day1), CPA 600 mg/㎡ (day1)	q3w
FAC	乳がん	5-FU 500 mg/㎡ (day1), ADM 50 mg/㎡ (day1), CPA 500 mg/㎡ (day1)	q3w
FEC	乳がん	5-FU 500 mg/㎡ (day1), EPI 60-100 mg/㎡ (day1), CPA 500 mg/㎡ (day1)	q3w
TAC	乳がん	DTX 75 mg/㎡ (day1), ADM 50 mg/㎡ (day1), CPA 500 mg/㎡ (day1)	q3w
CAP (CPM/ADR/CDDP)	卵巣がん, 子宮体がん	CPM 500 mg/㎡ (day1), ADR 30-50 mg/㎡ (day1), CDDP 50 mg/㎡ (day1)	q3w
TAP (PTX/ADR/CDDP)	子宮体がん	PTX 160 mg/㎡ (day2), ADR 45 mg/㎡ (day1), CDDP 50 mg/㎡ (day1)	q3w
AP (ADR/CDDP)	子宮体がん	ADR 60 mg/㎡ (day1), CDDP 50 mg/㎡ (day1)	q3w
ドキソルビシンリポソーム	卵巣がん	ドキソルビシン リポソーム 50 mg/㎡ (day1)	q4w
MVAC	膀胱がん	MTX 30 mg/㎡ (day1, 15, 22), VLB 3 mg/㎡ (day2, 15, 22), ADR 30 mg/㎡ (day2), CDDP 70 mg/㎡ (day2)	q4w
ABVd	悪性リンパ腫	ADR 25 mg/㎡ (day1, 15), BLM 10 mg/㎡ (day1, 15), VLB 6 mg/㎡ (day1, 15), DTIC 250 mg/㎡ (day1, 15)	q4w
CHOP	悪性リンパ腫	CPA 750 mg/㎡ (day1), ADR 50 mg/㎡ (day1), VCR 1.4 mg/㎡ (day1), PSL 100 mg/body (day1-5)	q3w
EPOCH	悪性リンパ腫	ETP 50 mg/㎡ (day1-4), CPA 750 mg/㎡ (d5), ADR 10 mg/㎡ (day1-4), VCR 0.4 mg/㎡ (day1-4), PSL 60 mg/㎡ (day1-5)	q3w
VAD	多発性骨髄腫	VCR 0.4 mg/㎡ (day1-4), ADR 9 mg/㎡ (day1-4), DEX 40 mg/body (day1-4, 9-12, 17-20)	q3w
CAG	急性白血病, 骨髄異形成症候群	Ara-C 10 mg/㎡ (day1-14), ACR 10〜14 mg/㎡ (day1-4), G-CSF 200 μg/㎡ (day1-14)	
CDDP/DXR	骨腫瘍	DXR 30 mg/㎡ (day1-2), CDDP 100 mg/㎡ (day1) (※あるいは DXR 25 mg/㎡ (day1-3))	q3w
CDDP/DXR/HD-MTX	骨腫瘍	CDDP 100 mg/㎡ (day1), DXR 25 mg/㎡ (day1-3), HD-MTX	q3w
CYVADIC	骨軟部腫瘍	CPA 500 mg/㎡ (day1), VCR 1.5 mg/㎡ (day1, 5), DXR 50 mg/㎡ (day1), DTIC 250 mg/㎡ (day1-5)	q3w
DXR/IFM	骨軟部腫瘍	DXR 30 mg/㎡ (day1-2), IFM 2 g/㎡ (day1-5)	q3w

ADM (ADR, DXR): ドキソルビシン, CPA (CPM): シクロホスファミド, EPI: エピルビシン, 5-FU: フルオロウラシル, DTX (TXT): ドセタキセル, CDDP: シスプラチン, PTX: パクリタキセル, MTX: メトトレキサート, VLB: ビンブラスチン, BLM: ブレオマイシン, DTIC: ダカルバジン, VCR: ビンクリスチン, PSL: プレドニゾロン, ETP (ETOP): エトポシド, DEX: デキサメタゾン, Ara-C: シタラビン, ACR: アクラルビシン, G-CSF: フィルグラスチム, レノグラスチム, HD-MTX: 高用量メトトレキサート　IFM: イホスファミド

として幅広く用いられています．各がん腫の代表的な治療レジメンを提示します(表3)．

(清水久範)

引用・参考文献
1) 独立行政法人医薬品医療機器総合機構：https://www.pmda.go.jp/PmdaSearch/iyakuSearch/
2) ドキソルビシン添付文書
3) エピルビシン添付文書
4) イダルビシン添付文書
5) ダウノルビシン添付文書
6) ピラルビシン添付文書
7) アムルビシン添付文書
8) ミトキサントロン添付文書
9) トフメツマブ添付文書

Part 2 有害事象対策 Q&A

有害事象⑪

2次性白血病

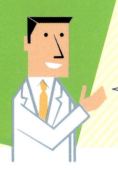

Q20 新聞記事で，**抗がん薬投与後の患者が急性白血病になることがある**と知りました．どのようなレジメンで起こりやすいのでしょうか？

A **アルキル化薬，トポイソメラーゼⅡ阻害薬などの薬剤が原因になります．**このようなレジメンの場合，2次性白血病発症の可能性があることを患者に説明しましょう．

　2次性白血病は，多種多様な1次がんに対する抗がん薬や，放射線療法後に発症する晩期合併症です．急性骨髄性白血病として発症する場合だけでなく，骨髄異形成症候群を経て急性骨髄性白血病に至る場合もあります．

　そのため，このように発症した骨髄異形成症候群と急性骨髄性白血病は，2008年に発表されたWHO分類で，治療関連骨髄異形成症候群／白血病という1つの疾患カテゴリーとなっています．1次がんに対する治療方法が進歩し，長期生存できる患者が増えた一方，晩期合併症である2次性白血病は増加しており，全白血病の10～20％を占めると報告されています．

原因薬剤

　2008年WHO分類で発表された原因の薬剤について，**表1**に示します．細胞毒性のある治療として，アルキル化薬，放射線治療，トポイソメラーゼⅡ阻害薬，そのほかに分類されています．とくに，アルキル化薬とトポイソメラーゼⅡ阻害薬に関連して発症した2次性白血病に特徴があります．

　アルキル化薬に関連した2次性白血病では，投与後5年以上を経て発症することが多く，投与期間が長ければ長いほど，また高齢になればなるほど発症しやすいです．一般的に，骨髄異形成症候群から発症し，急性骨髄性白血病に至る場合が多いです．

　トポイソメラーゼⅡ阻害薬に関連した2次性白血病では，投与後2年程度で発症することが多く，骨髄異形成症候群の時期を経ずに突然急性骨髄性白血病として発症することが特徴的です．また，年齢に関係なく発症する危険性があり，アルキル化薬と多くの点で特徴が異なっています．

　起こりやすいレジメンは，**表1**に示したような抗がん薬治療が含まれているかに注目することが重要です．実際には，1次がんに対してアルキル化薬，トポイソメラーゼⅡ阻害薬を含む複数の抗がん薬を治療に用いることが多く，放射線治療も併用することもあります．1次がんは血液がんと乳がんが多いですが，これらの細胞毒性を有するさまざまな治療を行っているからだと考えられます．

治療と予後

　治療は，通常に発症した急性骨髄性白血病と同様に，抗がん薬治療が必要です．

　2次性白血病の予後は不良で，抗がん薬治療だけではきわめて高率に再発してしまいます．そのため，年齢や合併症に問題がなければ造血幹細胞移植を行います．

　しかし，通常の急性骨髄性白血病と比較し，2次性白血病は移植後の再発率も高いのが特徴です．

患者指導とケアのポイント

　1次がんの治療で，**表1**に示すような治療を含むレジメンを行う場合，患者に晩期合併症として2次性白血病を発症する

表1　2次性白血病の原因薬剤

アルキル化薬	メルファラン，シクロホスファミド，（ナイトロジェンマスタード），カルボプラチン，シスプラチン，ダカルバジン，プロカルバジン，カルムスチン，マイトマイシンC，チオテパ，ロムスチン等
放射線治療薬	活動性の骨髄を含む広範囲への放射線照射
トポイソメラーゼⅡ阻害薬	エトポシド，（テニポシド），ドキソルビシン，ミトキサントロン，アクチノマイシンD（トポイソメラーゼⅡ阻害薬は治療関連リンパ性白血病にも関連する）
その他	代謝拮抗薬：チオプリン類，ミコフェノール酸，フルダラビン 抗チューブリン薬：ビンクリスチン，ビンブラスチン，ビンデシン，パクリタキセル，ドセタキセル（通常他剤と併用して用いられる）

可能性があることを説明する必要があります．残念ながら，2次性白血病の予防法はありません．

2次性白血病の発見のされ方は，多くは1次がんの外来通院中の血液検査で白血球減少，貧血，血小板減少などの血球減少で見つかり，その時点では無症状のことが多いです．1次がんの治療から数年経っても，2次性白血病が発症する危険性があるため，定期的に血液検査で白血球減少が起きていないか確認するよう説明します．

(横山洋紀)

Part 2 有害事象対策 Q&A

有害事象⑫

皮膚障害

Q21 最近の経口抗がん薬では，**皮膚障害ケアを必要とする患者が増えているように思います．** 外来でのケアのポイントを整理して教えてください．

A 皮膚の清潔・保湿・保護，服薬管理の支援を行います．休薬のタイミングを逃すと皮膚症状が重症化するため，報告が必要な症状を具体的に説明します．

経口抗がん薬による皮膚障害

　経口抗がん薬に伴う皮膚障害には，手足症候群，皮疹，色素沈着，爪障害などがあり，投与回数が増すほど症状が悪化する傾向があります．軽症であっても外見の変化による精神的苦痛は大きく，悪化すると日常生活にも影響を及ぼしQOLを著しく低下させます．

　皮膚障害の発生機序は不明な点が多く，確立された予防法や治療法が少ないのが現状ですが，スキンケアによって重症化を防ぐことはできます．治療開始前から，皮膚障害の特徴や予防法・対処法について指導し，適切なセルフケアが行えるよう支援しましょう．

　その際には，患者が習慣にしている何気ない行為が皮膚障害の要因となる場合もあるため，生活習慣や趣味などを事前に確認しておく必要があります．皮膚障害の程度によっては抗がん薬の休薬が必要となるため，報告が必要な症状や連絡先を具体的に説明することも重要です．

　皮膚障害を起こしやすい経口抗がん薬を**表1**に示します．

患者指導とケアのポイント

1 スキンケア指導：清潔

　皮膚に感染を併発させないために，皮膚を清潔に保ちます．泡タイプの洗浄剤やネットを使用して，十分に泡立てた刺激の少ない石けんで洗います．皮膚を傷つけないようナイロン製タオルは避け，手のひらやガーゼで泡を転がすようにやさしく洗います．熱いお湯は皮脂膜を取り除いてしまうため，40℃以下のお湯で十分に洗い流します．

　爪囲炎や亀裂などによる痛みがある部位は，泡を乗せてしばらく置いてから圧を抑えたシャワーで流します．拭くときは擦らずに皮膚を軽く押さえるように水分を拭き取りましょう．

2 スキンケア指導：保湿

　保湿によって，皮膚のバリア機能を補い乾燥を防ぎます．市販の保湿剤を使用する場合は，「弱酸性」「低刺激性」「無着色」「無香料」「アルコールフリー」の製品が推奨されています．皮膚症状発現前から1日2回を目安に使用し，乾燥を感じたら頻度を増やして塗布します．

　軟膏やクリームは人差し指の先端から第1関節の長さ，ローションは1円玉くらいの大きさが手のひら2枚分の広さに塗布する目安の量です．塗るときは，皮膚をこすらずに，塗りたい皮膚の何点かに保湿剤を置いて，手のひらで押さえるように塗り広げます．

　入浴後は時間経過とともに皮膚乾燥が進むため，15分以内には保湿剤を使用し，綿素材の柔らかくゆったりした手袋や靴下を着用すると保湿効果が高まり皮膚の保護もでき

145

皮膚障害

表1 皮膚障害が起こりやすい主な経口抗がん薬

	一般名	主な商品名	発現しやすい皮膚症状
殺細胞性抗がん薬	カペシタビン	ゼローダ®	手足症候群 色素沈着
	テガフール・ギメラシル・オテラシルカリウム	ティーエスワン®	色素沈着
分子標的薬	ソラフェニブ	ネクサバール®	手足症候群
	レゴラフェニブ	スチバーガ®	手足症候群
	スニチニブ	スーテント®	手足症候群 皮膚変色
	ゲフィチニブ	イレッサ®	皮疹，瘙痒症，皮膚乾燥，爪障害
	エルロチニブ	タルセバ®	皮疹，瘙痒症，皮膚乾燥，爪障害
	アファチニブ	ジオトリフ®	発疹，爪囲炎，皮膚乾燥，瘙痒症
	ラパチニブ	タイケルブ®	皮疹，皮膚乾燥，瘙痒症，爪障害
	アキシチニブ	インライタ®	手足症候群，皮疹，皮膚乾燥
	レンバチニブ	レンビマ®	手足症候群

薬剤添付文書を参考にして作成

ます．

3 スキンケア指導：保護

外的刺激を最小限にすることで，皮膚症状の悪化を予防します．

手足への物理的刺激は手足症候群の発症要因となります．サイズの合わない靴やヒールの高い靴は避け，足に合ったゆったりとした靴を選択します．ジョギングや雑巾絞りなど手足に負荷のかかる動作は控え，家事をする際はゴム手袋を着用して洗剤や器具による刺激を予防します．

外出時は日光による刺激を防止するため，日焼け止めや帽子，日傘，長袖の服等を使用します．日焼け止めは，ノンケミカル，紫外線吸収剤フリーのものを選択し，塗る順番は，保湿剤⇒日焼け止め⇒ステロイド外用薬が推奨されています．

顔に皮膚症状があるときのひげ剃りは，カミソリではなく電気シェーバーを使用します．化粧はなるべく行わないほうがよいですが，必要な場合は低刺激の化粧品を選択し，目元や唇のみのポイントメイクが勧められます．化粧前には保湿剤と日焼け止めを塗布し，帰宅後はすみやかに十分な洗浄と保湿を行います．

4 服薬管理への支援

経口抗がん薬は，自宅で日常生活を送りながら治療が行えるというメリットがありますが，休薬のタイミングを逃すと皮膚症状が重症化し，日常生活や治療継続に影響する場合があります．痛みや発熱を伴う場合や，日常生活に影響するような皮膚症状が出現した場合には，自己判断で内服を継続せずに病院に連絡するよう指導しましょう．

（田中康代）

Part 2 有害事象対策 Q&A

有害事象⑬
▼
ボディイメージの変容

Q22 ボディイメージの変容に伴い，アピアランスケアが進んでいます．**男性患者向けのアピアランスケア**を教えてください．

A **男性用のウィッグやアイブローなど，情報提供を行います．**
「男性だから」と考えず，女性と同じようにケアを行いましょう．

外見変化に対するニーズ変化

　野澤の調査では，がん治療に伴う身体症状の苦痛度のうち，外見変化の代表的な「髪の脱毛」は，女性では乳がん・肺がんで1位，消化器がんで10位であるのに対して，男性では肺がんが16位，消化器がんで14位でした[1]．これは，男性の身体意識が「外見」より「機能」に向いていることが影響しているといわれています．また，男性の髪型に薄毛やスキンヘッドなどが一般的に見られ，女性に比べ外見ケアに対するニーズが低いこともあります．

　しかし，がん化学療法を受ける患者が急増し，筆者の経験でもここ数年で男性から外見ケアの相談を受ける機会が多くなっています．医療者の方も「男性だから」と考えず，女性と同じように外見ケアに関する情報提供を行うことが望ましいです．とくに，外見変化が仕事に影響がある場合，周囲に「がん」と知られたくないと思う場合，外見に対する価値観が高い場合などでニーズが高い傾向があります．

患者指導とケアのポイント

　外見ケアの方法は，基本的に男女とも同じです．しかし，女性とは異なる外見上の特徴や，女性のように日頃から化粧する習慣がないことを考慮に入れ，その人に合った方法を考えます．

図1　男性用ウィッグ

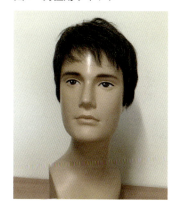

1 頭皮の脱毛ケア

　頭皮の脱毛が顕著に起こる抗がん薬（タキサン系，アントラサイクリン系など）の場合は，脱毛の時期や程度について情報提供を行います．帽子やウィッグなどのカバー方法を紹介し，とくにカバーを考えていない場合でも，髪は頭部を熱や紫外線，衝撃から守る機能があることを説明し，必要に応じて保護することを勧めます．

　男性向け医療用ウィッグは，女性ほどバリエーションは多くないですが，店舗や通信販売などで購入できます．できれば男性用の見本も置き，ウィッグの特徴，取り扱い方法，価格，購入方法などを説明し，試着もできるとよいでしょう（図1）．

図2 眉を描くときに意識するポイント

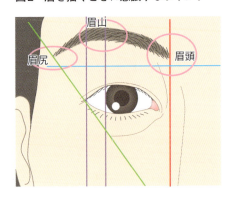

図3 マットタイプのトップコート

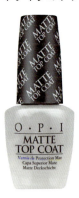

筆者が対応したケースで，治療前のスタイルと変わらないカバー方法を相談されたことがあります．店舗に行く場合，脱毛前に検討したほうがよいですが，脱毛後では自分の写真を持参するとイメージが伝わりやすいです．全脱毛まではいかない場合，ふりかけタイプの薄毛カバーもあります．

2 眉毛や睫毛の脱毛ケア

眉毛，睫毛がないと表情が乏しくなり人相が変化します．女性には眉を描くことを勧めても抵抗がありませんが，男性には化粧の習慣がなく，どうすればよいかわからない場合がほとんどです．

①アイブローで描く

化粧で行うカバー方法を紹介し，希望があれば，方法を説明します．アイブローには，ペンシル，パウダータイプがあります．初心者の方は，パウダータイプのほうが扱いやすいです．眉の書き方は「眉頭」「眉山」「眉尻」の3点の位置を確認し描きます（図2）．

男性用の商品もありますが，色の種類は女性用のほうが多く，男性用でなくてもよいでしょう．グレーがより自然です．化粧品メーカーが男性にも無料でメークアップアドバイスを行っているため，希望があれば紹介します．

②フレームの大きなメガネ

フレームの大きいメガネをすることで，眉毛，睫毛が抜けてぼんやりした印象をカモフラージュできます．また，睫毛がないとゴミなどの異物が目に入りやすく，光が眩しいため，メガネをかけるとこれらを防ぐことができます．

3 爪のケア

がん化学療法により，爪が脆弱になり変色もします．マニキュアを使用すると，補強や変色のカバーができ推奨されます[2]．

爪の補強で使うときは，透明なトップコートを使いますが，男性は光沢が出るタイプを好まないことが多く，マットタイプを使用すると自然に見えます（図3）．爪の変色には，黄色系がより自然です．

除光液はノンアセトンでなくてもよいですが，マニキュアを落とした後に爪が乾燥しないように，クリームやオイルで保湿することを勧めます．

（柴田基子）

引用・参考文献

1) 野澤圭子：がん患者のアピアランス支援〜外見と心に寄り添うケア〜．がん看護，19(7)：679-683，2014．
2) 国立がん研究センター開発費 がん患者の外見支援に関するガイドラインの構築に向けた研究班編：がん患者に対するアピアランスケアの手引き2016年版．金原出版，2016．

Part 2 有害事象対策 Q&A

有害事象⑭

好中球減少症 1

Q23 外来化学療法でジーラスタ®を併用する患者が増えてきました．どのような薬ですか？

A 従来のG-CSF製剤より作用が持続し利便性が高い製剤です．FN発症頻度20％以内のレジメンでは，リスク因子を考慮して投与を検討します．

持続型G-CSF製剤とは

　顆粒球コロニー刺激因子（G-CSF）は，好中球の分化増殖を促進するタンパク質です．G-CSF製剤は，骨髄中の好中球前駆細胞に存在するG-CSF受容体に結合することで，好中球前駆細胞から好中球への分化を促し，末梢血中の好中球数を増加させる作用があります．

　G-CSF製剤は，フィルグラスチム，レノグラスチムなど複数存在し，これまでも，がん化学療法後の好中球減少症の治療に広く使用されてきました．しかし，血中半減期が短いため，好中球数が回復するまで連日投与が必要で，利便性が低く，患者の負担が大きいことが課題でした．

　それに対し，ペグフィルグラスチム（ジーラスタ®）は，フィルグラスチムのN末端にペグ（PEG, ポリエチレングリコール）を共有結合させることで，血中半減期を長期化し，作用が持続する製剤です．2002年に欧米で承認されたものの，わが国では2014年9月と10年以上経ってから承認されました．化学療法の1サイクルごとに1回の投与でフィルグラスチム連日投与と同等の効果を示します．

　承認上，対象となるがん腫や化学療法レジメンは限定されておらず，「がん化学療法による発熱性好中球減少症の発症抑制」に対して使用可能です．しかしこれまでわが国で行われた臨床試験のがん腫は悪性リンパ腫と乳がんであるため，適応患者の選択に留意する必要があります．

・剤形：注射薬（1シリンジ3.6mg）
・投与法：がん化学療法薬投与終了後の翌日以降，3.6mgを化学療法1サイクルあたり1回皮下投与する．がん化学療法薬の投与開始14日前から投与終了後24時間以内に本剤を投与した場合の安全性は確立されていないため，化学療法投与後24時間以上あけてから，ペグフィルグラスチムを投与し，次の化学療法までは14日間以上あけることが原則である．
・副作用：主な副作用を**表1**に示す．ショックやアナフィラキシーが起こった場合は，投与を中止するなど適切な処置を行う．また，通常のG-CSF製剤より，副作用の頻度が高いため，注意が必要．

わが国で行われた臨床試験

1 乳がん

　手術可能な乳がん患者を対象に，術前または術後のTC療法（ドセタキセル・シクロホスファミド療法）後に，ペグフィルグラスチム3.6mgを1サイクルごとに単回皮下投与とプラセボ（偽薬）を比較しました[1]．

　結果，ペグフィルグラスチムを投与した患者群では，有意に発熱性好中球減少症（FN）の発生割合を低下させました．プラセボ群ではFN発生割合が68.8％に対し，ペグフィルグラスチム群では1.2％であり，入院や抗菌薬の使用も有意に減少しました．

2 悪性リンパ腫

　悪性リンパ腫患者を対象に，CHASE（シクロホスファミド・シタラビン・エトポシド・デキサメタゾン）±リツキシマブ療法後に，1サイクルのみ，ペグフィルグラスチム

G-CSF：granulocyte-colony stimulating factor，顆粒球コロニー刺激因子　　PEG：polyethylene glycol，ポリエチレングリコール
FN：febrile neutropenia，発熱性好中球減少症

表1 ペグフィルグラスチムの副作用

重大な副作用	その他の副作用
ショック・アナフィラキシー	発疹
間質性肺疾患	関節痛・筋肉痛・背部痛・骨痛
急性呼吸窮迫症候群	頭痛
芽球の増加（急性骨髄性白血病の場合）	発熱
脾腫・脾破裂	倦怠感
毛細血管漏出症候群	肝機能障害
Sweet症候群	白血球・好中球増加
皮膚血管炎	リンパ球減少
腹痛	
好中球減少	
白血球減少	
血小板減少	

3.6mgの単回投与またはフィルグラスチム100μg/m^{2}の連日皮下投与を行い，500/μL未満の好中球減少の持続期間について，比較検討しました[2]．

ペグフィルグラスチム群とフィルグラスチム群で，500/μL未満の好中球減少の期間は，4.7日，4.5日と有意差がなく，ペグフィルグラスチムは，フィルグラスチム連日投与と同等の効果を示しました．

患者指導とケアのポイント

実際ペグフィルグラスチムが使用可能になってから，外来化学療法は，利便性が格段によくなり，患者は，化学療法後，1回の外来受診のみでFNのリスクを回避し，血球数確認のための頻繁な血液検査も必要なくなる場面が多くなりました．

しかし，G-CSF製剤の使用適応については複数のガイドラインが存在し，米国臨床腫瘍学会（ASCO）では，FNの発症頻度が20％以上の化学療法レジメンでは，初回からG-CSF投与によるFN予防が推奨されますが，20％未満のレジメンでは患者側のリスク因子を考慮して検討することになっています．

すべての症例での予防的G-CSF製剤の投与は，ペグフィルグラスチムはもとより，そのほかのG-CSF製剤でも推奨されていないことに留意すべきです．

（小野麻紀子）

引用・参考文献
1) Kosaka Y, et al.：Phase III placebo-controlled, double-blind, randomized trail of pegfilgrastim to reduce the risk of febrile neutropenia in breast cancer patients receiving docetaxel/cyclophosphamide chemotherapy. Support Care Cancer, 23(4)：1137-1143, 2015.
2) Kubo K, et al.：A randomized, double-blind trial of pegfilgrastim versus filgrastim for the management of neutropenia during CHASE(R) chemotherapy for malignant lymphoma. Br J Haematol, 174(4)：563-570, 2016.

ASCO：American Society of Clinical Oncology，米国臨床腫瘍学会

Part 2 有害事象対策 Q&A

有害事象⑮

好中球減少症2

Q24 以前はNadir期には生ものの摂取や外出を控えてもらっていましたが，現在はどのような対策をとっていますか？

A Nadir期に対する正しい知識を持ち，内容を吟味します．過度な予防行為があれば，患者と相談し支持療法を変更します．

Nadir期（好中球減少の最下点）とは

抗がん薬（殺細胞薬）は，がん細胞と同時に正常細胞の細胞分裂の抑制にも影響します．骨髄で産生される好中球は，細菌などを防御する役割があります．

Nadir（ナディア）期は，薬物作用で骨髄中の分裂増殖の速い細胞（主に好中球）の産生が阻害されて最も少なくなった状態を意味します．

好中球が減少すると感染症にかかりやすくなります（発熱性好中球減少症〈FN〉など）．Nadirが起こりやすいレジメンや薬剤は，Grade 2以上の好中球減少やFNリスク20％以上を伴うレジメンです[1]．これに対し，骨髄増殖因子（G-CSF製剤）による治療的注射や抗がん薬による治療強度維持目的の予防的注射を必要とする場合があります．

患者指導とケアのポイント

1 Nadir期に生ものを食べてはいけない？

抗がん薬治療中に生ものを食べると，下痢や食中毒になりやすいといわれてきました．これを検証する臨床試験が，急性白血病の治療患者を対象に行われました．

その結果，生ものを食べた患者と食べなかった患者で感染症の発生率や死亡率について比較検討されましたが，両群での明らかな有意差は認められませんでした[2]．

以上の結果をふまえて，米国臨床腫瘍学会（ASCO）のガイドラインでは「抗がん薬治療中に生ものを禁止するという根拠は乏しい」と記載されるようになりました．

2 Nadir期に外出してはいけない？

固形がんに対する抗がん薬治療中のマスク着用や外出の注意についても検討されましたが，生食と同様に米国のガイドラインで，「科学的根拠に乏しく必要性は低い」と記載されるようになりました．

＊

抗がん薬治療中のNadir期に対する正しい予防および治療知識を持つことが重要です．しかしながら，科学的根拠に乏しい行為もあるため，内容を吟味する必要があります．

患者との信頼関係を構築したうえで，過度な予防行為があれば，支持療法の変更などで適切に対応していくことが勧められます．

（平良眞一郎）

FN：febrile neutropenia，発熱性好中球減少症

引用・参考文献
1) NCCN Clinical Practice Guidelines in Oncology. Myeloid Growth Factors Version2.0, 2013.
2) Garder A, et al.：Randomized comparison of cooked and noncooked diets in patients undergoing remission induction therapy for adults myeloid leukemia. J Clin Oncol, 26(35)：5684-5688, 2008.
3) Flowers CR, et al.：Antimicrobial prophylaxis and outpatient management of fever and neutropenia in adults treated for malignancy: American Society of Clinical Oncology clinical practice guideline. J Clin Oncol, 31(6)：794-810, 2013.

memo

がん薬物療法の

「最新の知識が身につく」編

Part 3
抗がん薬の投与方法 Q&A

Part 3 抗がん薬の投与方法 Q&A

ルート管理①

刺入困難患者への対策

Q25 末梢の静脈血管が細く，**刺入困難**な患者に対してできる対策はありますか？

A 解剖生理や薬剤を学び，経験を積み，患者の緊張をほぐすと確保しやすくなります．
CVポートからの投与を検討するのも1つの手段です．

外来の化学療法室にて，よく交わされる会話があります．
看護師「○○さん，何回も針を刺してしまってすみません」
患者「昔はよく血管が見えていたのにね．なにか血管が太くなるような食べ物とかあるかしら？」

どの施設でも経験があると思いますが，末梢血管の確保が困難な患者は少なくありません．抗がん薬は強い血管内皮障害を有するものも多く，担がん患者では治療を重ねるごとに末梢静脈血管がさらに穿刺・留置に適さない状態となる可能性が高くなります．

残念ながら，現時点では食べ物で血管が太くなるというエビデンスはありません．

知識と経験

1 解剖生理や薬剤，血管外漏出の知識

末梢血管の確保をするために各施設ではさまざまな取り組みがされていると思います．当院では，看護師が末梢静脈の確保をするためには院内で決められた教育コースを修了する必要があります．そのコースは，皮膚科・腫瘍内科医師，がん専門薬剤師，がん専門看護師・がん化学療法看護認定看護師などによる皮膚・血管・神経の解剖生理，取り扱う薬剤や血管外漏出についての知識などの講義と穿刺の演習で構成されています（図1）．

安全で確実に抗がん薬の投与管理を行ううえで，基本的な知識を習得し，末梢静脈路確保における基本原則を理解しておく必要があります．それらを理解し，演習で互いに実践することで，実際の手技の流れやむずかしさ，患者が感じる穿刺への不安や痛みを体験することができます．

2 実践の経験値

しかし臨床においては，解剖生理どおりの血管を持つ患者はそうはいません．安全で確実な抗がん薬の投与管理という質を担保するためには，原則を理解したうえで実践の経験値も必要となります．当院でも静脈穿刺の教育コースを修了しただけでは，実際に患者へ穿刺することはせず，先輩看護師の協力のもと，練習を重ねて初めて患者への穿刺が許可されます．原則を理解しながら，さまざまな個体差へ対応できるよう経験を積むためです．

患者の協力も必要

そして末梢血管確保には，患者の協力も欠かすことはできません．もし患者が食事などをとらずに来院し，抗がん薬治療に強く不安を感じている状態であれば，血管は緊張により虚脱し，ますます血管の確保が困難になることが容易に予測されます．患者の血管だけを見るのではなく，表情を見たり皮膚に触れたりすることで，患者の精神的・身体的な状態を注意深く観察することが必要です．理由を説明したうえで，可能であれば治療当日は水分を十分に摂取してきてもらい，緊張している患者にはすこしでも力を抜いてリラックスできるようなコミュニケーションや体位の

図1　末梢静脈確保の教育コース

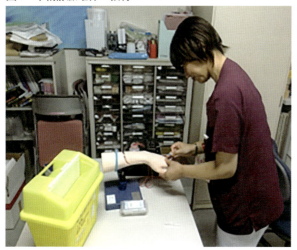
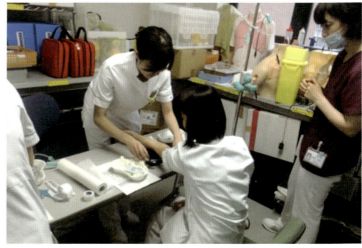

表1　末梢静脈・CVポートアクセス別の利点と欠点

末梢静脈アクセス	利点	・事前に手術等の外科的処置が不要 ・抜針後は自宅での安静度の制限がない
	欠点	・場合により複数回の穿刺が必要 ・薬剤によっては血管痛や血管外漏出のリスクが高い ・薬剤投与中は穿刺した上肢の動作が制限される
CVポートアクセス	利点	・穿刺が比較的容易であり，苦痛が少ない ・薬剤投与中の上肢の動作制限が少ない ・静脈炎や血管痛のリスクが低い
	欠点	・体内に異物を留置するという精神的負担 ・カテーテルの留置，抜去に際して外科的処置が必要であり，費用がかかる ・長期的合併症の予防や早期発見のために定期的な観察や処置が必要 ・異物留置に起因する合併症（感染やカテーテル破損等）のリスクがある

工夫も大切です．

　このように患者自身にできることを看護師が根拠を持って説明し，お互いが協力し合うことで信頼関係の構築にもつながります．信頼関係を築くことによって，患者の緊張をほぐし，より静脈の確保がしやすくなるかもしれません．

患者指導とケアのポイント

看護師と患者が協力し合い，末梢血管を確保しようと試みにも，それで困難な場合もあります．また，なんとか穿刺が成功しにも，薬剤によっては細く脆弱な血管に投与することで血管痛を感じやすく投与の間も患者が苦痛を感じたり，血管外漏出を発症する可能性もあります．

　そのような場合は，中心静脈アクセスデバイスとして完全皮下埋め込み式カテーテル（CVポート）を検討します．ここで重要なポイントは，患者の末梢静脈血管だけをみてCVポートの導入を判断するのではないということです．末梢静脈からの投与とCVポートからの投与，それぞれに持つ利点と欠点を理解する必要もあります（**表1**）．

　そのうえで，それぞれの患者の治療方針を医師と確認し，今後も抗がん薬による治療が長期間にわたり継続する可能性があるのかというような治療の見通しをたて，安全に治療を継続するためにはどのような方法が最善であるかを，患者の全体像をとらえ，検討することが重要です．

（立花夏子）

Part 3 抗がん薬の投与方法 Q&A

ルート管理②
▼
CVポート1

Q26 抗がん薬をCVポートから投与する場合，**輸液ポンプの使用**はOKですか？カテーテル破損などの危険はありませんか？

A 壊死起因性薬剤は血管外漏出のリスクを考慮し，輸液ポンプを避けることが望ましいです．輸液ポンプはルートに圧がかかるため，ポートやカテーテルの破損を引き起こす危険もあります．

　抗がん薬をCVポートから投与する場合の輸液ポンプ使用の是非については，明確な根拠はありません．血管外に薬液が漏出した場合に，組織の壊死を起こす壊死起因性薬剤（vesicant drug）を投与するときは，血管外漏出時のリスクを考慮し，輸液ポンプの使用は避けたほうがよいでしょう．壊死起因性薬剤以外であれば，指示速度を順守できるので輸液ポンプの使用は有用です．

　輸液ポンプは投与ルートに圧を加えて輸液します．ポートの耐圧以上の圧をかけることや，カテーテルが閉塞している状態で輸液ポンプを使用すると，ポートやカテーテルの破損を引き起こす危険もあるので，注意が必要です．

CVポートの構造

　セプタムに針を刺し下部にあるタンク（リザーバー）を通じて，接続されたカテーテルに薬液が流れるしくみです（図1）．

CVポートからの抗がん薬の投与

　末梢血管から抗がん薬を投与する場合と同様，CVポートから抗がん薬を投与する場合であっても，薬剤が血管外に漏出した場合のリスクを考慮し，輸液ポンプを使用する

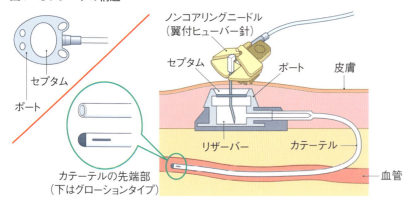

図1　CVポートの構造

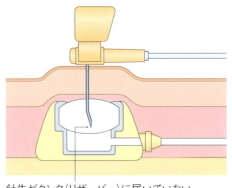

図2　針の長さが短い状態での穿刺

表1 輸液ポンプを使用して抗がん薬を投与する際の注意点

- 投与開始時には，必ず自然滴下での滴下状態を観察する．
- ヒューバー針の長さが適切であるか確認する．
- ポート周囲に違和感がある場合は，すみやかに医療者に報告するよう患者に説明を行う．

表2 カテーテルトラブルの種類

トラブル	原因	対処法
カテーテル機能不全	カテーテルピンチオフ[※1] フィブリンシース[※2] カテーテル内血栓症 カテーテルキンク（屈曲） ポートの反転	造影にて原因を調べ，原則としてカテーテルポートを抜去する 血栓の場合，血栓溶解薬を注入することもある
薬液の皮下漏出	カテーテルピンチオフ カテーテルキンク カテーテルの損傷・離脱 ポートセプタムの離脱	ただちに投与を中止し，原因を調べる 抗がん薬の種類に応じ，皮下漏出した部位の漏出の対処を行う カテーテルポートを抜去する
血栓性静脈炎 静脈血栓症	カテーテル留置血管の血栓形成や閉塞	カテーテルポートを抜去する

※1 ピンチオフ：鎖骨と第1肋骨の間にカテーテルが直接挟まり，プレッシャーがかかったり，つぶれた状態になり，カテーテルが損傷，時に断裂する場合がある

※2 フィブリンシース：カテーテル機能不全で最も多く，カテーテルの表面にフィブリンシースというタンパク様のコーティングが形成されることで閉塞状態になる

か否かを慎重に判断することが重要です．CVポートからの投与中に血管外漏出を起こす要因として，ポートやカテーテルの破損，ヒューバー針の長さが短くリザーバー内に針先が達していない状態での投与（図2）などが考えられます．

輸液ポンプは圧を加えて輸液をカテーテル内に送り込むため，ポートやカテーテルが破損していても，投与速度に影響を与えるほどの狭窄や閉塞が起こらない限り，輸液を送り続けます．投与し続けた場合，壊死起因性薬剤では組織壊死を引き起こすリスクが高くなり，炎症性薬剤（irritant drug）であっても，漏出量によっては組織への障害が懸念されます．

投与管理の環境によっては，壊死起因性薬剤であっても輸液ポンプを使用せざるを得ない状況もあります．また血管外漏出時の組織への障害が少ない薬剤の場合は，輸液ポンプを使用することで，より厳密に投与速度を順守することが可能になります．輸液ポンプを使用して安全に投与するためには，表1の点に留意し，注意深い観察を続けながら投与します．

過度な圧を加えることによるポートの破壊

CVポートを使用する際に，シリンジを使用して生理食塩液やヘパリン入り生理食塩液を注入することがあります．その際，使用するシリンジが小さくなるほど注入時の圧が高くなるため，使用するシリンジは10cc以上のものを使用することが推奨されています．

注入時に抵抗を感じたときの対処として，5ccや2.5ccの小さいシリンジで注入を行うと，ポートとカテーテル接続部の離脱，セプタムが外れるなどの破損を引き起こすおそれがあるので，各メーカーが保証するシリンジの大きさを確認してください．

患者指導とケアのポイント

留置されているCVポートには，さまざまなトラブルが起こる可能性があります．私たち看護師は，輸液が注入されない，シリンジで注入した際に違和感がある，患者が違和感を訴えるなどの徴候で気づくことが多いと思います．

ポートやカテーテルに関するトラブルにはどのようなものがあるかを理解し，適切な報告と対処が行えるようにしましょう（表2）．

（音藤永乃）

引用・参考文献

1）澤田武志，佐々木常雄：2章抗がん剤投与方法と終始，注意点　そこが知りたいがん化学療法とケアQ&A臨床の現場からの100の質問に答えます　第2版，p.63-66，総合医学社，2014．

Part 3 抗がん薬の投与方法 Q&A

ルート管理③

CVポート2

Q27 CVポート刺入部位の消毒はアルコール消毒，イソジン®消毒のいずれがよいでしょうか？消毒の範囲は決まっていますか？

A 0.5％を超えるクロルヘキシジンアルコール製剤を用います．
一般的には，ドレッシング材を貼付する範囲より広く消毒しましょう．

　CDCガイドラインでは，中心静脈カテーテル（CVポート）の刺入部位の皮膚消毒は，0.5％を超えるクロルヘキシジンアルコール製剤を用いることが勧告されています（勧告の強さはⅠA）．

　消毒範囲に関するエビデンスはありません．一般的にドレッシング材を貼付する範囲より広く消毒することが推奨されています．

消毒薬の選択

　2011年版の「血管内留置カテーテル関連感染予防のためのCDCガイドライン」では，それまでクロルヘキシジン2％の含有を勧告していましたが，「0.5％より高い濃度」へと変更になりました．また，クロルヘキシジンが禁忌となる場合は，ポビドンヨード製剤，70％アルコール製剤などを使用することが可能です．

　これまで，中心静脈カテーテルの刺入部の消毒は，ポビドンヨード製剤（イソジン®液10％）を使用してきた施設も少なくないと思います．ポビドンヨード製剤は1分間以上の皮膚との接触により消毒効果を発揮しますが，臨床ではその1分間の接触時間の必要性を理解せず使用していた現状がありました（乾燥する前に，滅菌ガーゼで消毒薬を拭き取る，またはドレッシング材を貼付するなど）．

　一方，クロルヘキシジンアルコール製剤にはアルコールが含まれるため，乾燥にも時間がかからず，即効性と高い殺菌効果が期待できます．しかし，創傷部位や粘膜などの皮膚ではない部分に0.5％のクロルヘキジンアルコール製剤を用いると，刺激が強すぎるため，ショック状態に陥る危険性があります．消毒部位に応じた消毒薬の選択，濃度の選択が重要です．

　クロルヘキシジンアルコール製剤を図1に示します．

患者指導とケアのポイント

　消毒範囲を定めたものはなく，エビデンスは確立していません．一般的にはドレッシング材を貼付する範囲より広い範囲を消毒する，刺入部位を中心に外側に向かって消毒する方法が推奨されます．

　また，ドレッシング材を貼付する範囲内に血液塊，皮脂，ドレッシング材を剥がした際に残った粘着成分などの有機物が残っていると消毒効果が落ちるため，貼付部分の有機物をアルコール綿などで除去した後に消毒します．

　ドレッシング材は，透明フィルムタイプまたは，滅菌ガーゼとテープを使用します．透明フィルムタイプが感染予防の面で優れていると考えられていますが，滅菌ガーゼを使用した場合と比べ感染のリスクに差はないといわれています．透明フィルムタイプが広く用いられる理由として，貼付したままでも刺入部付近の観察が可能であり，ガーゼよりも交換頻度が少なくて簡便であることが考えられます．

（春藤紫乃）

図1 クロルヘキシジンアルコール製剤

● 0.5％クロルヘキシジンアルコール

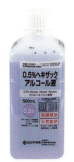
0.5％ヘキザック®アルコール液
（写真提供：吉田製薬株式会社）

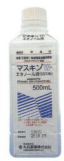
マスキン®W・エタノール液
（写真提供：丸石製薬株式会社）

製品の使用に際しては，添付文書をご参照ください．

● 1％クロルヘキシジンアルコール

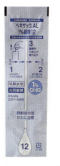
ヘキザック®AL1％綿棒12
（写真提供：吉田製薬株式会社）

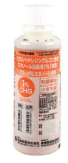
クロルヘキシジングルコン酸塩
エタノール消毒液1％「東豊」
（写真提供：吉田製薬株式会社）

引用・参考文献
1) 満田年宏：血管内留置カテーテル関連感染予防のためのCDCガイドライン2011 ヴァンメディカル，2011．
2) 美島路恵：デバイス関連感染防止．感染対策ICLAB．INFECTION CONTROL，2016年春季増刊，95-96，2016．
3) 篠原久恵：血液感染を防ぐ！血管カテーテルの感染対策．INFECTION CONTROL．24(5)：17-26，2015．

腎機能障害に伴う
▼
抗がん薬の減量投与

Q28 胃がん患者で，腎機能の値からティーエスワン®を減量する必要があるそうです．
腎機能障害患者の化学療法時のポイントを教えてください．

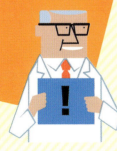

A 表1を参考に投与用量を決定し，投与後も腎機能のモニタリングを適宜行います．
治療前は良好な腎機能でも，レジメンによっては腎機能が急速に悪化することがあり，減量・中止などの対応が必要です．

S-1（TS-1，ティーエスワン®）はテガフール（FT），ギメラシル（CDHP），オテラシルカリウム（Oxo）の3剤からなる合剤です．FTは体内で5-FUへと代謝されて抗腫瘍効果を発揮します．しかしこの5-FUは分解酵素であるDPDの作用によりすぐに分解されてしまいます．このため，DPDの働きを抑える阻害剤としてCDHPを用いて，5-FUの分解を防ぐ工夫をした薬がS-1（ティーエスワン®）です．

FT（TGF）：tegafur，テガフール　　CDHP：gimeracil，ギメラシル　　Oxo：oteracil potassium，オテラシルカリウム
DPD：dihydropyrimidine dehydrogenase，ジヒドロピリミジン脱水素酵素

表1 腎機能低下時のS-1投与量の目安

Ccr（mL/min）	80≧	<80〜60	<60〜40	<40〜30	<30
投与開始量	初回基準量	初回基準量 （必要に応じ1段階減量する）	原則として 1段階以上の減量※	2段階減量が 望ましい※	投与不可

※最低投与量は40mg/回

腎機能低下時は5-FUの分解が抑制される

腎機能低下症例ではS-1の減量・中止を考慮する必要があります．重篤な腎機能障害例では「禁忌」，腎障害例では「慎重投与」とされています．

腎障害例にS-1を投与すると5-FUの血中濃度が上昇してしまい，高度の骨髄抑制や下痢・口内炎など致命的な副作用発現につながるおそれがあります．その理由は，CDHPが腎から体外に排泄される薬であるため，腎機能低下例の場合にはCDHPが体内に滞留して5-FUの分解を強力かつ長時間にわたって抑制します．この結果，5-FUの血中濃度は上昇し，高値となりその状態が遷延します．

S-1の適正使用

生体がこうした高濃度かつ持続的に5-FUにさらされるため，高度の副作用発現につながり，ときに致死的となるため，S-1投与前の腎機能の評価はとても大切です．

この現象は，ウサギ腎障害モデルを用いた動物実験においても明確に示されています．S-1投与により腎排泄型のCDHPのクリアランスが低下し，5-FUの血中濃度の著明な上昇が認められました．

腎障害時のS-1適正使用の目安は，「TS-1適正使用ガイド」に示されています．通常のCcr値（24時間内因性クレアチニン・クリアランス値）が得られない場合は，Cockcroft-Gault式などでCcr推定値を算出して判断します．

表1のように，原則，腎機能が低下するにしたがって投与量を減少させる必要があります．ただし減量ばかりを優先すると抗腫瘍効果を発揮しえないレベルまで減量して治療する場合も考えられます．

そのため，表中の※のように減量後の最低投与量は40mg/回となっています．減量しても40mg/回までのレベルならば効果が期待されます．

患者指導とケアのポイント

S-1の投与で注意すべき場面として，シスプラチン（CDDP）との併用療法があります．これは胃がんの標準治療の1つであり，よく使用されるレジメン（SP療法）です．

治療開始前は良好な腎機能であっても，CDDP投与直後に腎機能が急速に悪化することがあります．その際にS-1をそのまま投与し続けると重篤な副作用が発現するので，治療開始後の腎機能モニタリングは必須です．腎機能の悪化が認められたときは，減量・中止など適切な対応が必要です．

そのほか腎機能低下時に減量ないし中止を考慮すべき抗がん薬として，CDDP，カルボプラチン，メトトレキサート，カペシタビン，イホスファミド，また抗がん薬ではありませんが，骨転移例に使用されるビスホスホネート製剤も要注意です．

血管新生阻害薬投与時にタンパク尿を認めたときには，タンパク尿の程度と治療を継続することのリスクとベネフィットを勘案のうえ，減量・中止を判断します．

（相羽惠介）

引用・参考文献
1）TS-1適正使用ガイド．http://ts-1.taiho.co.jp/guide/gu_10.html

CDDP：cisplatin，シスプラチン

Part 3 抗がん薬の投与方法 Q&A

メトトレキサートの 血中濃度測定

Q29 高用量メトトレキサートの点滴治療患者で，採血を何度か受けて血中濃度を測定しています．この薬だけ，なぜ血中濃度の測定が必要なのでしょうか．

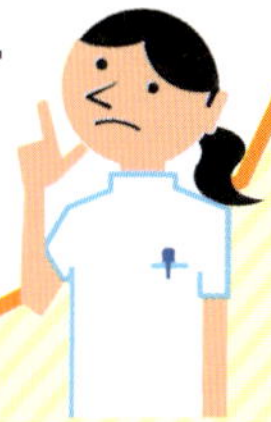

A 薬物治療中の血中濃度をモニタリングする可能性があるために採血が必要です．治療中は危険血中濃度域となるため，複数回にわたる測定が必要となります．

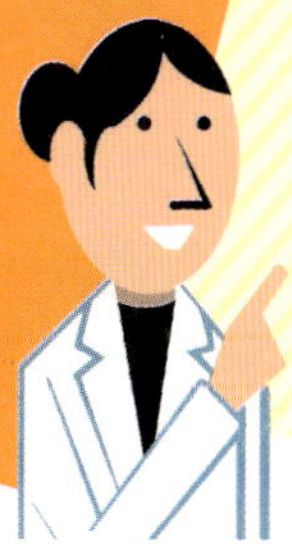

メトトレキサート（methotrexate，以下MTX）は，1948年Faberらによって急性白血病の完解導入に有効なことが発見されて以来，悪性腫瘍だけでなく，関節リウマチや乾癬，後天性免疫不全症候群（AIDS）関連の日和見感染症など多くの疾患に使用されるようになりました．

MTXの構造は葉酸と類似しています．DNA合成には葉酸の代謝物が必要不可欠ですが，葉酸は体内で合成することができないため，体外から取り込まなくてはなりません．葉酸と類似した構造を持つMTXは葉酸輸送機構によって細胞内に取り込まれた後，葉酸が代謝される機構をブロックします．その結果DNA合成が阻害され，効果を発現します（図1）．

高用量メトトレキサート療法では血中濃度のモニタリングを行う

白血病治療でMTXを使用する最大の目的は，再発予防です．予後に関与する主な再発部位は中枢神経や睾丸です

図1 MTXの作用機序

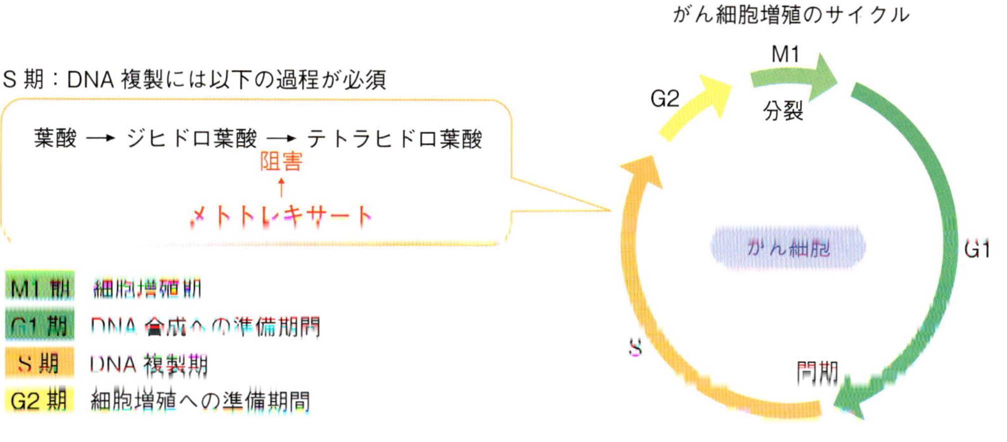

S期：DNA複製には以下の過程が必須

葉酸 → ジヒドロ葉酸 → テトラヒドロ葉酸
　　　　　　　　　阻害
　　　　　　　↑
　　　　メトトレキサート

がん細胞増殖のサイクル
- M1期：細胞増殖期
- G1期：DNA合成への準備期間
- S期：DNA複製期
- G2期：細胞増殖への準備期間

AIDS：acquired immune deficiency syndrome, 後天性免疫不全症候群　　MTX：methotrexate, メトトレキサート

表1 MTXの危険血中濃度

MTX投与後の時間	危険血中濃度（mol/L）	危険濃度域以上の場合,とくにモニタリングが必要な副作用
24時間後	$\geqq 1 \times 10^{-5}$	骨髄抑制
48時間後	$\geqq 1 \times 10^{-6}$	腎, 肝障害
72時間後	$\geqq 1 \times 10^{-7}$	消化管粘膜障害

が, これらは一般的に薬物が移行しにくい部位となっています.

一方, 50mg/kg以上の大量投与では, 再発を予防する効果が認められる量のMTXが, 中枢へ移行することが明らかとなりました[1].

薬物投与後の薬効発現には個人差があり, 同じ投与量を使用しても血液中の薬物濃度は人によって差が生じることが明らかになっています. 薬物治療モニタリング(therapeutic drug monitoring, 以下TDM)とは, 個々に適した投与設計を行い, 適正な薬物治療を行うためのモニタリングのことをいいます. TDMは必ずしもすべての薬物に必要なわけではありません. 治療濃度域と副作用発現濃度域が狭い薬剤において実施されています.

MTXは, 抗がん薬の中で唯一, TDM実施が認められている医薬品です[2].

血中濃度モニタリングのために複数回の採血を行う

さまざまな研究によってMTXは高いピーク濃度だけでなく, ある程度の濃度を維持する必要があることが報告されています. しかし, 長時間MTXが体内に存在すると, 低濃度であっても不可逆的に副作用が発現します.

一般的にMTXの大量投与後, 24時間(10^{-5}mol/L), 42時間(10^{-6}mol/L), 72時間(10^{-7}mol/L)に危険血中濃度域が存在します(表1). この3点のタイミングにおいて血中濃度を測定することが推奨されています. そのため, MTXの大量療法を行う場合, 複数回にわたり血中濃度を測定し, 持続的に抗腫瘍効果を保ちながら, 投与後24時間, 48時間, 72時間において, MTXが重篤な副作用(骨髄抑制, 腎傷害, 肝障害, 消化管粘膜障害等)を生じうる危険濃度域に達し

ていないかを確認する必要があります.

危険域に達している場合には, ロイコボリン(leucovorin, 以下LV)を用いた救援療法を投与します. 葉酸製剤であるLVは, MTXとは別の過程で葉酸の代謝を活性化することで, MTXの副作用を軽減することができます.

患者指導とケアのポイント

尿が酸性に傾くと, MTXの結晶が尿細管に沈着するおそれがあります. MTXの沈着は, 副作用である腎傷害の原因となるため, 十分な補液に炭酸水素ナトリウムを混注し, 尿をアルカリ化することも重要です.

十分な補液を投与した後は水分バランスを確認しますが, 尿量が不足している場合, 利尿薬を併用することが考えられます. しかし, 利尿薬の中には尿を酸性に傾けてしまうもの(ループ系利尿薬であるフロセミド, チアジド系利尿薬等)もあるため, これらは避ける必要があります[1].

＊

薬物の血中濃度には, 生体内のさまざまな因子が関与してくるため, 同じ投与量であっても個人差が生じる可能性があります. 適切にTDMを行うことで, 患者1人ひとりのQOLの向上につながると考えられます.

(田中道子, 杉田栄樹)

引用・参考文献
1) Michael E. Winter：新訂ウィンターの臨床薬物動態学の基礎. p.506, じほう, 2013.
2) 木村利美編：図解 よくわかるTDM 第3版. p.410, じほう, 2014.

TDM：therapeutic drug monitoring, 薬物治療モニタリング　　LV：leucovorin, ロイコボリン

がん薬物療法の
「最新の知識が身につく」編

Part 4
抗がん薬治療のリスクマネジメント Q&A

Part 4 抗がん薬治療のリスクマネジメント Q&A

こんなときどうする①
▼
急速投与・遅延投与

Q30 抗がん薬の点滴投与速度をとくに厳守しなければいけないレジメンって何ですか？急速投与してしまった場合，遅延投与してしまった場合の対応も教えてください．

A ゲムシタビン，シタラビン，ビノレルビンなどの薬剤が入っているレジメンは，点滴投与速度を厳守する必要があります．急速投与・遅延投与にはそれぞれの薬剤により対応が異なります．

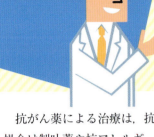

抗がん薬による治療は，抗がん薬だけではなく，多くの場合は制吐薬や抗アレルギー薬，補液など支持療法薬と併用されます．抗がん薬とこのような支持療法薬を明記したものが「レジメン」です（表1）．レジメンには薬物の投与量，投与時間，投与方法，投与順，投与日などが時系列的に記載されています．

抗がん薬投与時には投与速度を厳守しなければいけません．厳守されなければ，副作用が増強することがあるからです．

点滴速度を厳守する抗がん薬

1 ゲムシタビン塩酸塩（ジェムザール®，ゲムシタビン）

投与速度は「1回30分かけて点滴静注」です．その理由は，国外の臨床試験において，週2回以上あるいは1回の点滴を60分以上かけて行うと，副作用が増強した例が報告されている[1]ためです．

点滴時間が長いと細胞内活性体の濃度が上昇し，殺細胞効果に関連した副作用（骨髄抑制）が増強します．肝機能異常が現れることもあります．

遅延投与してしまった場合の対応として，血液データの観察が必要です．

2 シタラビン（キロサイド®，シタラビン）

大量療法の場合，点滴時間の短縮は，血中濃度の上昇に

表1　点滴投与速度を厳守するレジメン

	レジメン	疾患
ゲムシタビン塩酸塩	GP（GDDP+GEM）療法	非小細胞肺がん
	GEM単独	乳がん，胆道がん，膵がん，卵巣がん（上皮内卵巣がん）
	GDP療法	悪性リンパ腫
	GEM＋エルロチニブ療法 GEM＋n-PTX療法	膵がん
	GC（GEM＋CDDP）療法	膀胱がん，胆道がん
シタラビン	Hight dose Ara-C療法	急性骨髄性白血病に対する寛解導入療法
ビノレルビン酒石酸塩	NP（CDDP+VNR）療法	非小細胞肺がん
	VNR単独	乳がん

より中枢神経系毒性を増加させるおそれがあります．また，点滴時間の延長は，薬剤の曝露時間を増加させて，骨髄抑制の遷延に伴う感染症・敗血症の増加につながるおそれがあります．

遅延投与への対応として，言語障害，運動失調，傾眠などの中枢神経障害の観察，血液データの観察が必要です．

表2 インフュージョンリアクションが発現しやすい薬剤と規定された投与時間

薬剤名	投与時間	代表的レジメン
リツキシマブ（商品名：リツキサン®）	初回，最初30分は50mg/時で投与開始し，その後30分ごとに50mg/時ずつ上げて，最大400mg/時まで速度を上げることができる．また，2回目以降は，初回投与時に発現した副作用が軽微であった場合，100mg/時で投与開始し，その後30分ごとに100mg/時ずつ上げて，最大400mg/時まで上げることができる．	悪性リンパ腫 R-CHOP療法 RB療法
セツキシマブ（商品名：アービタックス®）	初回は400mg/m^{2}を2時間かけて投与．2回目以降は250mg/m^{2}を1時間以上かけて投与．	大腸がん 　セツキシマブ単独療法 　CPT-11＋セツキシマブ療法 　mFOLFOX6＋セツキシマブ療法 　FOLFIRI＋セツキシマブ療法
ベバシズマブ（商品名：アバスチン®）	初回は90分で投与．問題がなければ，2回目は60分，3回目以降は30分で投与できる．	大腸がん 　FOLFOX＋ベバシズマブ療法 　FOLFIRI＋ベバシズマブ療法 　XELOX＋ベバシズマブ療法 非小細胞肺がん 　PTX＋CBDCA＋ベバシズマブ療法 乳がん 　ベバシズマブ＋PTX療法 卵巣がん 　PTX＋CBDCA＋ベバシズマブ療法
トラスツズマブ（商品名：ハーセプチン®）	初回は90分以上かけて投与．初回投与の忍容性が良好であれば，2回目以降は30分まで短縮できる．	乳がん 　トラスツズマブ単独療法 　ペルツズマブ＋トラスツズマブ療法 胃がん 　XP＋トラスツズマブ療法
トラスツズマブエムタンシン（商品名：カドサイラ®）		乳がん 　トラスツズマブエムタンシン療法

❸ ビノレルビン酒石酸塩（ナベルビン®，ロゼウス®）

血管痛，静脈炎を起こすことがあるので，投与は開始から10分以内に終了することが望ましいです．なお，投与後は補液等により，薬液を十分洗い流します[2]．

遅延投与への対応は，穿刺した静脈の皮膚の観察が必要です．皮膚に異常を認めたときは医師に報告して対処します．

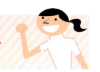

患者指導とケアのポイント

インフュージョンリアクション（主としてモノクローナル抗体投与中または投与後24時間以内に出現する症状の総称）が発現しやすい薬剤は，規定された投与時間があります（表2）．

骨髄腫の治療薬であるダラツムマブ（ダラザレックス®）は，生理食塩液を用いて希釈後の総量を1,000mLとし，50mL/時の投与速度で点滴静注を開始し，インフュージョンリアクションが認められなかった場合には，患者の状態を観察しながら希釈後の総量および投与速度を変更することができます．投与時期（初回，2回目，3回目以降），希釈後の総量，投与開始からの投与速度が変更することができるというように複雑な薬剤があるため，十分な注意が必要です．

症状出現時は，点滴投与を中止し，ドクターコールします．医師の指示に従い点滴を再開，または中止します．また，24時間はバイタルサインの測定，症状の観察を行います．

（小野圭子）

引用・参考文献

1) ゲムシタビン点滴静注液 医薬品インタビューフォーム.
2) ナベルビン注 医薬品インタビューフォーム.
3) カルセド 注射用 医薬品インタビューフォーム.
4) 南博信編：抗悪性腫瘍薬コンサルトブック（改訂第2版）．南江堂，2017.
5) 本山清美，遠藤久美編：がん化学療法看護ポケットナビ．中山書店，2011.
6) 勝俣範之，足利幸乃，菅野かおり編：がん治療薬まるわかりBOOK．照林社，2015.
7) 日本臨床腫瘍薬学会監：改訂第5版 がん化学療法レジメンハンドブック．羊土社，2017.
8) キロサイド注 医薬品インタビューフォーム.
9) リツキサン注 医薬品インタビューフォーム.
10) アービタックス注射液 医薬品インタビューフォーム.
11) アバスチン点滴静注用 医薬品インタビューフォーム.
12) ハーセプチン注射用 医薬品インタビューフォーム.
13) カドサイラ点滴静注用 医薬品インタビューフォーム.
14) ダラザレックス 医薬品インタビューフォーム.

こんなときどうする② ルート抜去

Q31 抗がん薬点滴ルートの誤抜去時に行う対策について教えてください．

A PPE（個人防護具）を着用し，汚染範囲を広げないよう拭き取ります．リネン類が汚染された場合はビニール袋に入れ，抗がん薬汚染と明記して洗濯に出します．

抗がん薬投与中に点滴ルートの誤抜去があると

1 治療効果に影響が出る場合

誤抜去に気づかないまま投与が継続されると，その間は体内に抗がん薬が入らず，治療効果に影響が及ぶ可能性があります．ベッドや床，寝具に漏れると，どの程度の量が漏れ出たのかを厳密に測ることはむずかしく，再投与の判断は困難です．

患者との信頼関係を崩すことにもつながりかねないので，誤抜去が起こらないよう確実な点滴ルートの固定や誤抜去防止のための患者教育を行うことが重要です．

2 血管外漏出により皮膚障害が起こる場合

抗がん薬が血管外に漏出した場合，薬剤の種類によっては，周囲の組織に影響を及ぼし，重篤な皮膚障害を引き起こすことがあります．

PPE：personal protective equipment，個人防護具

図1 抗がん薬漏出時の徴候と経過

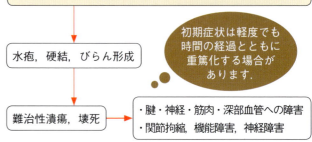

点滴ルート誤抜去に伴い，皮下に抗がん薬が漏出した可能性がある際は，血管外漏出時の対処に準じた処置が必要となります．誤抜去に気づいた時点では皮膚症状がなくても，時間経過とともに皮膚症状が増悪する場合（図1）もあ

表1 抗がん薬の曝露による身体への影響

急性症状	
過敏反応	喘息発作,皮疹・眼の刺激など
皮膚・粘膜反応	皮膚刺激,接触性皮膚炎,咽頭痛,脱毛など
消化器症状	食欲不振,悪心,嘔吐,下痢,便秘など
循環器症状	息切れ,不整脈,末梢浮腫,胸痛,高血圧など
呼吸器症状	咳嗽,呼吸困難など
神経症状	頭痛,めまい,不眠,意識消失など
長期的な影響	
悪性腫瘍	白血病,非ホジキンリンパ腫,膀胱がん,肝臓がんなど
生殖への影響	不妊症,妊娠までの期間延長,早産,低出生体重,子宮外妊娠,自然流産,流産,死産,子供の学習障害

日本がん看護学会,日本臨床腫瘍学会,日本臨床腫瘍薬学会編:がん薬物療法における曝露対策合同ガイドライン2015年版,p.16,金原出版,2015,より転載

るため,長期的な観察が必要です.

❸ 抗がん薬の曝露による健康被害の危険性

抗がん薬は,医療関係者の健康にも影響を及ぼす薬剤Hazardous Drugs(HD)と定義されています.抗がん薬投与中に点滴ルートの誤抜去が起こると,周囲の環境が抗がん薬に曝されることとなり,私たち看護師にも曝露によって健康被害を引き起こす危険性があります(表1).

抗がん薬によって環境が汚染された場合は,PPE(個人防護具)を着用して処理を行います.

患者指導とケアのポイント

❶ 床やテーブルなど拭き取れる場所が汚染された場合

吸水シートで抗がん薬を拭き取ります.この際,汚染範囲を広げないよう,周囲から中心に向かって拭き取り,使用した吸水シートはビニール袋に密閉します.その後,清掃用の中性洗剤で洗い,水ですすぐことを複数回繰り返します.

HDを不活化できる薬剤がある場合は,拭き取り後,紙か布にしみこませて拭き洗いし,最後にから拭きを行います.アルコールで拭いてしまうと,アルコールが揮発する際に抗がん薬も揮発して環境汚染の範囲を広げてしまうため,アルコールを使用してはいけません.

作業が終わったらPPEを外してビニール袋に密閉し,HD専用の廃棄物容器に廃棄し,流水と石けんで十分に手洗いしましょう.

❷ リネンや衣服など拭き取れない場所が汚染された場合

汚染されたリネンは,洗濯業者を曝露から守るために,ビニール袋に入れて,口をきつく縛り「抗がん薬汚染」と明記して洗濯に出します.

患者の衣服が汚染された場合は,ほかの洗濯物とは分けて2度洗いをします.

❸ 皮膚が汚染された場合

すみやかに石けんと流水で十分に洗い流します.皮膚に発赤や痛みが生じた場合は皮膚科受診を検討しましょう.

(田中康代)

引用・参考文献
1) 日本がん看護学会,日本臨床腫瘍学会,日本臨床腫瘍薬学会編:がん薬物療法における曝露対策合同ガイドライン2015年版,金原出版,2015.

HD:Hazardous Drugs,危険薬

Part 4 抗がん薬治療のリスクマネジメント Q&A

こんなときどうする③
▼
発熱性好中球減少症の懸念

Q32 Grade 3の好中球減少状態が遷延している患者で，明日からGEM/CDDP療法開始の指示．治療強度を優先するとのことですが，患者にはどう対応すればよいでしょうか？

A 感染を予防し，発熱がある場合は血液培養と適切な抗菌薬投与を行います．
悪寒・発熱時は，苦痛や不安の軽減に努め，感染予防のセルフケアを代行します．

60歳代の卵巣がんの患者です．CBDCA/PTX（カルボプラチン＋パクリタキセル）療法の3サイクル後にGrade3の好中球減少となりG-CSF製剤を連日投与していましたが，Grade3の状態が遷延し，網状赤血球や単球も低値です．

明日からGEM/CDDP（ゲムシタビン＋シスプラチン）療法開始の指示がありました．主治医に，発熱性好中球減少症のリスクが高まる懸念を相談しましたが，治療強度を優先して予定通り行うとの考えです．看護師は，患者にどう対応すればよいでしょうか？

治療強度を保つために

がん化学療法の投与間隔の延期や投与量の減量は，期待される治療効果を得ることができない可能性があります．以前のがん化学療法の影響がある中で，治療強度を保つためには，薬物有害反応対策と患者教育が必要です．

なかでも好中球減少は感染症を併発しやすく，適切な抗菌薬治療をすみやかに開始しないと重症化し，死に至ることもあります．看護師は，発熱性好中球減少症（FN）発症のリスクを予測し，患者の一般状態や好中球数の継続的なモニタリングと感染予防行動や適切な治療に向けた患者指導を行うことが大切です．

がん化学療法の用法と用量

がん化学療法の用法と用量は，科学的根拠に基づいた安全性や有効性により決定しています．抗がん薬の減量や投与間隔の延期は，dose-intensity（単位時間あたりの薬剤投与量）が低下し，期待される治療効果を得ることができない可能性があります．

また，抗がん薬の治療域は一般薬に比べて狭く，効果と薬物有害反応の用量−反応曲線が非常に接近しているため，十分な効果を得ようとすると，薬物有害反応発現率も高まります．

好中球減少

骨髄細胞（造血幹細胞）は，成長速度が速く，抗がん薬の影響を最も受けやすい細胞の1つです．抗がん薬投与により，正常な造血機能が抑制され，好中球数が減少します．

好中球数が最低値（Nadir_{ナディア}）になるのは，一般的にがん化学療法開始後7～14日後であり，3～4週間で回復します．好中球減少のリスクファクターとして，患者側の要因（65歳以上，女性，低いPS，感染巣ありなど），疾患関連要因（糖尿病などの併発疾患，がんの進行期など），治療関連要因（がん化学療法の内容，現在あるいは以前に放射線治療を受けている，以前のがん化学療法による好中球減少の既往）が

FN：febrile neutropenia，発熱性好中球減少症　　PS：performance status，パフォーマンスステータス（全身状態）

あり，今回の患者は「年齢」，「女性」，「以前のがん化学療法による好中球減少の既往」に該当し，注意が必要です．

好中球は，細菌や真菌などを貪食し破壊する役割を持ちます．減少すると容易に粘膜のバリアが破綻し，鼻腔，口腔粘膜，肛門，陰部，カテーテル挿入部などから細菌が侵入しやすくなり，感染症を発症します．

好中球数が1,000/μL以下になると感染症が高頻度になり，500/μL以下では重症感染症の頻度が高くなるといわれています．好中球数減少自体では自覚症状が少ないため，血液検査データの推移を患者と評価し，リスク時期を認識することが重要です．

患者指導とケアのポイント

■1 発熱性好中球減少症(FN)とは

がん化学療法による好中球減少時に発熱を伴う状態を発熱性好中球減少症(FN)といいます．2012年に日本臨床腫瘍学会から発行された『発熱性好中球減少症(FN)診療ガイドライン』に「好中球が500/μL未満，または1,000/μL未満で48時間以内に500/μL未満に減少すると予測される状態で，かつ，腋窩温37.5℃以上(口腔内温38℃以上)の発熱を生じた場合」と定義されています．

がん化学療法を受けたすべての患者がFNを発症するわけではなく，患者の状態や治療内容，がん腫，ほかの副作用症状併発などにより頻度は異なります．

■2 FNに対する標準的ケア

標準的ケアは以下のとおりです．①感染予防行動の習得と早期発見・対応ができるよう支援する(手洗い・うがい・口腔ケアの励行，発熱時は市販薬などを用いないなど)，②発熱を認めた場合は，静脈血培養，適切な抗菌薬投与，③顆粒球コロニー刺激因子の使用を検討，④悪寒や発熱時は，苦痛や不安の軽減に努め，保温や冷罨法，感染予防のセルフケアの代行を行う，の4つです．

表1 FNの重症化リスクの評価：MASCCスコア

項目	スコア
臨床症状(下記の＊印3項の内1項を選択) ＊無症状 ＊軽度の症状 ＊中等度の症状	5 5 3
血圧低下なし	5
慢性閉塞性肺疾患なし	4
固形がんである．あるいは造血器腫瘍で真菌感染症の既往がない	4
脱水症状なし	3
外来管理中に発熱した患者	3
60歳未満(16歳未満には適用しない)	2

スコアの合計は最大26点．21点以上を低リスク症例，20点以下を高リスク症例とする．
日本臨床腫瘍学会編：発熱性好中球減少症(FN)診療ガイドライン 改訂第2版．p.13，南江堂，2017．より転載

■3 治療と指導

FN患者の大多数でその原因や感染部位の特定ができず，重症化リスクの評価(MASCCスコア，表1)により初期治療を開始します．

高リスク群であれば，グラム陰性桿菌を抗菌スペクトラムに含むβ-ラクタム薬(セフェピム，メロペネム)の経静脈単剤投与が推奨されます．低リスク群では，外来治療が許容され，経口抗菌薬(シプロフロキサシンとクラブラン酸・アモキシシリンの併用療法)が推奨されています．ただし，外来治療を行った場合，約15～20％の患者で初期治療が奏効せず，入院治療を要します．

介護者の有無，病院までの移動手段や来院に要する時間などを検討して外来治療を行う必要があります．事前に経口抗菌薬が処方されている患者には，抗菌薬を開始する状況と服薬コンプライアンスの重要性を説明します．

2，3日服用しても解熱しない場合や状態が悪化している場合は，病院に連絡するように指導します．一方，経口抗菌薬が処方されていない患者には，FNが生じた際にすみやかに連絡するように指導します．

(清本美由紀)

引用・参考文献
1) 日本臨床腫瘍学会編：発熱性好中球減少症(FN)診療ガイドライン．p.2-51，18-23，29-31，南江堂，2012．
2) 勝俣範之，足利幸乃，菅野かおり編著：がん治療薬まるわかりBOOK．p.270-272，276-278，照林社，2015．
3) 菅野かおり：がん化学療法を受ける患者の発熱性好中球減少症に対する看護援助．がん看護，18(4)：469-474，2013．
4) 白血球(好中球減少，リンパ球減少)：味八木寿子，辻村秀樹．改訂版がん化学療法副作用対策ハンドブック(岡元るみ子，佐々木常雄編)．p.44-52，羊土社，2015．
5) 鈴木 史：外来化学療法における支持療法とFNの予防．医学のあゆみ，246(9)：621-626，2013．

MASCC：Multinational Association of Supportive Care in Cancer，国際がんサポーティブケア学会

memo

がん薬物療法の

「最新の知識が身につく」編

Part 5
患者対応・患者説明に活かす知識 Q&A

Part 5 患者対応・患者説明に活かす Q&A

患者対応・患者説明に活かす知識①

妊孕性の温存

Q33 抗がん薬治療における妊孕性温存の実際について教えてください.

A 胚や卵子,精子などの凍結保存方法があります.
妊孕性の温存は,がん治療を始める前から考慮するようにしましょう.

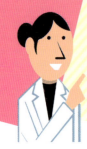

　若年がん患者の罹患率は近年増加傾向を示していますが,集学的治療や診断方法の進歩に伴い治療成績は向上しており,がん患者の生存率が改善してきています.しかし,一部の若年がん患者は治療によって原疾患は寛解しても,後に閉経の早期発来や妊孕性消失など,QOLの低下などの問題を抱えるといわれています.

　一般的に,がん患者の妊孕性(妊娠する力)を温存するためには,がん治療を始める前に対策を講ずることが望ましいとされています.化学療法や放射線療法は患者の生殖機能に障害をもたらす可能性があり,また手術により妊孕性を完全に消失してしまう場合もあります.しかし,胚,卵子,精子凍結保存など生殖医療をがん治療前に実施することにより,患者の妊孕性を温存できる可能性もあります.

　がん治療を始める前に,妊孕性温存の対策について,患者と主治医が話し合って実施するかを検討することが求められます.

妊孕性温存のための凍結保存方法

　対象は,以下の患者です.
①がん治療によって生殖機能の低下が予想される方
②がん治療後の妊娠を希望している方
③がん治療後,妊娠を希望する時点での年齢が生殖年齢内
④がん治療の主治医の許可がある方
(基本的には,遠隔転移がある,再発リスクが高い方は対象とならない)

■1 男性がん患者の妊孕性温存のための凍結保存方法

　精子凍結保存は,胚および卵子凍結と同様に,がん治療を始める前に精子を採取・凍結します.短時間での採取が可能であり,がん治療を遅らせずに実施することができます.

　精巣組織凍結保存は,思春期前の若い小児がん患者のための妊孕性温存治療として期待されています.しかしながら,原時点でこの方法を用いた出産例がなく,治験段階の治療です.

■2 女性がん患者の妊孕性温存のための凍結保存方法

　生殖細胞に障害を及ぼすがん治療を行う前に,妊孕性を温存する方法として,①胚(受精卵)凍結保存,②卵子(受精前の卵=未受精卵)凍結保存,③卵巣組織凍結保存があります.患者の年齢や婚姻状況によって治療方法が**表1**のように異なります.

胚(受精卵)・卵子凍結保存の流れ

　すこしでも多くの妊娠の可能性を残すために,十分に発育した卵子をできるだけ多数採取することが必要です.自然排卵では1回に採取できる卵子数は,1個(まれに2個)であるため,排卵誘発薬(多くの場合,女性ホルモン薬)を使って卵巣を刺激し,複数個の卵胞を発育させます.ホルモン

表1　各凍結保存法の特徴

	①受精卵凍結	②卵子凍結	③卵巣組織凍結
対象年齢	16～45歳	16～40歳	0～40歳
婚姻	既婚	未婚	未婚・既婚
治療期間	2～8週間	2～8週間	1～2週間
出産例	・妊娠率が比較的高い	・未婚でも可能	・月経周期によらず施行可能 ・短期間の準備でも可能 ・未婚でも可能（小児でも可）
欠点	・猶予期間あたりの獲得可能な配偶子数が少ない ・排卵誘発による女性ホルモンの上昇	・妊娠率が低い ・猶予期間あたりの獲得可能な配偶子数が少ない ・排卵誘発による女性ホルモンの上昇	・手術が必要（実施可能施設の制限あり） ・がん細胞の再移入の危険性 ・現状では妊娠への寄与率は高くない

注：対象年齢は施設により異なります．

髙井泰：女性悪性腫瘍症例に対する配偶子凍結保存の実際．産科と婦人科，81(10)：1175-1182，2014．
吉岡伸人ほか：わが国におけるがん・生殖医療の現状と展望．産科と婦人科，81(10)：1169-1174，2014．を参考に作成

図1　生殖医療の基本的な流れ

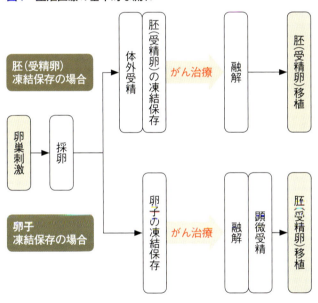

関連がん（乳がんなど）の場合，排卵誘発で女性ホルモン上昇による乳がん予後への影響は，現在のところ確立された見解はありませんが，このリスクを回避するように女性ホルモンの上昇を避けるために，アロマターゼ阻害薬を内服しつつ卵子を採取する方法も報告されています．

排卵期のタイミングに合わせて，採卵（経腟超音波を使って経腟的に卵巣内に細い針を刺して卵子を回収）します．そのあと，採卵した卵子あるいは胚は凍結保存し，がん治療を終えた後に胚移植を実施します（図1）．

通常，原疾患が診断され治療が実施されるまでの期間は1～2か月以内のことが多く，体外受精・胚凍結を行えたとしても1～2周期ぐらいが限界であることが多いのが実状です．施設によって対象となるがん腫や施行できる排卵誘発法が異なるため，ご希望があれば生殖医療専門施設を早期に受診することが大切です．

また，排卵誘発剤の副作用として，頻度は低いですが卵巣過剰刺激症候群（OHSS）があります．

患者指導とケアのポイント

がん・生殖医療の提供は，原疾患の治療が遅延なく実施できることが原則となり，本治療は原疾患の治療を担当する医師によって妊孕性温存が可能であると判断された場合においてのみ実施される医療となります．

患者はがんと告知されてから短期間の間に多くの選択を迫られることとなります．さらに，がん・生殖医療実施中にも，常に原疾患の進行や再発，再燃のリスクを抱えており，限られた時間の中での生殖医療の実施が求められます．費用もかかるため，現実的かどうかの吟味も必要です．医療者が妊孕性温存についての知識を持ち多職種で患者をサポートしつつ，ご希望があれば生殖医療専門施設を早期に受診することが大切です．

がん治療後に良好な妊娠，出産が可能かどうかの判断は，簡単にはありません．女性がん患者の場合，最悪のケースとして妊娠中に再発をきたし，胎児を抱えたまま治療が必

OHSS：ovarian hyperstimulation syndrome，卵巣過剰刺激症候群

要になるリスクや，出産後早期に母親が育児のできない状況になる可能性を理解する必要があります．

治療後に出産を希望するかどうか，患者本人だけではなくそれをサポートするパートナーの十分な理解がとても重要です．

（深津裕美）

引用・参考文献
1) 髙井泰：女性悪性腫瘍症例に対する配偶子凍結保存の実際．産科と婦人科，81(10)：1175-1182，2014．
2) 吉岡伸人ほか：わが国におけるがん・生殖医療の現状と展望．産科と婦人科，81(10)：1169-1174，2014．

患者対応・患者説明に活かす知識②
抗凝固薬の変更

Q34 心房細動でワルファリンの処方が続いていましたが，抗がん薬治療を始めるため，新しい抗凝固薬に変更するとのことです．薬の作用が異なるのですか？

A ワルファリンとDOACでは凝固因子の阻害する部分が異なります．
ワルファリンはビタミンKに拮抗することで因子を阻害し，ダビガトランはトロンビンの活性部位を直接阻害します．

抗血栓薬の種類と適用疾患

抗血栓薬はさまざまな疾患で使用され，抗血小板薬と抗凝固薬に大別されます(**表1**)．

抗血小板薬はアスピリン，クロピドグレル(プラビックス®)，プラスグレル(エフィエント®)などがあり，虚血性心疾患(狭心症，心筋梗塞)やアテローム性脳梗塞などに使用されます．

一方，抗凝固薬は心房細動，心臓人工弁(機械弁)置換術後患者，静脈血栓症(肺血栓塞栓症，深部静脈血栓症)などに使用されます．抗凝固薬は，経口薬としてワルファリン(国内では1962年から)，点滴としてヘパリンが使用されてきました．

長らく経口抗凝固薬はワルファリンのみでしたが，2011年から非弁膜症性心房細動患者における虚血性脳卒中および全身性塞栓症の発症抑制に対し，ダビガトラン(プラザキサ®)の使用が認められるようになりました．その後，リバーロキサバン(イグザレルト®)，アピキサバン(エリキュース®)，エドキサバン(リクシアナ®)が発売され，また，2014年から2015年にかけてリバーロキサバン，アピキサバン，エドキサバンは静脈血栓症に対しても使用できるようになりました．

発売当初はダビガトラン，リバーロキサバン，アピキサバン，エドキサバンは新規経口抗凝固薬(NOAC)と総称されていましたが，最近では直接作用型経口抗凝固薬(DOAC)と総称されるようになってきました．

抗凝固薬の作用機序

血液凝固系は，複数の因子で構成されています(薬剤が

NOAC：new/novel oral anticoagulant，新規経口抗凝固薬　　DOAC：direct oral anticoagulant，直接作用型経口抗凝固薬

表1　抗血栓薬の分類

抗血栓薬		適応疾患
抗血小板薬	アスピリン クロピドグレル プラスグレル　など	虚血性心疾患 アテローム性脳梗塞 末梢動脈疾患　など
抗凝固薬	ワルファリン ダビガトラン リバーロキサバン アピキサバン エドキサバン	心房細動 静脈血栓症 人工弁置換術後 心内血栓　など

DOACが使用可能な疾患は，心房細動と静脈血栓症のみである．
さらにダビガトランは心房細動のみに使用される．

表2　ワルファリンと抗がん薬の相互作用

フルオロウラシル系抗がん薬	フルオロウラシル，カペシタビン，フトラフール®，フルオロウラシル系配合薬などがある．ワルファリンの代謝を低下させるためワルファリンの作用が増強される．
ゲフィチニブ，イマチニブ	分子標的薬であるゲフィチニブ，またはイマチニブの併用でワルファリンとの相互作用が認められる．作用機序としてイマチニブはCYP2C9を阻害することが知られているが，ゲフィチニブについては不明である．
タモキシフェン，トレミフェン	乳がんの治療薬であるタモキシフェン，およびトレミフェンとの併用でワルファリンの作用が増強される．

この因子を阻害するため，抗凝固薬として働く）．血液凝固にかかわる因子のうち，ビタミンKを必要とする凝固因子が存在し，プロトロンビン（第Ⅱ因子），第Ⅶ因子，第Ⅸ因子，第Ⅹ因子の4つがあります．

ワルファリンはビタミンKに拮抗することによってこの4つの因子を阻害し，抗凝固作用を現します．一方で，ダビガトランはトロンビンの活性部位を直接阻害することにより抗凝固作用を発揮します．また，リバーロキサバン，アピキサバン，エドキサバンは活性化された第Ⅹ因子（Xa）を阻害することにより抗凝固作用を発現します．

患者指導とケアのポイント

ビタミンKを多く含む食材を摂取するとワルファリンの作用が減弱するため，ワルファリン内服中は納豆や青汁，クロレラなどを摂取できませんでした．しかし，DOACはビタミンKの影響を受けないため，これらの食物を摂取することに問題はありません．

また，ワルファリンは半減期が長いため，PT-INR（プロトロンビン時間の国際標準比）が治療域に入るまで数日の用量調節と，安定した後も血液凝固能の定期的なモニタリングが必要ですが，DOACは効果発現がすみやかで，血液凝固能のモニタリングの必要がありません．しかし，DOACは，腎機能障害が高度の場合は使用できず，体重，年齢，対象疾患（心房細動か静脈血栓症）によっても投与量が変わるので注意が必要です．

DOACはさまざまな臨床試験で，ワルファリンと比較して治療効果が優れている，あるいは同等という結果が出ました．また，薬剤投与の危険性（出血事象）は同等あるいは低下が認められました．この結果に加えワルファリンのような頻回の血液検査による用量調節が必要でなく，食事などによる影響の少なさから頻用されるようになりました．

＊

抗がん薬治療時でのワルファリンによる抗凝固療法の追加治療は，抗がん薬の作用，副作用のチェックに加え，血液凝固能のモニタリングに加え使用量調節も必要で治療が煩雑となります（表2）．この際にDOACを使用すれば治療が簡略化できる可能性があります．

DOACは，ワルファリンと比較し，薬価が高い，出血したときの中和薬がないなどの問題点があります．心臓人工弁（機械弁）置換術後患者などのように，ワルファリンを必要とするすべての患者がDOACに切り替えられるわけではないことは留意すべきですが，抗がん薬使用時にワルファリンをDOACに変更することは重要な選択肢の1つです．

（原 信博，宮本貴庸）

PT-INR：prothrombin time-international normalized ratio，プロトロンビン時間の国際標準比

Part 5 患者対応・患者説明に活かす Q&A

患者対応・患者説明に活かす知識③

抗がん薬のADME

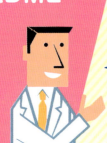

Q35 薬の説明で,「抗がん薬の代謝（ADME）」のところでいつもつまずきます．わかりやすく教えてください．

A 吸収された薬が血管中に循環し，その後代謝および排泄の過程をたどることを表しています．標的臓器や相互作用に注意しましょう．

　ADMEとは，投与された薬が「体の中でどのような動きをするのか」を理解するうえでの体内動態を意味し，おのおの，吸収(Absorption)，分布(Distribution)，代謝(Metabolism)，排泄(Excretion)の頭文字からなる略語です．

　吸収された薬は，血液中に循環（血液中の薬物濃度は上昇）し，その後，代謝および排泄（血液中の薬物濃度は低下）の過程をたどります．

　薬物動態は，薬の特性を知るうえで大切です．本項では，ADMEの一般的な考え方と抗がん薬の特徴を含めて図1に示す模式図に沿って概説します．

ADME（吸収・分布・代謝・排泄）と抗がん薬について

1 吸収(A)

①基本的な考え方

　薬が効果を発揮するには，血液中を循環しなければなりません．経口投与された薬は，主に腸管より吸収されますが，薬自体の溶解性，胃での安定性，腸壁への浸透性などの影響を受けます．

　薬の吸収率は，生物学的利用能という活性成分が作用部位に到達する割合で表され，静脈内注射のように直接血管内に投与する場合は「吸収≒生物学的利用能は100％」と考えられます．

②抗がん薬の吸収に及ぼす相互作用

　経口抗がん薬の多くは吸収過程で影響を受けやすく，食事（とくに，高脂肪食摂取時）や併用される薬によって吸収（≒生物学的利用能）が低下することがあります．経口抗がん薬の吸収について食事の影響を表1にまとめました．

2 分布(D)

①基本的な考え方

　薬は目的の組織に到達して作用します．薬の分布は，組織への浸透性，血漿タンパク質との親和性に依存します．

②抗がん薬の分布と標的臓器

　がんは発生した臓器のみならず，周囲へ浸潤やほかの臓器に転移します．よって，抗がん薬は標的臓器だけではなく血流に乗って全身に分布し作用するため，全身性の副作用対策が重要となります．

③抗がん薬の血中薬物濃度測定

　血中薬物濃度測定による評価が期待されていますが，抗がん薬では「安全性の確認」としてメトトレキサートしか血中濃度を測定していません(p.161参照)．

3 代謝(M)

①基本的な考え方

　薬は「異物」なので，体内に吸収されると尿中や糞便中に排泄されやすくなるよう代謝が始まります．

　分子量の小さい多くの薬は，肝臓中の酸化還元酵素チト

図1 薬物の吸収から排泄までの概略図

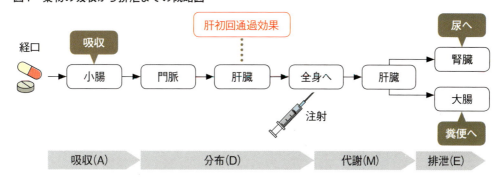

表1 A（Absorption）吸収過程での注意が必要な主な経口抗がん薬

一般名（商品名）	食事の影響：投与タイミング	注意すべき食事や併用薬
アファチニブ（ジオトリフ®）	あり：空腹時（食事の1時間以上前、または食後3時間以降）	食後により、吸収量低下の可能性あり
イマチニブ（グリベック®）	なし：食後投与	消化管刺激作用あり
エルロチニブ（タルセバ®）	あり：空腹時（食事の1時間以上前、または食後2時間以降）	食事により、吸収量上昇の可能性あり
ゲフィチニブ（イレッサ®）	なし：食後投与	低胃酸状態では、作用減弱の可能性あり PPIやH₂受容体拮抗薬併用時、吸収が抑制される可能性あり ※日本人高齢者に無酸症が多い
スニチニブ（スーテント®）	なし：食前、または食後投与	特記なし
ソラフェニブ（ネクサバール®）	一部あり：食後投与	高脂肪食摂取の場合、食事の1時間以上前、または食後2時間以降に投与
ダサチニブ（スプリセル®）	なし：食前、または食後投与	PPIやH₂受容体拮抗薬併用時、吸収が抑制される可能性あり
ニロチニブ（タシグナ®）	あり：空腹時（食事の1時間以上前、または食後2時間以降）	食事の1時間以上前、または食後2時間以降に投与（食後に投与した場合、血中濃度の増強あり）
レゴラフェニブ（スチバーガ®）	一部あり：食後投与	高脂肪食後は避ける（効果減弱の可能性あり）

各種添付文書を参考に作成

クロームP450（CYP450）により代謝され、不活性化されます．CYP450はほとんどの薬物代謝にかかわっているため、薬物動態を考えるうえで重要です．

②代謝の相互作用

抗がん薬の中には、主に肝臓に存在するCYP450の代謝により活性化されて薬効を発揮する薬や、不活化されることで副作用が軽減する薬があります．肝臓の機能や併用薬の影響によって、薬効の減弱や副作用の増強につながるため、十分な注意が必要です．

③代謝と遺伝子多型

遺伝子多型は遺伝子を構成しているDNA配列の個体差のことであり、代謝に影響します．

この個人差によって代謝による不活化が抑制されるため

に副作用が増強される例として、イリノテカン注射薬は、UGT1A1遺伝子多型により重篤な下痢や生命の危機につながる好中球減少症などを発現することがあります．

4 排泄（E）

①基本的な考え方

薬の排出は、ほとんどが糞尿中から排除されます．生体からの排出は、腎臓（尿中排泄）と肝臓（胆汁排泄から便中排泄）が主要臓器となります．一部、肺（呼気中への排泄）があります．

②排泄の相互作用

抗がん薬は、血中に蓄積させず、すみやかに排泄される必要がある一方、排泄経路が抗がん薬に曝露されることで、

便秘対策

腎機能障害や膀胱障害を起こすことがあります．抗がん薬の中には，排泄を促進するために大量の輸液や尿のpHをアルカリ性にして毒性の軽減をはかる必要があります．

また，併用薬による相互作用や併用療法の投与順番として「パクリタキセル注射薬(先)とシスプラチン注射薬(後)」など組み合わせに注意を要する場合もあります．

（菅原嘉恵，船越晴喜，岡﨑敬之介）

こんなとき
どう対応する①

▼

便秘対策

Q36 CHOP療法後に**便秘が続いておなかが張ってきてしまった**と**外来化学療法室に電話**．看護師はどう対応すればよいですか？

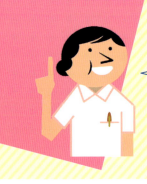

A **便秘の要因になっていることを聞き取り，また対処しても改善しない場合や緊急性の高い場合は，医療機関の受診をすすめます．**
便秘リスクのある患者には，早期から積極的に予防介入を行うようにします．

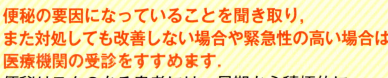

70歳代の悪性リンパ腫の患者です．初回のCHOP療法（シクロホスファミド＋ドキソルビシン＋ビンクリスチン＋プレドニゾロン）を受けた後に，数日便秘が続いておなかが張ってきてしまったと，外来化学療法室に電話をかけてこられました．看護師はどう対応すればよいでしょうか．

便秘になった要因を確認

確認事項は以下のとおりです．
・いつどのような治療をしたか？
・いつから何日間排便がないか？
・苦痛を伴う症状があるか？また便秘以外の症状はあるか？
・下剤を使用したか？また下剤の種類は何か？

下剤を使用しても症状が改善しない場合やイレウスを疑う症状がある場合は，医療機関への受診をすすめましょう．

便秘発現時期

CHOP療法における便秘は投与数日後に出現します．ビンカアルカロイド系薬剤は投与後3〜10日で最も出現しやすく，その多くは一過性ですが治療回数が増加するに従って便秘の頻度も上昇します．

これは，ビンクリスチンによる自律神経の機能異常が関与していると考えられており，累積投与量が増加するにつれて便秘の発現頻度は高まり症状も遷延します．便秘が重症化すると麻痺性イレウスを発症する可能性があるため，早期に対応する必要があります．とくに高齢者は注意しましょう．

便秘の分類と原因

1 薬剤による便秘

①抗がん薬によるもの

ビンカアルカロイド系，タキサン系薬剤は便秘を発現しやすいといわれています．

これは，腸管の蠕動運動を支配する自律神経の神経細胞，軸索，樹状突起などに多く存在している微小管が抗がん薬によって障害されることで腸蠕動運動の抑制が起こり，便秘が生じると考えられています．

表1 便秘の分類と原因

分類	原因		例
薬剤性便秘	抗がん薬	ビンカアルカロイド系	・ビンクリスチン（オンコビン®） ・ビンブラスチン（エクザール®） ・ビノレルビン（ナベルビン®） ・ビンデシン（フィルデシン®）
		タキサン系	・パクリタキセル（タキソール®） ・ドセタキセル（タキソテール®）
		プロテアソーム阻害薬	・ボルテゾミブ（ベルケイド®）
		そのほか	・サリドマイド（サレド®）
	そのほか	・5-HT₃受容体拮抗薬，アプレピタント　・オピオイド　・抗うつ薬　・抗コリン薬	
器質性便秘	通過障害		腸管狭窄や閉塞
	排便反射の障害，便意知覚消失		脳腫瘍，脊椎損傷，脊椎浸潤・圧迫など神経系障害
	腸管の血流不足，腸蠕動運動低下，排便力の低下などによる輸送障害		高カルシウム血症など代謝性障害（脱水，全身衰弱など）
機能性便秘	弛緩性	大腸の緊張，腸蠕動低下によるもの（腸内容物の減少，腹筋力の低下，腸管の血流減少）	疼痛，食事量低下，嘔吐，発熱，脱水 長期臥床による筋力低下，環境の変化 意識的な便意の抑制，排便習慣の変化
	痙攣性	大腸の痙攣性収縮のために直腸への便の輸送が障害されるもの	動揺，緊張などの精神的ストレス，うつなど

表2 アセスメント項目

項目	アセスメント
薬物の使用状況	抗がん薬の種類 便秘をきたしやすい薬物の使用有無
治療前の排便習慣	下剤の使用有無 便の性状・量・回数
便秘の随伴症状の有無と程度	食欲不振，腹部膨満感・不快感，腹痛 悪心・嘔吐，イレウス症状
食事摂取量	食事内容と水分摂取量
生活リズムと運動量	環境の変化，生活パターンの変化
腹部の所見	視診・触診・聴診，画像上の所見
便秘に対する患者・家族の受け止め方	排便コントロールの必要性への理解 苦痛の程度

表3 便秘の重症度評価

有害事象		便秘
Grade	1	不定期または間欠的な症状；便軟化薬/緩下薬/食事の工夫/浣腸を不定期に使用
	2	緩下薬または浣腸の定期的使用を要する持続的症状；身の回り以外の日常生活動作の制限
	3	摘便を要する頑固な便秘；身の回りの日常生活動作の制限
	4	生命を脅かす；緊急処置を要する
	5	死亡

有害事象共通用語規準v5.0日本語訳JCOG版．より引用，改変
JCOGホームページ http://www.jcog.jp/

②制吐薬によるもの

　制吐薬として標準的に使用されるセロトニン受容体拮抗薬は，セロトニンの放出の抑制や腹部迷走神経求心路末端への作用により，腸管の蠕動運動を抑制するため便秘が出現します．

③そのほか

　オピオイド製剤使用などの薬剤の使用が腸蠕動の低下を招くことがあります．

■ そのほかの原因による便秘

　悪心・嘔吐や食欲低下などによって食事や水分の摂取量が減少するほか，活動性の低下も便秘の原因となります．そのほか，抗がん薬を受けることへの不安や緊張など精神的な影響によっても便秘を引き起こす場合もあります（表1）．

アセスメント項目

　アセスメント項目は表2のとおりです．有害事象共通

表4 便秘に使用される主な薬剤

分類	メカニズム	一般名(商品名)
大腸刺激性下剤	腸内細菌の作用で大腸の蠕動運動を亢進させる.	ピコスルファートナトリウム(ラキソベロン®) センノシド(プルゼニド®)
塩基性下剤	腸内の水分を引き寄せ便を軟化させ便の量を増やす.腎障害時や高齢者は高マグネシウム血症を生じ,重篤化するおそれがあるため慎重に投与する.	酸化マグネシウム(マグミット®)
そのほかの下剤	小腸内の浸透圧を高めることで小腸で腸液の分泌を増やし,便を軟化させる.高マグネシウム血症を生じないため腎機能低下例や高齢者にも適用できる.	ルビプロストン(アミティーザ®)
坐薬	腸内ガスを発生させ,腸管壁を刺激して排便反射を起こす.	炭酸水素ナトリウム(新レシカルボン®坐剤)
浣腸	グリセリンが腸管壁の水分を吸収することによる刺激作用で腸蠕動を亢進させる. 骨髄抑制のあるときには注意を要する.	グリセリン浣腸

表5 看護のポイント

排便習慣を整える	毎日トイレに座る習慣をつける.
適度な運動や腹部マッサージ,温罨法	体調に合わせて散歩したり,入浴などでおなかをあたためる.おなかを「の」の字にマッサージする.
食物繊維を多く含む食品や水分摂取	繊維質の多い食品やプルーン,乳酸菌などの摂取を行う.悪心や食欲不振のあるときは,無理せず数回に分けて少量ずつ摂取する.
排便日誌の記録	治療日,性状や回数,量など毎日記録する.
下剤の内服調整	いつ,どのように内服すればよいか判断し調整する.

表6 食物繊維を多く含む食品

穀類	玄米,雑穀,そば
いも類	さつまいも,じゃがいも,さといも,こんにゃく
豆類	大豆,おから,納豆
果実類	バナナ,いちご,いちじく
野菜類	根菜類,ほうれん草,小松菜,かぼちゃ,ブロッコリー
きのこ類	しいたけ,しめじ,えのきたけ
海藻類	わかめ,ひじき,のり

語規準v5.0日本語訳JCOG版などの共通の指標をもとに,排便状態の評価をしましょう(**表3**).

また,便秘に使用される主な薬剤は**表4**のとおりです.

患者指導とケアのポイント

看護のポイントを**表5**に,食物繊維を多く含む食品を**表6**にまとめました.

患者指導では,便秘のリスクがある患者は積極的に予防を行います.化学療法に伴う便秘は,食事内容の調整や適度な運動だけでは予防できないことが多いため,早期より対策を行うことが重要です.

また,患者のセルフケア能力を高めるために,患者自身が便秘対策の必要性を理解し,自ら排便コントロールを行うことができるように,知識や情報を提供し教育的支援をすることが大切です.

腹部膨満感や腹痛がある,ガスが出ない,嘔吐している(→腸閉塞の可能性あり!)ときは,腸閉塞の可能性があるので病院へ連絡しましょう.排便がある場合でも便の量が不十分な場合には,腸閉塞の可能性があるので,コンコンといったような金属音のような雑音があると要注意です.

(山野千夏)

引用・参考文献
1) 医薬品インタビューフォーム オンコビン®.2015年9月改訂(改訂第10版).
2) 遠藤一司監:がん薬物療法の支持療法マニュアル～症状の見分け方から治療まで～.p.14-20,南江堂,2012.
3) 厚生労働省:重篤副作用疾患別対応マニュアル 麻痺性イレウス.平成20年4月.
4) 池末裕明ほか:抗がん薬副作用とマネジメント(7)悪性リンパ腫 R-CHOP療法.月刊薬事,55(5):128-138,2013.
5) 長谷川久巳:がん化学療法の副作用とケア 便秘.がん化学療法ケアガイド 改訂版(濱口恵子,本山清美編).p.173-180,中山書店,2012.
6) 荒尾晴惠,田墨惠子編:副作用の症状マネジメント 便秘・下痢.スキルアップがん化学療法看護 事例から学ぶセルフケア支援の実際.p.60-64,日本看護協会出版会,2010.
7) 石岡千加史,上原厚子編:徹底ガイド がん化学療法とケアQ&A第2版.p.100-103,総合医学社,2012.

Part 5 患者対応・患者説明に活かす Q&A

こんなとき どう対応する②

予期性の悪心・嘔吐

Q37 乳がん患者のFEC療法，2サイクル目を受ける朝から気分が悪くなり，予期性のCINVとされました．この後，看護師はどう対応すればよいでしょうか？

A 薬物的介入や非薬物的介入によりマネジメントします．催吐リスクに応じた制吐薬を積極的に投与します．

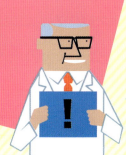

30歳代の乳がんの患者です．初回のFEC療法後の悪心・嘔吐（CINV）は軽快していましたが，2サイクル目を受ける朝から気分が悪くなり，救急外来で診察を受けて身体的には問題なく予期性のCINVとされました．この後，看護師はどう対応すればよいでしょうか？

悪心・嘔吐と関連因子

抗がん薬によって生じる悪心・嘔吐は，抗がん薬使用後から数時間以内に起こり24時間以内に消失する急性，24時間以降に起こり数日間持続する遅発性，過去の治療時に悪心・嘔吐を経験したことで不快な感情や記憶，治療への不安などにより条件反射的に誘発される予期性に分類されます．

リスク因子として，患者関連因子と治療関連因子があります．患者関連因子では，女性，低年齢，アルコール消費量が少ないなどの場合，発現頻度がより高いとされています．

治療関連因子では，嘔吐を引き起こす頻度に応じて抗がん薬が分類され，高度（>90％），中等度（30～90％），軽度（10～30％），最小度（<10％）となり，リスク程度に応じた制吐薬のガイドラインがあります．併用化学療法の場合は，催吐レベルが最も高い抗がん薬に対する制吐療法を選択します（表1）[1]．

今回の症例をみると，患者は30歳代，乳がん，FEC療法で投与される薬剤催吐リスクは，5-フルオロウラシル（軽度），エピルビシン（中等度），シクロホスファミド（高度）であり，発現頻度は患者・治療関連因子ともに高度となります．また初回治療時に悪心・嘔吐を経験したことで予期性悪心・嘔吐が発現していると考えられます．

予期性の悪心・嘔吐のマネジメント

予期性悪心・嘔吐に対する最善の対策は，がん薬物療法施行時の急性および遅発性嘔吐の完全制御であり，患者に悪心・嘔吐を経験させないことである[1]といわれています．

FEC療法に推奨される制吐薬は，NK_1受容体拮抗薬（ホスアプレピタント：イメンド®）＋第二世代5-HT_3受容体拮抗薬（パロノセトロン塩酸塩：アロキシ®）（1日目）＋デキサメタゾン（1～4日目）の3薬併用です．また，予防投与を行っても発現する突出性悪心・嘔吐に対しては，ドパミン受容体拮抗薬（メトクロプラミドなど），ベンゾジアゼピン系抗不安薬（ロラゼパム，アルプラゾラムなど）を積極的に投与します．治療前夜および当日1～2時間前の投与が効果的な場合もあります．

この患者の場合，初回治療後の悪心・嘔吐経験により，予期性悪心・嘔吐が発現したと考えられますが，他の要因についても評価が必要です．予防投与した制吐薬が適切であったか，突出性悪心・嘔吐に対する薬剤の使用が適切であったか確認しましょう．

CINV：chemotherapy-induced nausea and vomiting，化学療法による悪心・嘔吐

表1 注射抗がん薬の催吐性リスク分類

高度リスク	中等度リスク	軽度リスク	最小度リスク
90%以上	30～90%	10～30%	10%未満
シスプラチン シクロホスファミド （≧1,500mg/m^2） ダカルバジン ドキソルビシン＋シクロホスファミド（AC療法） エピルビシン＋シクロホスファミド（EC療法）	インターロイキン-2 （＞12～15million IU/m^2） ブスルファン カルボプラチン シクロホスファミド （＜1,500mg/m^2） シタラビン（＞200mg/m^2） アクチノマイシンD ダウノルビシン ドキソルビシン（＜60mg/m^2） エピルビシン（＜90mg/m^2） イダルビシン イホスファミド（＜2g/m^2/回） インターフェロン-α （≧10million IU/m^2） イリノテカン メルファラン メトトレキサート （≧250mg/m^2） オキサリプラチン	インターロイキン-2 （≦12million IU/m^2） シタラビン（100～200mg/m^2） ドセタキセル ドキソルビシン リポソーム エトポシド フルオロウラシル ゲムシタビン インターフェロン-α （5～10million IU/m^2） メトトレキサート （50～250mg/m^{2}未満） マイトマイシンC ミトキサントロン パクリタキセル ペメトレキセド ペントスタチン ニムスチン ラニムスチン	L-アスパラギナーゼ ベバシズマブ ブレオマイシン ボルテゾミブ セツキシマブ クラドリビン シタラビン（＜100mg/m^2） フルダラビン ゲムツズマブオゾガマイシン メトトレキサート （≦50mg/m^2） リツキシマブ トラスツズマブ ネララビン ビンブラスチン ビンクリスチン ビノレルビン ビンデシン ペプロマイシン

日本癌治療学会編：制吐薬適正使用ガイドライン2015年10月【第2版】一部改訂版ver.2.2（2018年10月）．より許可を得て一部改変

患者は「副作用はしかたない．我慢できる」また，「できるだけ薬を飲みたくない」と考え，副作用への対応をあきらめる，支持療法薬を服用しない場合が往々にしてあります．薬剤使用状況を確認するだけでなく，副作用への対処や薬剤に対する認識について話を聴き，患者自身がマネジメントできるようサポートすることが大切です．

患者指導とケアのポイント

1 精神および社会的側面への看護

悪心・嘔吐への対策は薬物療法が中心となりがちですが，予期性悪心・嘔吐に対しては精神および社会的側面への看護も重要です．

悪心や食欲不振に対する認識は，医療者と患者とでは異なるという報告もあります[2]．患者が体験した症状についてよく聴き，背景に言葉で表出されていない治療への思いや不安がないかアセスメントが必要です．治療に関連して家族や周囲との関係性の変化，就労や金銭的問題が潜在している場合もあります．まずはこういった問題についても，支援を行う体制を整えていると情報提供することが必要です．

そして医師，薬剤師，看護師だけでなく，施設に心療内科や心理療法士，緩和ケアチームが在籍する場合，介入を依頼するのも方法の1つです．患者と相談し，イメージ療法や音楽療法を取り入れたり，また患者のキーパーソンによる支持強化も検討するとよいでしょう．

患者のそばにいる看護師の役割は大きいことを自覚し，マ

ネジメントの中心を担う必要があることを忘れてはなりません．

2 免疫チェックポイント阻害薬による悪心・嘔吐

近年，免疫チェックポイント阻害薬の適応が拡大し，使用頻度が増加しています．免疫チェックポイント阻害薬の副作用としては，過度の免疫反応が中心であり，抗悪性腫瘍薬でみられる悪心・嘔吐の出現頻度は低いといわれています．

そのため，免疫チェックポイント阻害薬を投与している期間中，もしくは投与終了後に悪心・嘔吐が出現した場合，重篤な副作用（1型糖尿病，大腸炎など）の徴候である可能性を考慮して対応することが重要です．

（木下真由美）

引用・参考文献
1) 日本癌治療学会編：制吐薬適正使用ガイドライン2015年版 第2版．金原出版，2015．
2) Basch E：The missing voice of patients in drug-safety reporting. N Engl J Med, 362(10)：865-869, 2010.
3) 佐藤禮子監訳，日本がん看護学会翻訳ワーキンググループ訳：がん化学療法・バイオセラピー看護実践ガイドライン．医学書院，2009．
4) 荒尾晴惠ほか編：スキルアップがん化学療法看護 事例から学ぶセルフケア支援の実際．日本看護協会出版会，2010．
5) 医薬品インタビューフォーム ジプレキサ®．2018年4月改訂（改訂第22版）

Column

制吐薬を使いこなす時代に

2017年6月より，オランザピン（ジプレキサ®）が「抗悪性腫瘍薬（シスプラチン等）投与に伴う消化器症状（悪心・嘔吐）」を効果・効能として保険適用となりました．

オランザピンは，「統合失調症，双極性障害における躁状態およびうつ症状の改善」でも効果・効能が認められています．使用時の注意点として，副作用に眠気，また禁忌として糖尿病があることに十分な注意を要します[5]．そのため高齢者，認知症患者への投与は，慎重な検討が求められます．また，ほかの睡眠導入剤との併用は，眠気の増強など日常生活への懸念があるためなるべく避け，転倒リスクへの注意も必要となります．

このように，制吐薬の作用・副作用にも習熟し，患者の特性に応じ薬剤選択をし，使いこなす時代といえます．

Part 5 患者対応・患者説明に活かす Q&A

こんなとき どう対応する③

末梢神経障害

Q38 FOLFOX療法中，**末梢神経障害が目立ってきたため，オキサリプラチンを除いたsLV5FU2療法に変更**になりましたが，治療効果が下がってしまうのではないでしょうか？

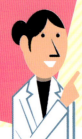

A **抗腫瘍効果は同等ですが，末梢神経症状発現率が低くなります．** 患者に話すときは，sLV5FU2療法の臨床試験結果をふまえて話しましょう．

大腸がんでFOLFOX療法（高用量ベバシズマブ＋レボホリナート＋フルオロウラシル）を受けている患者の末梢神経障害が目立ってきたため，オキサリプラチンを除いたsLV5FU2療法（フルオロウラシル＋レボホリナート＋オキサリプラチン）に変更になりました．患者は「治療効果が下がってしまうのではないか？」と心配しています．看護師はどう対応すればよいでしょうか．

末梢神経障害がある場合

オキサリプラチンによる末梢神経障害は，寒冷刺激で症状が誘発されやすく「電気が走ったようだ」とお話しされる患者もいらっしゃるように，ほかの抗がん薬とは異なった神経症状を呈します．オキサリプラチンは累積投与量に応じて末梢神経症状の発現率が上昇し，重症化する傾向がみられますが，休薬することで症状が軽快することが知られています．

末梢神経障害は客観的な判断がむずかしく，患者の主観的な症状から判断することもあり，ほかの抗がん薬の副作用に比べ，過小評価されてしまう傾向があります．しかし，日常生活への影響や精神的な負担は大きく，質問にある患者のように，レジメンを変更する方も少なくありません．

レジメン変更の際には，担当医師からも治療効果の話があると思いますが，不安を感じている患者が一度聞いただけで理解することはむずかしいかもしれません．オキサリプラチンを抜いた治療に対する不安を訴えている場合，治療効果について臨床試験の結果をふまえてお話ししましょう．

患者指導とケアのポイント

OPTIMOX1試験では，FOLFOX療法を6サイクル施行後，sLV5FU2を12サイクル施行し，FOLFOX療法を再開する方法をとっています．オキサリプラチンを休薬した間欠投与群では継続群と比較して抗腫瘍効果は同等でしたが，Grade3の末梢神経症状を発現した患者の割合が，6サイクル以降で低値であったという結果があります[1]．

以上の結果を織り交ぜながら，オキサリプラチンを休薬することですぐに今までの治療の効果がなくなるわけではないことをお話しすると，不安の軽減につながるかもしれません．また，休薬中も末梢神経症状の変化を把握しておくことは，オキサリプラチン再開の判断としても大切であるため，観察を続けるように説明しましょう．

（神保京美）

引用・参考文献
1) 白尾國昭監：エルプラット治療のヒント実地臨床での対処法．（株）ヤクルト，p.6，2011．
2) 兵頭一之介監：副作用対策ガイド エルプラット 末梢神経症状．（株）ヤクルト，p.3表2，2015．
3) 堀越真奈美：化学療法に伴う末梢神経障害．がん看護，18(4)：425-429，2013．
4) 厚生労働省：重篤副作用疾患別対応マニュアル末梢神経障害，2009．www.pmda.go.jp/files/000143545.pdf（2016年10月閲覧）

こんなときどう対応する④ 適切な抗菌薬の内服

Q39 発熱性好中球減少症に備えて抗菌薬が処方されました．
適切な抗菌薬使用のための患者説明のコツを教えてください．

A リーフレットの活用や電話相談などを指導します．
FNに特化したリーフレットで説明したり，対処方法がわからないときは電話するよう指導します．

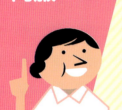

　発熱性好中球減少症に備えて抗菌薬が処方されました．発熱時からの内服指示でしたが，患者は喉に違和感を感じて発熱していないうちに内服，その後症状が軽快し1日分のみ内服したそうです．この場合，適切な抗菌薬使用のための患者説明は，どのようにすればよいでしょうか．

発熱性好中球減少症とは

　好中球が減少する時期は，薬剤により異なりますが，最低値になるのは化学療法開始後7～14日といわれています．好中球減少が起こると，粘膜のバリアが破綻し，鼻腔，口腔粘膜，肛門，カテーテル挿入部などから細菌が侵入しやすくなり，感染症を発症します．

　『発熱性好中球減少症(FN)診療ガイドライン』（日本臨床腫瘍学会編，以下ガイドライン）では，好中球数が500/μL，または，1,000/μL未満で48時間以内に500/μL未満に減少すると予測される状態で，かつ腋窩温37.5℃以上（口腔内温38.0℃以上）の発熱を生じた場合を，発熱性好中球減少症(FN)と定義されています．FNは致死的になりうるため，適切な抗菌薬治療をすみやかに開始することが必要であるといわれています[1]．

患者指導とケアのポイント

　外来化学療法を実施している多くの病院では，好中球減少時の感染予防の対応方法や抗菌薬の内服方法について，医師や薬剤師，担当看護師からも説明していると思います．しかし，自宅に帰ったあと発熱が起こったり，事例のように「喉に違和感」を感じたりしたときに自分で対処しようと思っても，不安や戸惑いから冷静に対応できないこともあります．そこで，説明の際にリーフレットを使用しましょう．

　当院では，がん化学療法全般のパンフレットのほか，FNを生じる可能性のある患者に対して，好中球減少に特化したリーフレットを使用して説明しています．また，発熱を生じた場合や対処方法がわからないときには，病院に電話するよう指導しています．日中は外来化学療法に携わっている看護師が相談を受けアドバイスしますが，状況によっては医師とコンタクトを取り，受診を勧めることもあります．

＊

　外来で治療を受けている患者は，相談できる医療者がいない状況で副作用の対処をしなくてはなりません．患者がスムーズに対処できるようリーフレットの活用や相談の手段を講じることは，外来化学療法を安全に実施するうえで大切なことであると考えます．

（神保崇美）

FN：febrile neutropenia，発熱性好中球減少症

引用・参考文献
1) 日本臨床腫瘍学会編：発熱性好中球減少症(FN)診療ガイドライン，南江堂，東京，2012．
2) 菅野かおり：がん化学療法を受ける患者の発熱性好中球減少症に対する看護援助．がん看護，10(4)，469-474，2013．

Part 5 患者対応・患者説明に活かす Q&A

こんなとき どう対応する⑤

▼

高齢患者の 服薬アドヒアランス

Q40 服薬アドヒアランス不良な高齢患者のサポートがなかなかうまくいきません．どうすればよいのでしょうか？

A 経時的にモニタリングし，多職種でサポートします．看護ケアでは，剤形の工夫や服薬管理など，アドヒアランスを向上させる支援をします．

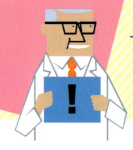

高齢者の特徴と経口抗がん薬治療による影響

　高齢者は，薬物の代謝・排泄能低下や併存疾患の服薬との相互作用などから，非高齢者と比べて有害事象が出現しやすく，抗がん薬の投与量や投与期間の間違いは致命的な状況をまねきかねません．そのため，患者自身で服薬を管理する必要がある経口抗がん薬治療では「服薬アドヒアランス」を高めるための支援が重要です．

　一般的に高齢者は，生理的老化に伴う「老化現象」が身体各部に生じており（**表1**），さらに，認知機能低下，家族形態や経済的困窮などの社会的問題を抱えることが多く，良好なアドヒアランス維持がむずかしい場合が少なくありません．経口抗がん薬治療を受ける高齢者を支援する際には，身体的・認知的・心理社会的な側面から総合的にアセスメントする必要があります．

高齢者に対する服薬アドヒアランス支援

　アドヒアランスに影響する要因をチェックします．
　治療開始前に服薬アドヒアランスに影響する要因をアセスメントし（**表2**），患者の状態に応じた薬の自己管理方法を検討します．

患者指導とケアのポイント

1 剤形による飲みにくさ

　薬の剤形による飲みにくさがある場合は，顆粒やOD錠などへの剤形変更や，ゼリー状オブラートの使用など飲みやすい方法を検討します．薬を薬剤シートから取り出し保持することが可能かを確認し，家族がサポートする場合は，直接薬剤に触れると曝露の危険性があるため，手袋の着用をするよう指導します．

2 飲み忘れや2回分飲んでしまう

　飲み忘れや，飲んだことを忘れて2回分飲んでしまう問題は，服用時間にアラームを鳴らして服用時間を知らせたり，服薬カレンダーやピルケースにあらかじめ薬をセットしておく方法があります．

　また，生活習慣の中で服薬行為を意識付けできるよう，食事をするテーブルに「朝食後に抗がん薬を2錠飲む」と貼り紙をしたり，毎日血圧測定をする人は血圧測定器と一緒に薬を置く，飲んだらカレンダーや日誌に記録をすることも効果的です．

　家族の協力が得られるよう，服薬指導を行う際には，主たる介護者や家族を交えての指導が望ましいです．指導パンフレットは，内服回数や1回の内服量，異常時の連絡先についてなど，とくに強調すべき項目は見えやすいように

表1 老化現象

臓器・器官系統	身体機能の老性変化	服薬アドヒアランスに支障をきたす状態
脳神経・脳血管系	脳細胞の減少と変性萎縮 脳血管の硬化，神経細胞の減少	意欲・注意力の低下 記憶力・記銘力の低下
感覚系	視覚，聴覚，皮膚感覚等の変化	視力の低下，高音性難聴
呼吸器系	咳嗽反射の低下，嚥下反射の低下	誤嚥
運動器系	筋力低下，各関節の屈曲化	手の巧緻性の低下

正木治恵，真田弘美編:老年看護学概論 改訂第2版「老いを生きる」を支えることとは．p.26, 南江堂，2016．より引用

表2 高齢者における服薬アドヒアランス低下の要因

・認知機能の低下（薬物効果・内服方法の不理解，飲み忘れ，薬の管理能力の低下）
・視力低下，聴力低下
・ADLの低下（服薬作業能力の低下）
・薬物の数，種類，服薬回数が多い
・服薬方法が複雑
・薬物剤形の不適
・治療期間が長期
・独居
・服薬管理者欠如
・薬物に対する説明不足
・家族への説明不足
・多職種連携不足

付箋や色を使って注意をひくよう工夫します．

3 服薬管理と通院

薬の処方日数を多くすることで通院への負担は減りますが，医療者による残薬や有害事象の確認が長期間できなくなるため，服薬管理ミスや休薬が必要な有害事象の発見が遅れる心配があります．服薬アドヒアランスの低い高齢者の場合は，処方日数を短く設定することも必要です．

通院ごとに治療スケジュールや飲み方，出現が予想される有害事象などを繰り返し説明・問診することもアドヒアランスの向上につながります．

＊

経口抗がん薬治療中は，有害事象の出現や生活環境の変化などアドヒアランスを妨げる因子が変化する場合があるため，継続的なモニタリングが必要です．医師・看護師・薬剤師・MSWなど多職種で情報を共有できればアドヒアランスを妨げる因子を確認しやすく，患者個々の状況に応じた専門的な介入にもつながります．

多職種で情報を共有しチームで患者を支援できるよう調整することも重要です．

（田中康代）

引用・参考文献

1) 正木治恵・真田弘美編:老年看護学概論「老いを生きる」を支えることとは．p.30, 南江堂，2011．
2) 飯野京子ほか:がん看護1-2増刊号，老いを理解し，実践に活かす，高齢がん患者のトータルケア～2025年問題を見据えて～．南江堂，2016．

MSW：medical social worker，医療ソーシャルワーカー

Part 5 患者対応・患者説明に活かす Q&A

こんなとき
どう対応する⑥

▼

民間療法

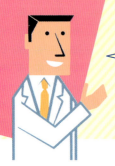

Q41 患者は医師に内緒で民間療法を受けており，患者からは秘密にしてほしいと言われています．どのように対応すればよいのでしょうか．

A 患者・家族が状況をどのように理解しているかよく確認します．
患者・家族の思いをよく確認し支援します．

　肝機能が急に悪くなり，抗がん薬の投与が中断しています．よくよく患者に聞いたところ，医師に内緒で民間療法（補完代替療法）を受けていることがわかりました．患者からは秘密にしてほしいと言われています．どのように対応すればよいのでしょうか．

患者からの申し出には

　患者からの「医師に秘密にしてほしい」という申し出は，臨床でよく聞く言葉だと思います．「効果がないから止めるように言われてしまう」「隠れて使用していたことがわかると化学療法を止めなければいけない」などという患者の思いが背景にあると思います．
　しかし，肝機能の悪化に対して適切な治療を実施することと，今後の治療計画を考えるうえで有用な情報であり，決して秘密にしてよい情報ではありません．患者の全身状態を改善するために必要な情報であることを説明し，信頼関係を保ちながら了承してもらうことが大切です．

補完代替療法とは

　がんのようにさまざまな複合要因によって引き起こされる疾患は，容易に克服できません．
　補完代替療法とは，標準治療とされる医療以外の方法で補ったり，その代わりに行う医療のことを総合的にさします．サプリメントや健康食品が注目されますが，針・灸，マッサージ，アロマセラピー，音楽療法，アニマルセラピーなど多くの種類が存在します（表1）．
　現段階では，がんの治療効果を得られる科学的根拠のある補完代替療法が1つもありません．また，化学療法と併用するうえで有害ではないものと有害となるものがあったり，有害かどうかの確認もされていなかったり，がんを治療する効果を弱めてしまったりと多種多様に留意すべき点があります．

患者指導とケアのポイント

1 看護師の役割

　患者・家族が自らの状況をどのように理解しているのか，よく確認することが大切です．病名告知後や病状進行の説明後などの悪い知らせにおいて動揺している中，医師から病状や治療説明を受けた内容をどのようにとらえたのか積極的に確認します．化学療法の説明を受けた後であれば，具体的な不安がどこにあるのか，副作用症状に恐怖感を抱いているのかなど患者の思いに耳を傾けます．
　すこし日を置いてから再度確認するのも有用です．その際，患者・家族が，医師からの説明以外の補完代替療法を話題にした場合，そのような考えを抱いていることに共感を示します．そのうえで，患者・家族が病状や治療に

表1 補完代替療法の分類

療法の分類	療法の例	
	国家資格等，国の制度等に組み込まれているもの	その他
食や経口摂取に関するもの	食事療法・サプリメントの一部（特別用途食品（特定保健用食品含む．），栄養機能食品）	左記以外の食事療法・サプリメント，断食療法，ホメオパシー（注）
身体への物理的刺激を伴うもの	はり・きゅう（はり師，きゅう師）	温熱療法，磁気療法
手技的行為を伴うもの	マッサージの一部（あん摩マッサージ指圧師），骨つぎ・接骨（柔道整復師）	左記以外のマッサージ，整体，カイロプラクティック
感覚を通じて行うもの	ー	アロマテラピー，音楽療法
環境を利用するもの	ー	温泉療法，森林セラピー
身体の動作を伴うもの	ー	ヨガ，気功
動物や植物との関わりを利用するもの	ー	アニマルセラピー，園芸療法
伝統医学，民族療法	漢方医学の一部（薬事承認されている漢方薬）	左記以外の漢方医学，中国伝統医学，アーユルベーダ

近代西洋医学 ← 組合わせ（補完・一部代替） → 統合医療

（注）日本学術会議（平成22年8月24日）において，「ホメオパシーの治療効果は科学的に否定されている」との会長談話が出されている．

厚生労働省「統合医療」のあり方に関する検討会：これまでの議論の整理．平成25年2月22日医政局総務課．より引用

ついて偏った思いや誤解を持っていないかを確認します．

なぜ補完代替療法に関心を寄せているのか，多方面から複数の情報に混乱していないか，標準治療への思いなどの情報を得て，意思決定するまでの過程を支えることが重要な役割です．

2 患者・家族の思い

秘密にして続けたい，何かにすがりたいという患者・家族の思いは多くあります．患者としては，家族が一生懸命探した「よい」という勧めを断われないなど，複雑で個別的な背景もよく聞きます．

看護師は患者・家族の思いをよく確認し，情報を得て支援していくことが大切です．

現在はたくさんの情報をインターネットで容易に得られるようになり，情報過多の中で整理できずに苦悩する患者・家族が多くみられます．看護師は，患者・家族の思いに共感したうえで，患者・家族が望む治療法の選択ができるよう支援する大切な役割を担っています．

（長崎礼子）

引用・参考文献
1) 特定非営利活動法人日本緩和医療学会緩和医療ガイドライン委員会編：がんの補完代替療法クリニカルエビデンス2016年版．金原出版，2016．
2) 国立がん研究センターがん対策情報センターがん情報サービス．
http://ganjoho.jp/hikkel/chapter3-1/03-01-11.html
http://ganjoho.jp/public/index.html

索引

数字・欧文

2次性白血病	143
3段階除痛ラダー	45
5-FU	31, 82, 83, 111, 141, 159, 160, 181
ADC	104
ADME	176
AIH	47
ALK-TKI	131
AVP V$_2$受容体拮抗薬	134
BKP	73, 75
BMA	64
BSC	30
B型肝炎ウイルス	47
CAB	63
cardiotoxicity	140
CCRT	15
CCr推定値	160
CDHP	159
Child-Pugh分類	48
CHOP療法	178
CINV	181
c-kit	119
CNB	23
Cockcroft-Gault式	160
COPD	17
CRAB症候	72
CRPC	63, 109
CRT	15
CTコロノグラフィ	41
CVポート	156
CVポートアクセス	155
C型肝炎ウイルス	47
DCIS	23
de novo B型肝炎	137
DOAC	174
dose-intensity	168
DP	55
DP-CAR	55
EBRT	63
EGFR-TKI	113, 131
EGFR遺伝子変異陽性肺がん	113
EMR	42
ERCP	54
ESD	42
ESMO	129
EUS-FNA	54
EV	124
FN	151, 169, 185
FOLFOX療法	184
FOLFIRINOX療法	56
FP療法	29
G-CSF	149
GEM/CDDP療法	168
GERD	27
Gleason score	60
Gleason分類	60
HAIC	51
HBc抗体測定	139
HBV再活性化	137
HCC	47
HD	167
HER2	115
HER2陽性乳がん	115
HBV-DNA	139
ICI	90, 97
IMRT	107
irAE	90, 98
irritant drug	125, 157
LCIS	23
LRP	63
L-アスパラギナーゼ	126, 136, 182
MARTA	129
MASCC	129
MASCCスコア	169
MRCP	54
MTX	161
nab-PTX	56

NAC	14	TDM	162
Nadir	151	TNM 分類	12
NAFLD	47	VAB	23
NK₁ 受容体拮抗薬	181	VCD 療法	73
NOAC	174	VD 療法	73
non vesicant drug	125	VEGFR	119
NSAIDs	86	vesicant drug	124, 156
OHSS	173	VMP 療法	73
ONS	81	VRD 療法	73
PBC	47	XELOX	36
PD	55		
PDGFR	119		
PEIT	50		
PMCT	50		
PMDA	140		

あ行

● あ

アービタックス®	165
アイクルシグ®	117
アキシチニブ	146
アクチノマイシン D	125, 144, 182
アクラルビシン	125, 141
アザシチジン	126
アザセトロン	129
アスピリン	174, 175
亜全胃温存膵頭十二指腸切除術	55
アテゾリズマブ	98, 131
アドリアシン®	123
アバスチン®	70, 112, 132, 165
アピキサバン	174, 175
アビラテロン	64, 109
アファチニブ	113, 146, 177
アプレピタント	127, 129, 179
アベルマブ	98
アミティーザ®	180
アミトリプチリン	134, 135
アムルビシン	123, 125, 140, 141
アルキル化薬	143
アルプラゾラム	181
アレドニン®	71, 131

PPE	167
PPPD	55
Provenge®	103
PSA	60
RANKL 阻害薬	87
RARP	63
RAS 遺伝子検査	45
R-CHOP	128
R-CHOP 療法	127
RD 療法	73
RFA	48, 50
R-ISS	72
RRP	63
S-1	25, 36, 37, 38, 43, 44, 56, 111, 159, 160
SIADH	134
Sipuleucel-T	103
sLV5FU2 療法	184
SRE	86
SSPPD	55
STS	119
TACE	51
TAE	51
TAI	51
target biopsy	62

アロキシ® ······ 181
アントラサイクリン系抗がん薬 ······ 140

● い
胃がん ······ 34
イキサゾミブ ······ 74
イグザレルト® ······ 174
イクスタンジ® カプセル ······ 64
胃食道逆流症 ······ 27
異所性 AVP 産生腫瘍 ······ 134
胃切除症候群 ······ 78
イソジン® 液 10% ······ 158
イダマイシン® ······ 123
イダルビシン ······ 123, 125, 140, 141, 182
イピリムマブ ······ 98, 102, 126
イホスファミド ······ 119, 125, 141, 160, 182
イマチニブ ······ 117, 141, 175, 177
イミフィンジ® ······ 98
イミプラミン ······ 135
イメンド® ······ 127, 181
イリノテカン ······ 125, 130, 177, 182
医療用ウィッグ ······ 147
イレッサ® ······ 20, 21, 113, 130, 131, 146, 177
インターフェロンα ······ 182
インターフェロン製剤 ······ 126
インターロイキン 2 ······ 182
インターロイキン製剤 ······ 126
インフュージョンリアクション ······ 165
インライタ® ······ 146

● う
ヴォトリエント® ······ 119

● え
栄養障害 ······ 83
エクザール® ······ 179
壊死起因性抗がん薬 ······ 124
壊死起因性薬剤 ······ 156
エドキサバン ······ 174, 175

エトポシド ······ 125, 144, 149, 182
エノシタビン ······ 126
エピルビシン ······ 123, 125, 140, 141, 181, 182
エフィエント® ······ 174
エムタンシン ······ 104, 105
エリキュース® ······ 174
エリブリン ······ 120, 126
エルパモチド ······ 103
エルロチニブ ······ 56, 57, 113, 146, 177
エロツズマブ ······ 74
遠隔転移 ······ 12
エンザルタミド ······ 64
炎症性薬剤 ······ 125, 157
円錐切除術 ······ 67
エンテカビル ······ 139

● お
オキサリプラチン ······ 36, 37, 38, 44, 125, 182, 184
オシメルチニブ ······ 113
オテラシルカリウム ······ 159
オピオイド ······ 69, 179
オファツムマブ ······ 126
オプジーボ® ······ 38, 97, 98, 102, 131
オランザピン ······ 128, 129, 130
オンコビン® ······ 179
オンダンセトロン ······ 129

か行

● か
外照射 ······ 63
化学放射線療法 ······ 15
荷重骨 ······ 86
カテーテルキンク ······ 157
カテーテルピンチオフ ······ 157
カドサイラ® ······ 104, 105, 165
カバジタキセル ······ 141
カペシタビン ······ 36, 37, 38, 44, 106, 107, 141, 146, 160, 175

顆粒球コロニー刺激因子	149	グリニド薬	137
カルセド®	123	グリベック®	117
カルバマゼピン	134, 135	クロザピン	129
カルフィルゾミブ	74	クロピドグレル	174, 175
カルボプラチン	20, 69, 106, 107, 125, 141, 144, 160, 182	クロファラビン	126
カルムスチン	125, 144	クロフィブラート	135
肝移植	50	クロルヘキシジンアルコール製剤	158
幹細胞因子受容体	119	クロルマジノン	136
肝細胞がん	47		
間質性肺炎	130	●け	
患者関連因子	181	経口摂取障害	83
監視療法	62	経口的栄養補助	81
肝代謝酵素	127	経皮的エタノール注入療法	50
肝動注化学療法	51	経皮的椎体形成術	73, 75
肝動脈化学塞栓療法	51	経皮的マイクロ波凝固術	50
肝動脈化学療法	51	外科的胃空腸吻合術	58
肝動脈塞栓療法	48, 51	血管外漏出	124, 154, 156, 166
がん免疫療法	102	血管内皮増殖因子受容体	119
緩和ストーマ	85	血行性転移	40
		血小板由来増殖因子受容体	119
●き		血清免疫電気泳動検査	72
キイトルーダ®	20, 21, 97, 98, 131	血中薬物濃度測定	176
危険血中濃度域	162	ゲフィチニブ	113, 146, 175, 177
希釈性低ナトリウム血症	134	ゲムシタビン	56, 57, 103, 125, 141, 164, 182
ギメラシル	159	ゲムツズマブ	128
吸引式乳房組織生検	23	限界値	141
急性骨髄性白血病	143	原発腫瘍	12
強化インスリン療法	136	原発性胆汁性胆管炎	47
強度変調放射線治療	107		
局所放射線治療	75	●こ	
去勢抵抗性前立腺がん	63, 109	抗RANKL抗体	75
キロサイド®	164	抗凝固薬	174
		口腔ケア	83
●く		口腔粘膜炎	107
くすぶり型骨髄腫	72	抗血小板薬	174
クエチアピン	125, 182	抗血栓薬	174
グラニセトロン	129	抗体薬物複合体	104
クラブラン酸・アモキシシリン	169	好中球減少症	149
グリセリン浣腸	180	抗利尿ホルモン不適合分泌症候群	134

国際がんサポーティブケア学会	129
個人防護具	167
ゴセレリン	136
骨関連事象	86
骨吸収抑制薬	87
骨修飾薬	64, 109
骨髄異形成症候群	143
骨髄抑制	164
骨転移	86
誤抜去	166

さ行

● さ

ザーコリ®	21, 131
ザイティガ®	64, 109
細胞障害性化学療法	19
細胞診	23
サイラムザ®	38, 111
サクシゾン®	99
殺細胞性抗がん薬	130
サビーン®	122, 123, 124
サムスカ®	134
サリドマイド	74, 88, 179
サレド®	179

● し

ジーラスタ®	149
ジェムザール®	116, 164
ジオトリフ®	21, 113, 131, 146, 177
自家造血幹細胞移植	73
ジカディア®	131
色素沈着	145
子宮頸がん	65
シクロスポリン	136
シクロホスファミド	73, 125, 128, 141, 144, 149, 181, 182
自己免疫性肝炎	47
シスプラチン	20, 31, 38, 69, 82, 83, 106, 107, 111, 125, 128, 129, 141, 144, 160, 182
シタラビン	126, 149, 164, 182
シプロフロキサシン	169
十二指腸ステント	58
術後補助化学療法	13
術前化学療法	14
受動免疫療法	102
腫瘍触知	40
生涯投与量	141
消毒薬	158
上皮成長因子受容体チロシンキナーゼ阻害薬	131
静脈炎	126
食道炎	83
食道がん	27
食道粘膜炎	106
新規経口抗凝固薬	174
人工肛門造設術	45
心毒性	140
新レシカルボン®坐剤	180

● す

膵がん	54
膵体尾部切除術	55
膵頭十二指腸切除術	55
スーテント®	146, 177
スチバーガ®	52, 146, 177
ステロイド	139
ストーマケア	84
ストレプトゾシン	125
スニチニブ	146, 177
スプリセル®	117, 177

● せ

精巣組織凍結保存	172
生体肝移植	50
制吐薬	179
セツキシマブ	106, 107, 126, 128, 165, 182
セフェピム	169
ゼローダ®	104, 116, 146

セロトニン受容体拮抗薬	179	脱毛ケア	147
全胃幽門輪温存膵頭十二指腸切除術	55	多発性骨髄腫	72
腺がん	17	ダビガトラン	174, 175
腺腫	40	タフィンラー®	20, 21
センチネルリンパ節生検	23	タモキシフェン	25, 175
センノシド	180	ダラザレックス®	165
前立腺がん	60	ダラツムマブ	74, 165
前立腺生検	62	タルセバ®	21, 113, 131, 146, 177
前立腺特異抗原	60	炭酸水素ナトリウム	180
		ダンピング症候群	78

● そ

● ち

造血幹細胞移植	143	チオテパ	144
ゾーフィゴ®	109, 110	チオプリン	144
ゾメタ®	87	恥骨後式前立腺全摘除術	63
ソラフェニブ	49, 52, 146, 177	中枢神経系毒性	164
ソル・コーテフ®	99	注腸造影検査	41
ソル・メドロール®	99	腸炎・膀胱炎	107
ゾレドロン酸	64, 73, 75	超音波内視鏡下穿刺吸引細胞診	54
		直接作用型経口抗凝固薬	174
		直腸指診	41
		治療関連因子	181
		チロシンキナーゼ阻害薬	117

た行

● つ

● た

第2世代 5-HT$_3$ 受容体拮抗薬	181	爪障害	145
体幹部定位放射線照射	52	爪のケア	148

● て

タイケルブ®	104, 146	手足症候群	76, 145
大細胞がん	17	手足皮膚反応	76
大腸内視鏡検査	41	ティーエスワン®	146, 159
ダウノマイシン®	123	デカドロン®	99
ダウノルビシン	123, 125, 140, 141, 182	デガノール	159
ダカルバジン	125, 144, 182	テガフール・ギメラシル・オテラシルカリウム	146
タキソール®	179	デキサメタゾン	73, 74, 99, 127, 129, 136, 149, 181
タキソテール®	104, 179	デクスラゾキサン	122
タグリッソ®	19, 21, 113, 114, 131	テガフール®	20, 98, 131
タクロリムス	136	テニポシド	144
多剤受容体作用抗精神病薬	129		
タゴシチニブ	20		
ダサチニブ	117		
タシグナ®	117, 177		

195

デノスマブ	64, 73, 75, 109
テムシロリムス	126
テモゾロミド	125
デュルバルマブ	98

● と

同時化学放射線療法	82
同種造血幹細胞移植	117
投与速度	164
ドキシル®	123
ドキソルビシン	119, 125, 128, 140, 141, 144, 182
ドキソルビシン リポソーム	182
ドセタキセル	24, 25, 109, 115, 116, 125, 128, 141, 144, 149, 179, 182
突出性悪心・嘔吐	181
ドパミン受容体拮抗薬	181
トポイソメラーゼⅡ阻害薬	143
ドライバー遺伝子	19
ドライバー遺伝子変異	102
トラスツズマブ	24, 25, 37, 102, 104, 112, 115, 126, 141, 165, 182
トラスツズマブエムタンシン	104, 125, 165
トラベクテジン	119, 125
トルバプタン	134
トレミフェン	175
ドンペリドン	129

な行

● な

内視鏡的逆行性膵胆管造影	54
内視鏡的粘膜下層剥離術	42
内視鏡的粘膜切除	42
ナベルビン®	116, 165, 179
軟部肉腫	119

● に

肉腫	119
ニボルマブ	38, 98, 102, 131
ニムスチン	125, 182
乳がん	22
乳頭腫	66
乳房温存術	24
尿タンパク	132
ニロチニブ	117, 177
妊孕性温存	172

● ね

ネオアジュバント化学療法	14
ネクサバール®	52, 146, 177
ネララビン	125, 182

● の

脳死肝移植	50
能動免疫療法	102
ノバントロン®	123

は行

● は

パージェタ®	104, 115, 116
ハーセプチン®	102, 104, 105, 115, 116, 165
肺がん	17
胚（受精卵）凍結保存	172
排便コントロール	180
廃用症候群	86
白色ワセリン	77
パクリタキセル	20, 24, 25, 38, 111, 116, 125, 128, 141, 144, 179, 182
パゾパニブ	119
発熱性好中球減少症	151, 169, 185
パニツムマブ	126
パノビノスタット	74
バベンチオ®	98
ハラヴェン®	116, 119, 120
針生検	23

パロノセトロン ………………………………… 129, 181
ハロペリドール ……………………………………… 129

● ひ

非アルコール性脂肪肝疾患 ……………………… 47
非壊死性薬剤 ……………………………………… 125
非荷重骨 …………………………………………… 86
ビカルタミド ……………………………………… 136
ピコスルファートナトリウム …………………… 180
非小細胞がん ……………………………………… 17
皮疹 ………………………………………………… 145
非浸潤性小葉がん ………………………………… 23
非浸潤性乳管がん ………………………………… 23
ビジンプロ® …………………………………… 20, 21
非ステロイド性抗炎症薬 ………………………… 86
ビスホスホネート …………………… 75, 109, 160
ビタミン B12 欠乏性貧血 ………………………… 78
ヒト型モノクローナル抗体 ……………………… 111
ヒト上皮増殖因子受容体 2 ……………………… 115
ヒトパピローマウイルス ………………………… 65
ヒドロコルチゾン ………………………………… 99
ビノレルビン ………………… 125, 164, 165, 179, 182
皮膚障害 ……………………………… 76, 145, 166
病期診断 …………………………………………… 12
ピラルビシン …………………………… 125, 140, 141
ビンクリスチン ………… 125, 128, 134, 135, 144, 178, 179, 182
貧血 ………………………………………………… 40
ビンデシン ……………………………… 125, 144, 179, 182
ビンブラスチン ………………………… 125, 144, 179, 182

● ふ

ファルモルビシン® ……………………………… 123
フィズリン® ……………………………………… 134
フィブリンシース ………………………………… 157
フィルグラスチム ………………………… 149, 150
フィルデシン® …………………………………… 179
腹腔鏡下前立腺全摘除術 ………………………… 63
腹腔動脈合併膵体尾部切除術 …………………… 55
複合アンドロゲン遮断療法 ……………………… 63

副腎皮質ステロイド ……………………………… 127
腹膜播種 …………………………………………… 40
服薬アドヒアランス ………………………… 89, 186
服薬指導 …………………………………………… 186
ブスルファン ……………………………… 125, 182
フトラフール® …………………………………… 175
プラザキサ® ……………………………………… 174
プラスグレル ………………………………… 174, 175
プラビックス® …………………………………… 174
フルオロウラシル ………… 106, 107, 125, 175, 182
プルゼニド® ……………………………………… 180
フルダラビン ………………… 125, 139, 144, 182
フレア反応 ………………………………………… 126
ブレオマイシン …………………………… 125, 182
プレドニゾロン …………… 73, 99, 109, 127, 128, 136
プレドニン® ……………………………………… 99
プロイメンド® …………………………………… 127
プロカルバジン …………………………………… 144
フロセミド ………………………… 134, 135, 162
分化型胃がん ……………………………………… 34
分子標的薬 ………………………………… 19, 52, 76

● へ

ペグフィルグラスチム …………………… 149, 150
ベスト・サポーティブ・ケア …………………… 30
ベバシズマブ ……………… 20, 25, 112, 126, 132, 165, 182
ヘパリン …………………………………………… 174
ペプロマイシン …………………………… 126, 182
ペムブロリズマブ ………………………… 98, 131
ペメトレキセド ………………… 20, 126, 130, 182
ヘリコバクター・ピロリ ………………………… 34
ベルケイド® ……………………………………… 179
ペルツズマブ ……………………………………… 126
便潜血検査 ………………………………………… 41
ベンゾジアゼピン系抗不安薬 …………………… 181
ベンダムスチン …………………………… 125, 141
ペントスタチン …………………………………… 182
扁平上皮がん ……………………………………… 17

● ほ
放射線性腸炎 … 84
放射線性皮膚障害 … 84
放射線肺臓炎 … 107
補完代替療法 … 188
ボシュリフ® … 117
ホスアプレピタント … 127, 129, 181
ボスチニブ … 117
ポビドンヨード製剤 … 158
ポマリドミド … 74
ポリープ … 40
ポリペクトミー … 42
ボルテゾミブ … 73, 74, 125, 179, 182
ホルモン受容体陽性乳がん … 24
ホルモン療法 … 63

ま行

● ま
マイトマイシン C … 125, 144, 182
末梢静脈アクセス … 155
末梢神経障害 … 184
慢性骨髄性白血病 … 117
慢性閉塞性肺疾患 … 17
マンモグラフィ … 23

● み
ミコフェノール酸 … 144
ミトキサントロン … 123, 125, 140, 141, 144, 182
ミノマイシン … 114
未分化型胃がん … 34
ミラノ基準 … 48
民間療法 … 188

● め
メキニスト® … 20, 21
メタストロン® … 109
メチルプレドニゾロン … 99

メトクロプラミド … 129, 181
メトトレキサート … 125, 160, 161, 176, 182
メルファラン … 73, 125, 144, 182
メロペネム … 169
免疫関連有害事象 … 90, 98
免疫チェックポイント阻害薬 … 90, 97, 102, 131
免疫療法 … 103

● も
モザバプタン … 134, 135
モノクローナル抗体 … 104
モノクローナル抗体療法 … 102

や行

● や
ヤーボイ® … 98, 102
薬物治療モニタリング … 162

● よ
腰椎圧迫骨折 … 87
予期性悪心・嘔吐 … 181
予防ケア … 76
ヨンデリス® … 119

ら行

● ら
ラキソベロン® … 180
ラジオ波焼灼療法 … 48, 50
ラニムスチン … 125, 182
ラパチニブ … 146
ラムシルマブ … 38, 111, 112
ラモセトロン … 129
卵子凍結保存 … 172
卵巣過剰刺激症候群 … 173
卵巣組織凍結保存 … 172

ランマーク® 64, 87

● り
リキッドバイオプシー 114
リクシアナ® 174
リコールアクション 126
リスペリドン 129
リツキサン® 102, 165
リツキシマブ 102, 112, 126, 139, 149, 165, 182
リバーロキサバン 174, 175
リポソームルドキソルビシン 123, 125
粒子線治療 52
リュープロレリン 136
リンパ行性転移 40
リンパ節郭清 43

● る
ルビプロストン 180

● れ
レゴラフェニブ 49, 52, 146, 177
レジメン 164
レダマイシン® 134
レノデックス® 99
レナリドミド 73, 74, 88
レノグラスチム 149
レブラミド® 74, 88, 89
レンバチニブ 146
レンビマ® 146

● ろ
ロイコボリン 162
ローブレナ® 20, 21, 131
ロゼウス® 165
ロボット支援前立腺全摘除術 63
ロムスチン 114
ロラザパム 181
ロルラチニブ 20

わ行

● わ
ワルファリン 174, 175

ナースが知っておく がん治療 "これだけ" ガイド

2019年7月5日　初版　第1刷発行

監　修	中根　実
発行人	影山　博之
編集人	向井　直人
発行所	株式会社 学研メディカル秀潤社 〒141-8414 東京都品川区西五反田 2-11-8
発売元	株式会社 学研プラス 〒141-8415 東京都品川区西五反田 2-11-8
印刷製本	共同印刷株式会社

この本に関する各種お問い合わせ先
【電話の場合】
● 編集内容については Tel 03-6431-1231（編集部）
● 在庫については Tel 03-6431-1234（営業部）
● 不良品（落丁, 乱丁）については Tel 0570-000577
　学研業務センター
　〒354-0045 埼玉県入間郡三芳町上富 279-1
● 上記以外のお問い合わせは Tel 03-6431-1002（学研お客様センター）
【文書の場合】
● 〒141-8418　東京都品川区西五反田 2-11-8
　学研お客様センター『ナースが知っておく がん治療"これだけ"ガイド』係

©M. Nakane 2019.　Printed in Japan
● ショメイ：ナースガシッテオク ガンチリョウコレダケガイド
本書の無断転載，複製，頒布，公衆送信，翻訳，翻案等を禁じます．
本書を代行業者等の第三者に依頼してスキャンやデジタル化することは，たとえ個人や家庭内の利用であっても，著作権法上，認められておりません．
本書に掲載する著作物の複製権・翻訳権・譲渡権・公衆送信権（送信可能化権を含む）は株式会社学研メディカル秀潤社が管理します．

JCOPY〈出版者著作権管理機構委託出版物〉
本書の無断複写は著作権法上での例外を除き禁じられています．複写される場合は，そのつど事前に，出版者著作権管理機構（電話 03-5244-5088，FAX 03-5244-5089，e-mail: info@jcopy.or.jp）の許可を得てください．

本書に記載されている内容は，出版時の最新情報に基づくとともに，臨床例をもとに正確かつ普遍化すべく，著者，編者，監修者，編集委員ならびに出版社それぞれが最善の努力をしております．しかし，本書の記載内容によりトラブルや損害，不測の事故等が生じた場合，著者，編者，監修者，編集委員ならびに出版社は，その責を負いかねます．
また，本書に記載されている医薬品や機器等の使用にあたっては，常に最新の各々の添付文書や取り扱い説明書を参照のうえ，適応や使用方法等をご確認ください．

株式会社 学研メディカル秀潤社